U0583097

实用临床护理研究

张富香　王莹　管晓君　荆世坤　戴江英　于建芬◎主编

吉林科学技术出版社

图书在版编目（ＣＩＰ）数据

实用临床护理研究/张富香等主编. --长春:吉
林科学技术出版社,2024.3
　　ISBN 978-7-5744-1176-0

　　Ⅰ.①实…Ⅱ.①张…Ⅲ.①护理学 - 研究
Ⅳ.①R47

　　中国国家版本馆 CIP 数据核字(2024)第 064060 号

实用临床护理研究

主　　编　张富香　等
出 版 人　宛　霞
责任编辑　梁丽玲
封面设计　树人教育
制　　版　树人教育
幅面尺寸　185mm×260mm
开　　本　16
字　　数　300 千字
印　　张　13.125
印　　数　1~1500 册
版　　次　2024 年 3 月第 1 版
印　　次　2024 年 12 月第 1 次印刷

出　　版　吉林科学技术出版社
发　　行　吉林科学技术出版社
地　　址　长春市福祉大路5788 号出版大厦A 座
邮　　编　130118
发行部电话/传真　0431-81629529 81629530 81629531
　　　　　　　　　81629532 81629533 81629534
储运部电话　0431-86059116
编辑部电话　0431-81629510
印　　刷　廊坊市印艺阁数字科技有限公司

书　　号　ISBN 978-7-5744-1176-0
定　　价　80.00元

版权所有　翻印必究　举报电话：0431-81629508

编 委 会

主 编　张富香（临沂市人民医院）

　　　　王　莹（枣庄市中医医院）

　　　　管晓君（曹县县立医院）

　　　　荆世坤（高密市人民医院）

　　　　戴江英（昌乐县人民医院）

　　　　于建芬（山东威海乳山市夏村镇卫生院）

目　　录

第一章　基础护理技术

第一节　生命体征的测量与护理技术

生命体征是体温、脉搏、呼吸和血压的总称。生命体征受大脑皮质控制,是评价生命活动质量的重要征象,是机体内在活动的客观反映,是衡量机体状况的指标。正常人的生命体征相对稳定,但当机体患病时,生命体征可发生不同程度的变化,而且变化极其敏感。因此,正确掌握生命体征的观察和护理非常重要。生命体征的观察和护理也是护理工作的重要内容之一,通过观察生命体征的变化,可以了解机体重要脏器的功能活动情况及疾病的发生、发展与转归,发现护理对象现存的或潜在的健康问题,为预防、诊断、治疗与护理提供重要依据。

一、体温的观察与护理

体温(T)是指机体内部(胸腔、腹腔和中枢神经)的温度,是人体新陈代谢和骨骼肌运动等过程中不断产生热能的结果,一定的体温又是机体进行新陈代谢和生命活动的重要条件。正常的体温保持在相对恒定的状态,通过大脑和下丘脑体温调节中枢和神经体液的作用,使产热和散热保持动态平衡。

(一)正常体温及生理变化

1.体温的形成

体温是由三大营养物质糖、脂肪、蛋白质氧化分解而产生。三大营养物质在体内氧化时所释放的能量,其总量的50%以上迅速转化为热能,以维持体温,并不断地散发到体外;其余不足50%的能量储存于三磷酸腺苷(ATP)内,供机体利用,最终仍转化为热能散发到体外。

2.产热与散热

(1)产热过程:机体的产热过程是细胞新陈代谢的过程。人体以化学方式产热,主要产热器官是肝脏和骨骼肌,产热的主要方式有食物氧化、骨骼肌运动、交感神经兴奋、甲状腺分泌增多、体温升高等。

(2)散热过程:人体以物理方式散热,主要的散热器官是皮肤,呼吸、排泄也散发部分热量。人体散热的方式有辐射、传导、对流、蒸发四种。

辐射是指由一个物体表面通过电磁波的形式传至另一个与它不接触的物体表面的一种方式。辐射是人体安静状态下处于较低环境温度中的主要散热方式。辐射散热量同皮肤与外界环境的温度差、机体有效辐射面积等有关。

传导是指机体的热量直接传给同它接触的温度较低物体的一种散热方式。传导散热量取决于所接触物体的导热性能。临床上采用冰袋、冰帽为高热患者物理降温,就是利用传导散热的原理。

对流是传导散热的一种特殊形式,是指通过气体或液体的流动来交换热量的一种散热方式。对流散热量与气体或液体流动速度成正比关系。

蒸发是指由液态转为气态,同时带走大量热量的一种散热方式。当环境温度等于或高于人体皮肤温度时,蒸发是主要的散热形式。蒸发散热有不显性出汗和显性出汗两种形式。临床上对高热患者采用乙醇拭浴的方法,就是通过乙醇的蒸发起到降温作用的。

3.体温的调节

体温的调节包括自主性(生理性)体温调节和行为性体温调节两种方式。自主性体温调节是指在下丘脑体温调节中枢的控制下,机体受内外环境温度的刺激,通过一系列生理反应,调节机体的产热和散热,使体温保持相对恒定的体温调节方式。行为性调节是指人类有意识的行为活动,通过机体在不同环境中的姿势和行为改变而达到体温调节的目的,如增减衣服等。因此,行为性调节是以自主性体温调节为基础的,是对自主性体温调节的补充。通常意义上的体温调节是指自主性体温调节,其调节方式如下。

(1)温度感受器:温度感受器包括外周温度感受器和中枢温度感受器。

①外周温度感受器为游离的神经末梢,分布于皮肤、黏膜和内脏中,包括热感受器和冷感受器,它们分别将热或冷的信息传向中枢。

②中枢温度感受器是存在于中枢神经系统内对温度变化敏感的神经元,分布于下丘脑、脑干网状结构、脊髓等部位,包括热敏神经元和冷敏神经元,可将热或冷的刺激传入中枢。

(2)体温调节中枢:体温调节中枢位于下丘脑。下丘脑前部和后部的功能各不相同。

下丘脑前部为散热中枢。散热中枢兴奋,加速体热的散发。其生理作用有:①扩张血管,增加皮肤表面的血管量,使热量经辐射方式散失;②增加出汗和加速呼吸,通过水分的蒸发达到散热目的;③降低细胞代谢,减少产热;④减少肌肉活动,防止产热过多。

下丘脑后部为产热中枢。产热中枢兴奋,机体产热增加。其生理作用有:①收缩血管,减少辐射散热;②通过交感神经直接抑制汗腺活动,减少出汗;③通过交感神经系统刺激肾上腺髓质,使肾上腺素分泌增加,提高组织代谢率;④寒战,增加产热。

4.正常体温及生理变化

(1)正常体温:体温的正常值不是一个固定的数值,而是一个范围。临床上测量体温常以口腔、直肠、腋窝温度为标准,其中直肠温度最接近于人体深部温度,但口腔、腋下温度的测量更为常见、方便。温度可用摄氏温度(℃)和华氏温度(℉)来表示。摄氏温度和华氏温度的换算公式为:

$$℃=(℉-32)×5/9 \qquad ℉=℃×9/5+32$$

(2)生理性变化:体温不是固定不变的,而是可以随着年龄、昼夜、性别和情绪等因素的变化而出现生理性波动的,影响体温的生理因素包括。

①年龄:新生儿的体温调节功能不完善,尤其是早产儿,因其体温易受环境温度的影响而变化,一定要做好防寒、保暖护理。婴幼儿的体温高于成人,随着年龄的增长,体温有逐渐下降的趋势,大约每增长 10 岁,体温下降 0.05℃,到 14~16 岁青春期,体温与成人接近。老年人则因新陈代谢降低,体温在正常范围低值。

②昼夜时间:正常人体温在 24h 内呈周期性波动,凌晨 2~6 时较低,因此时活动量相对较少,下午 2~6 时活动量相对较大,体温较高,这种规律性的变化是长期有规律的变化与机体昼夜活动的生物特点有关,因而使机体的代谢、血液循环、呼吸功能等发生相应的周期性变化。

③性别:一般女性皮下脂肪较男性厚,因此女性体温稍高于男性,平均比男性高 0.3℃。女性的基础体温随月经周期出现规律性的变化,在排卵前体温较低,排卵日最低,排卵后体温上升,这与孕激素的周期性分泌有关。孕激素有升高体温的作用,即排卵后黄体形成,黄体分泌的黄体酮有升高体温的作用,体温升高 0.2~0.3℃。因此在临床上可连续测量基础体温,了解月经周期中有无排卵和确定排卵日。

④环境温度:环境温度较高,体温略高;反之体温略降。如环境温度太低,则可造成体温过低。开关门窗、冷暖气的应用,均可调节环境温度,有助于机体体温的调节。

⑤药物:药物可改变体温调节中枢的调定点。如麻醉药物可抑制体温调节中枢或影响传入路径的活动并能扩张血管、增加散热,降低机体对寒冷环境的适应能力,因此手术患者术中、术后应注意保暖。

⑥其他:日常生活中运动、沐浴、情绪激动、精神紧张等因素可出现体温暂时性的增高;安静、睡眠、饥饿、服用镇静剂后可使体温下降。护士在测量体温的过程中要加以注意并能够做出解释。

(二)异常体温的观察与护理

1.体温过高

(1)概念:体温过高又称发热,是由于各种原因使体温的调节中枢的调定点上移而导致体温升高,并超过正常范围。一般而言,当腋下温度超过 37℃或口腔温度超过 37.5℃,一昼夜体温波动在 1℃以上可称为体温过高。

体温过高是临床常见的症状之一。临床上引起发热的原因大致可分为两大类:感染性发热和非感染性发热。感染性发热较多见,主要由病原体引起,各种病原微生物如病毒、细菌、真菌、螺旋体、寄生虫等感染引起的发热属于感染性发热;非感染性发热由病原体以外的各种物质引起,包括无菌性坏死物质的吸收引起的吸收热、变态反应性发热、体温调节中枢功能失常、皮肤散热减少、自主神经功能紊乱等引起的中枢性发热。

(2)发热程度:以口腔温度为标准,可分为四级。

低热:体温在 37.3~38.0℃(99.1~100.4℉)

中度热:体温在 38.1~39.0℃(100.6~102.2℉)

高热:体温在 39.1~41.0℃(102.4~105.8℉)

超高热:体温在 41.0℃(105.8℉)以上

人体最高的耐受温度为 40.6～41.4℃(100.4～102.0℉),低于 34℃和高于 43℃很难存活。直肠温度持续升高 4℃可引起永久性的脑损伤;高热持续在 42℃以上,2～4h 可导致休克及严重并发症。因此对体温过高或过低者应当严密观察。

(3)发热过程:体温过高的临床过程可分三期,即体温上升期、高热持续期和体温下降期。

①体温上升期:此期特点为产热大于散热。患者表现为畏寒、皮肤苍白、无汗、皮肤温度下降。部分患者可出现寒战,继寒战之后体温开始上升。体温上升的方式有骤升和渐升两种。体温在数小时内升至高峰称为骤升,见于肺炎球菌性肺炎、疟疾等;体温逐渐上升,在数日内升至高峰称为渐升,一般不伴有寒战,见于伤寒等患者。

②高热持续期:此期的特点为产热和散热在较高水平上趋于平衡,体温维持在较高的状态。患者表现为颜面潮红、皮肤灼热、口唇和皮肤干燥、呼吸和脉搏加快、食欲减退、尿量减少、头痛、乏力等。此期可持续数小时、数天甚至数周,因疾病及治疗效果而异,严重者可出现谵妄、昏迷等。

③退热期:此期特点为散热增加而产热趋于正常,体温下降直至恢复正常水平。患者表现为大量出汗、皮肤温度降低、偶有虚脱现象(血压下降、脉搏细速)。退热的方式有骤退和渐退。骤退是指体温急剧下降,患者大量的出汗,体液大量的丧失,对于年老体弱、心血管疾病的患者易导致血压下降、脉搏细速、四肢厥冷等虚脱或休克现象,应严密观察并配合医生予以处理。渐退指体温在数日内或更长时间内退至正常,见于伤寒、风湿热等患者。

另外,发热还常有一些伴随症状,如淋巴结、肝、脾大,关节肿痛,单纯疱疹,皮疹等。

(4)发热的热型:绘制在体温单上的体温相互联结,构成了体温曲线,各种体温曲线的形状称为热型。某些发热性的疾病具有独特的热型,加强观察有助于对疾病的诊断。但需注意,由于目前抗生素的广泛使用(包括滥用)或由于应用(包括不适当使用)解热药、肾上腺皮质激素等,使热型变得不典型。

①稽留热:多为高热,体温持续在 39～40℃的高水平,持续数日或数周,24h 波动不超过 1℃,多见于大叶性肺炎、斑疹伤寒及伤寒高热期等患者。

②弛张热:弛张热又称败血症热型,亦为高热,体温高于正常,常在 39℃以上,24h 波动范围超过 2℃,体温最低时仍在正常水平以上,多见于败血症、风湿热、重症肺结核及化脓性疾病等患者。

③间歇热:体温骤然升高至 39℃以上,持续数小时或更长时间,然后下降至正常或正常以下,经过一个间歇,体温又升高,并反复发作,即高热期和无热期交替出现,多见于疟疾、急性肾盂肾炎等患者。

④不规则热:发热无规律,持续时间不定,多见于流行性感冒、癌性发热等患者。

(5)护理措施

①降温:降温有物理降温和药物降温两种方法。物理降温有局部冷疗和全身冷疗两种。局部冷疗采用冷毛巾、冰袋、冰囊、化学制冷袋等,通过传导方式散热;全身冷疗可采用温水拭

浴、乙醇拭浴及冷盐水灌肠等方式,通过传导和蒸发两种方式散热,达到降温目的。发热39℃以上者首选物理降温,其次选用药物降温。物理降温时可在患者头部、腋窝、腹股沟处行冰袋局部冷疗,还可以行温水拭浴、乙醇拭浴或冷盐水灌肠等全身冷疗法;体温在39.5℃以上的患者可采用全身用冷疗的方法降低体温。

由于下丘脑、脑干及脊髓病变或损害导致体温调节中枢受损而出现的发热称为中枢性发热。中枢性发热因体温调节中枢受损,解热药难以对其产生影响,而体温易随外界温度变化而变化,因此利用传导和蒸发的散热原理,对高热的患者给予局部及全身物理降温,是处理中枢性发热最有效的方法之一。

药物降温是通过机体的蒸发散热而达到降温的目的,使用过程中应注意体温下降情况,尤其是年老体弱及心血管疾病者,应防止出现虚脱或休克现象。

实施降温措施以后30min应测量体温并做好记录,有研究表明,采用药物降温观察效果的时间更倾向于用药后60min测量体温。

②密切观察病情变化:定时测量体温,4次/天,高热时应每4h测量一次,待体温恢复正常3天后,改为2次/天。同时密切观察患者的面色、脉搏、呼吸、血压、精神状态等,如有异常应及时与医生联系。用退热药物或物理降温30min后测量体温1次,并做好记录和交接班。

③补充营养和水分:高热时,由于迷走神经的兴奋性降低,使胃肠蠕动减弱,消化液生成和分泌减少而影响消化吸收;另一方面,分解代谢增加,蛋白质、糖类、脂肪和维生素大量的消耗,导致机体消瘦、衰弱和营养不良。应鼓励患者进食营养丰富、易消化的清淡低脂、高热量、高蛋白、高维生素,流质、半流质饮食,必要时按医嘱给予静脉输液或鼻饲。由于高热时患者呼吸加快,皮肤出汗增多,致水分大量的丧失,应鼓励患者多饮水。尤其是药物降温后大汗淋漓,护士应及时给患者喂水。成人每日饮水量为2500~3000mL,以补充高热消耗的大量水分,并促进毒素和代谢产物的排出。

④保证充足的休息与睡眠:安置患者安静的休息环境、舒适的体位,体温上升期,患者出现寒战时,应及时调节室温、衣着,注意保暖。确保患者充足的休息和睡眠,而减少能量的消耗。调节室温和避免噪声,有利于机体康复。高热患者应卧床休息,低热患者酌情减少活动,适当休息。

⑤口腔护理:因发热时患者唾液分泌减少,口腔黏膜干燥,口唇易干裂;由于机体抵抗力下降,患者易出现口腔炎和口腔黏膜溃疡。因此应加强口腔护理,保持口腔清洁卫生,保证口腔清洁舒适,以增进患者的食欲。口腔干裂者应涂油保护。

⑥皮肤护理:退热期患者往往大量出汗,应及时擦干汗液,更换衣服、被子和床单,保持皮肤清洁干燥,防止着凉。对于长期持续高热卧床的患者,应注意防止压疮的形成。

⑦安全护理:患者高热时可有躁动不安、谵妄等,应注意防止其坠床、舌咬伤,必要时可使用床档或用约束带固定患者。

⑧加强心理护理:患者在发热的各个时期,可出现不同的临床症状,护士应注意满足患者舒适的心理,耐心解答患者提出的问题,尽量满足患者的需要,给予精神的安慰,注意其清洁

卫生。

⑨健康教育:针对患者的护理问题制订相应的健康教育计划,给予相关的知识教育,如教会患者测量体温的方法、物理降温的措施、口腔护理的方法、使用退热剂时应注意的问题等。

2.体温过低

(1)概念:体温低于正常范围称体温过低,当体温低于 35℃ 称为体温不升。体温调节中枢发育未成熟、疾病或创伤、低温环境、低温麻醉等均可导致体温过低。早产儿由于体温调节中枢尚未发育完全,对外界温度变化不能自行调节,加之体表面积相对较大,散热较多而导致体温不升;全身衰竭的危重患者体温调节中枢障碍、末梢循环不良,特别是在环境温度较低时,机体散热大于产热,易导致体温不升,常为临终前表现。

(2)临床分度。

轻度:32~35℃(89.6~95.0℉)

中度:30~32℃(86.0~89.6℉)

重度:小于 30℃(86.0℉),瞳孔散大,对光反射消失

致死温度:23~25℃(73.4~77.0℉)

(3)临床表现:患者表现为皮肤发凉、口唇和耳垂呈紫色、面色苍白、心跳呼吸减慢、血压降低、尿量减少、意识障碍甚至昏迷等。

(4)护理要点。

①注意保暖:提供合适的环境温度,以 24~26℃ 为宜。给予患者毛毯、棉被、电热毯、热水袋、添加衣服等,防止体热散失,还可给予患者热饮料以提高机体的温度。新生儿、早产儿置温箱中。揉搓患者身体表面,增加皮肤内的热量。

②严密观察病情变化:监测患者生命体征,至少每小时 1 次,直到体温恢复正常且稳定为止。目前已知口腔温度对测定深部体温不可靠,而且普通体温计对最低体温只能测量到 35℃,故不适合体温不升者。应采用低度数体温计,插入患者直肠内 5cm 测温 5min,这是测量体内温度常用的方法。注意患者呼吸、脉搏、血压的变化。对治疗性体温过低者应注意防止冻伤。

③去除诱因:去除引起体温过低的原因,使机体体温恢复正常。

④做好心理护理:经常与患者沟通交流,及时发现其情绪变化,同时教会患者避免导致体温过低的因素,如营养不良、衣服穿着过少、供暖设施不足、某些疾病等。

(三)体温的测量

1.体温计的种类

(1)水银体温计:水银体温计又称玻璃体温计,是最常用、最普通的体温计,分口表、肛表、腋表三种。它是一根有外标刻度的真空毛细玻璃管,口表和肛表的玻璃管呈三棱镜状,腋表的玻璃管成扁平状,内部真空,玻璃管末端的球部装有水银。口表和腋表的球部较细长,有助于测温时扩大接触面积;肛表的球部粗短,可防止插入肛门时折断或损伤黏膜。当水银遇热膨胀后沿毛细管上升,其高度和受热程度成正比,体温计的毛细管下端和水银槽之间有一凹陷处,

使水银遇冷不致下降,以便检视温度。

摄氏体温计的刻度为 35~42℃,每小格 0.1℃;在 0.5~1.0℃的刻度处用粗长的线标记;在 37.0℃刻度处以红线标记。华氏体温计的刻度为 94~108 ℉,每小格 0.2 ℉。

(2)电子体温计:电子体温计是机体感应器和微电路的一种结合应用,采用电子感温探头来测量体温,测得的温度直接由数字显示,直观读数、测量准确且灵敏度高。有集体用电子体温计和个人用电子体温计两种。使用时将探头插入一次性塑料护套中置于所测的部位,当体温计发出蜂鸣声,再继续 3s 后即可读取温度。

(3)可弃式体温计:可弃式体温计为单次使用的体温计,其构造为一含有对热敏感的化学指示点薄片,该薄片可随体热敏感而用颜色显示出体温,可测口温和腋温。

2.体温的测量方法

(1)目的:通过观察体温的变化,了解患者的一般情况以及疾病的发生、发展规律,协助医生做出正确的诊断,为预防、治疗、康复、护理提供依据。

(2)评估

①患者的一般情况,如年龄、性别、文化程度、意识、疾病类型、抗生素的使用等,判断适宜采用何种测体温的方法。

②其他情况,如 30min 内患者有无进食、冷饮、吸烟、活动、坐浴、冷热敷、情绪波动等影响体温的因素存在。

③心理状态,如有无害怕、紧张、焦虑等情绪变化。

(3)准备

①护士准备:护士衣帽整洁,洗手、戴口罩。

②准备用物:测温前清点体温计的数量并检查有无破损及水银柱是否在 35℃以下。备齐用物携至病床边。消毒盒内备已消毒的体温计,另备一盒放测温后污染的体温计、消毒液纱布、表(有秒针)、记录本、笔。若测肛温,另备润滑油、棉签、卫生纸。

③环境准备:环境清洁、安静、舒适。光线充足,测肛温或女性测腋温时,拉窗帘或屏风遮挡。

④患者准备:告知测温 30min 内不要进食、饮冷饮、吸烟、活动、坐浴、冷热敷、洗澡、灌肠等活动,并保持情绪安定。

(4)实施

①准备用物:清点体温计数量,检查是否完好,水银柱是否在 35℃以下。

②核对、解释:携用物至床边,核对、解释,确定患者,取得患者的合作。

③选择方法

a.口温

ⅰ.婴幼儿、精神异常、昏迷、口腔疾病、口鼻手术、呼吸困难患者禁忌。

ⅱ.口表的水银端斜放于舌下热窝处,舌下热窝是口腔温度最高的部位,在舌系带两侧,左右各一,由舌动脉供血。

ⅲ.闭紧口唇,用鼻呼吸,勿咬体温计,若不慎咬碎体温计时,首先应及时清除玻璃碎屑,以免损伤舌、口唇、口腔、食管、胃肠道黏膜;再口服蛋清和牛奶,以延缓汞的吸收。如果病情允许,可服用粗纤维食物,加速汞的排出。

ⅳ.测量时间 3min。

b.肛温

ⅰ.直肠或肛门手术、腹泻、心肌梗死等患者禁忌。

ⅱ.卧于侧卧位、俯卧位、屈膝仰卧位,暴露测量部位,便于测量。

ⅲ.用润滑油润滑肛管水银端,一手用草纸将患者臀部分开,一手持体温计并将其插入肛门 3～4cm,便于插入及避免擦伤或损伤肛门及直肠黏膜。

ⅳ.婴幼儿可取仰卧位,操作者一手握住病儿双踝,提起双腿;另一手将已润滑的肛表插入肛门(婴儿1.25cm,幼儿2.5cm)并握住肛表用手掌根部和手指将双臀轻轻捏拢并固定。

Ⅴ.测量时间 3min,躁动患者专人守护,防止意外。

c.腋温

ⅰ.用于婴儿或无法测量口温者。

ⅱ.腋下有创伤、手术、炎症、腋下出汗较多者、肩关节受伤或消瘦者禁忌。

ⅲ.擦干汗液,体温计水银端放腋窝处,腋下有汗液,有助于散热,影响所测体温准确性。

ⅳ.体温计紧贴皮肤,屈臂过胸,夹紧。

Ⅴ.测量时间 10min,需要较长时间,才能使腋下人工体腔内的温度接近机体内部的温度。

d.取体温计:卫生纸擦净患者肛门处,取出体温计,用消毒纱布擦拭。

e.读数:评估体温是否正常,若与病情不符合应重新测量,有异常及时处理。

f.整理:协助患者穿衣、裤,取舒适的体位,使患者舒适、整洁。

g.洗手、记录:先记录在记录本上,再绘制在体温单上。

h.消毒体温计:消毒体温计,防止交叉感染。

(5)注意事项

①测温时,须保证水银端或测温探头与测温部位皮肤紧贴,并持续至测温结束。消毒液的温度要在 40℃以下,以免体温计爆裂。

②甩体温计时应用腕部的力量,不可触及他物,以防撞碎。右手持体温计时防止读数颠倒,以确保结果准确。

③婴幼儿、昏迷、精神异常、口腔疾病、口鼻手术或呼吸困难者及不能配合者,不宜采用口腔测温。患者刚进食或面颊冷热敷后,应间隔 30min 后方可测量。

④腹泻、直肠或肛门手术、心肌梗死患者不宜采用直肠测温,坐浴或灌肠者须待 30min 后方可测直肠温度。

⑤患者进食、饮水或面颊部热敷、吸烟、坐浴或灌肠、腋窝局部冷热敷等情况时,应间隔 30min 后再测量相应部位的体温。

⑥为婴幼儿、昏迷、躁动患者测温时,护士应守护在旁,防止意外发生。

⑦发现体温和病情不相符合时,护士应在床边监测,必要时做肛温和口温对照。

(6)体温计的消毒与检查

①体温计的消毒:为防止给患者测量体温时引起交叉感染,保证体温计的清洁,用过的体温计应进行消毒处理。消毒方法分两种:①患者单独使用的体温计,用后放入盛消毒液的容器中浸泡,使用前取出,清水冲净后擦干。②集体测量体温后的体温计,用后全部浸泡于消毒液中,5min后取出,清水冲净,擦干。用离心机甩水银至35℃以下,再放入另一消毒液容器内进行第二次浸泡,30min后取出清水冲净,擦干后放入清洁容器中备用。一般情况下,盛消毒液的容器和盛清洁体温计的容器每周要用2次高压蒸汽灭菌消毒,同时更换消毒液,门、急诊用量大的科室应每天更换消毒液。

②体温计的检查:体温计应经常进行检查,以保证其准确性。具体方法:将全部体温计的水银柱甩至35℃以下,于同一时间放入已测好的40℃(36~40℃)以下的水中,3min后取出检视;若体温计相差在0.2℃或以上、水银柱自动下降、水银柱有裂隙者不用,合格体温计擦干后放入清洁容器内备用。

(7)评价

①患者理解测量体温的目的、愿意配合。

②患者了解体温的相关知识。

③测量结果准确。

④测量过程中患者有安全感、舒适感。

二、脉搏的观察与护理

动脉血管壁随着心脏节律性的收缩与舒张而出现有节律性的扩张和回缩的搏动,在浅表动脉处可触及动脉搏动,称动脉脉搏,简称脉搏(P)。

(一)正常脉搏及生理变化

1.脉率

脉率即每分钟脉搏搏动的次数。心脏窦房结的自律细胞发出兴奋冲动,传至心脏各部,致使心脏收缩。当心脏收缩时左心室将血射入主动脉,主动脉内压力增高动脉管壁随之扩张;当心脏舒张时,动脉管壁弹性回缩。这种动脉管壁随着心脏的舒缩而出现周期性的起伏搏动,形成了动脉脉搏。正常情况下,脉率和心率是一致的,脉率是心率的指标。健康成人在安静状态下脉率60~100次/分,但可受年龄、性别、劳动和情绪等因素的影响而发生一定范围的波动。

(1)年龄:儿童脉搏平均90次/分,随着年龄的增长而逐渐减低,到成人逐渐减慢,老年较慢,平均为55~60次/分,到高龄时轻度增加。

(2)性别:女性比男性脉率稍快,通常每分钟相差7~8次。

(3)情绪:运动、兴奋、恐惧、发怒、焦虑、情绪激动可使脉率增快;忧郁、镇静、休息、睡眠可使脉率减慢。

（4）活动：一般的运动、进食后脉率会加快；休息、禁食则相反。

（5）药物：许多药物会导致脉率发生变化。使用兴奋剂、喝浓茶或咖啡可使脉率加快；镇静剂、洋地黄类药物可使脉率减慢。

（6）体形：身材细高者常比矮壮者的脉率慢，因体表面积越大，脉搏越慢。

另外，气温极冷或极热可使脉率增加。某些特殊的生理状况，如妊娠期可使脉率加快。

2.脉律

脉律是指脉搏的节律性。它反映了左心室的收缩情况，也一定程度上反映了心脏的功能。正常脉搏跳动节律规则、均匀，间隔时间相等。但在正常小儿、青年和一部分成年人中，偶尔可见窦性心律不齐，表现为吸气时脉搏增快，呼气时脉搏减慢，一般无临床意义。

3.脉搏的强弱

脉搏的强弱是触诊时血液流经血管的一种主观感觉，其强弱取决于心排血量、动脉充盈度、周围血管阻力和脉压差等因素。

4.动脉壁的情况

触诊时可以感觉到动脉管壁的性质。正常动脉管壁光滑、柔软且有弹性。

（二）异常脉搏的观察与护理

1.异常脉搏的观察

（1）脉率异常

①速脉：速脉又称心动过速。成人安静状态下脉率每分钟超过100次，称为速脉。常见于发热、甲状腺功能亢进、心力衰竭、血容量不足等患者。一般体温每升高1℃，成人的脉率增加10次/分，儿童则增加15次/分。

②缓脉：缓脉又称心动过缓。成人安静状态下脉率每分钟少于60次，称为缓脉。如颅内压增高、房室传导阻滞、甲状腺功能低下、阻塞性黄疸等患者。若脉率在40次/分以下，就要做好抢救准备。

（2）节律异常

①间歇脉（期前收缩）：在一系列正常规则的脉搏中，出现一次提前且较弱的脉搏，其后有一较正常延长的间歇（代偿间歇），称间歇脉。

二联律是每隔一个正常搏动出现一次提前收缩；三联律是每隔二个正常搏动出现一次期前收缩。它可以是某些心脏病的严重体征，如心肌梗死、心肌病等，有时也可见于情绪激动或恐惧引起的暂时征象、过度疲劳、体位改变及洋地黄中毒等。其发生机制主要是由于窦房结以外的异位起搏点在下一个窦性搏动前发出冲动，使心脏搏动提早出现。

②脉搏短绌：单位时间内脉率少于心率，称为脉搏短绌。其特点是听诊时心率快慢不一、心律不齐、心音强弱不等，多见于心房纤颤的患者。因心肌收缩力的强弱不等，使有些心脏排出量少的搏动只产生心音，而不引起周围血管的搏动，造成脉率低于心率。绌脉越多，心律失常越严重，病情好转，可以消失。

（3）强弱异常

①洪脉：当左心室收缩力强、心排出量多、血管充盈度好、脉压差大时，脉搏强大，称为洪

脉,极易触诊。洪脉多见于高热、甲状腺功能亢进、主动脉瓣关闭不全等患者,运动后及情绪激动时也会触及洪脉。

②丝脉:当心脏收缩力弱、心排出量少、外周阻力大、脉压差小时,脉搏弱而小,称为丝脉,又称细脉,极难触诊,触之如细丝。丝脉多见于大出血、休克、主动脉瓣狭窄等患者。

③水冲脉:当心排出量增加、脉压差增大时,出现脉搏骤起骤降,急促有力,称之为水冲脉。水冲脉触诊时感到有力的冲击,多见于甲状腺功能亢进、主动脉瓣关闭不全等患者。

④交替脉:交替脉是指一种节律正常,而强弱交替出现的脉搏。交替脉主要是由于心室的收缩强弱交替所致,常是左心衰竭的重要体征,是心肌损害的一种表现,见于高血压性心脏病、心功能不全和冠状动脉粥样硬化性心脏病等患者。

⑤奇脉:吸气时脉搏明显减弱或消失,呼气终末时增强的现象称为奇脉。其产生主要与左心室的排出量的变化有关,常见于心包腔积液、缩窄性心包炎等患者,是心脏压塞的重要体征之一。

⑥重搏脉:正常脉波在其下降中有一个重复上升的脉波,但较第一波为低,不能触及;在某些病理情况下,次波增高可触及,称为重搏脉。发生机制可能与血管紧张度降低有关,当心室舒张早期,主动脉瓣关闭,主动脉内的一部分血液向后冲击已关闭的主动脉瓣,由此产生的冲动使重复上升的脉波增高而被触及。重搏脉常见于伤寒,一些长期热性病和肥厚性梗阻性心肌病等患者。

(4)动脉壁异常:动脉硬化时,动脉壁可发生不同程度的变化。早期仅可触知动脉壁的弹性消失,呈索条状,严重时动脉壁有钙质沉着,动脉壁变硬,失去弹性,直的动脉变得呈迂曲和结节状。原因为动脉壁的弹力纤维减少,见于动脉硬化的患者,触诊时有紧张条索感,如按琴弦。

2.异常脉搏的护理

(1)严密观察病情:指导患者用药,观察用药后的不良反应,对安置起搏器的患者应做好相应护理。

(2)休息与活动:适当卧床休息,减少心肌耗氧量。

(3)给养:根据患者的病情实施氧疗。

(4)备好急救用品:备好除颤器及抗心律失常的药物。

(5)加强心理护理:经常探视患者,了解其心理需求,针对病情给予合理的解释。满足患者舒适的需求,减轻其身心不适。给予安慰,缓解患者紧张恐惧的心理反应。

(三)脉搏的测量(以桡动脉为例)

1.目的

通过观察脉搏的变化,可间接了解心脏状况,观察疾病的发生、发展规律,为诊断、治疗、康复护理提供依据。

2.评估

(1)患者的一般情况,如年龄、性别以及目前病情和治疗情况。

（2）患者 30min 内有无剧烈活动、情绪波动等影响脉搏的生理因素存在。

（3）患者有无偏瘫、功能障碍。

（4）患者的认知水平、心理反应及合作程度。

3.准备

（1）护士准备：护士衣帽整洁，洗手。

（2）用物准备：治疗盘内备有秒针的表、笔、记录本、听诊器（必要时）。

（3）患者准备：体位合适，情绪稳定。

（4）环境准备：环境清洁、安静、安全。

4.实施

脉搏测量法操作程序。

（1）核对、解释：洗手、戴口罩，备齐用物携至床旁，核对、解释，确认患者，取得合作。

（2）安置体位：患者取卧位或坐位，手腕伸展，手臂放于舒适位置，患者放松，护士便于测量。

（3）测量脉搏

①护士以食指、中指、无名指的指端与桡动脉垂直方向按压在桡动脉处，按压力量适中，以能清楚测得脉搏搏动为宜。勿用拇指诊脉，因拇指小动脉的搏动易与患者的脉搏相混淆。

②压力太大阻断脉搏搏动，压力太小感觉不到脉搏搏动。

（4）定时计数

①正常脉搏测 30s，乘以 2，异常脉搏应测 1min；脉搏细弱难以触诊时，应测心尖搏动 1min。

②测量时须注意脉律、脉搏强弱、动脉管壁等情况。

③若发现患者脉搏短绌，应由两名护士同时测量，一人测心率，另一人测脉率，由听心率者发出"起""停"口令，计时 1min。

④心脏听诊部位可选择左锁骨中线内侧第五肋间处。

⑤脉搏短绌：以分数式记录，记录方式为心率/脉率。如心率 200 次，脉率为 60 次，则应写成 200/60（次/分）。

（5）整理归位：助患者采取舒适卧位，整理床单位，谢谢患者合作。

（6）洗手、记录：先记录在记录本上，再转录到体温单上。

5.注意事项

（1）不可用大拇指诊脉，因大拇指小动脉搏动较强，易与患者的脉搏相混淆。

（2）为偏瘫患者测脉时，应选择健侧肢体。

（3）测脉搏前患者如有剧烈紧张、恐惧、哭闹等活动，应安静休息 20～30min 再测。

（4）测脉率时，应同时注意脉搏节律、强弱及动脉管壁等情况。

6.评价

（1）患者理解测量脉搏的目的，愿意配合。

（2）患者了解脉率的正常值及测量过程中的注意事项。

（3）测量结果准确。

三、呼吸的观察与护理

机体在新陈代谢过程中，需要不断地从外界环境中摄取氧气，并把自身产生的二氧化碳排出体外，这种机体与外界环境间进行气体交换的总过程，称为呼吸（R）。其中气体排出体外的过程称呼气；气体进入肺的过程称吸气。呼吸是维持机体新陈代谢和其他功能活动所必需的基本生理过程之一，一旦呼吸停止，生命也将终结。

（一）正常呼吸及生理变化

1.呼吸过程

呼吸的全过程由外呼吸、气体运输和内呼吸三个互相关联的环节组成。

（1）外呼吸：外呼吸也称肺呼吸，是指外界环境与血液之间在肺部进行的气体交换，包括肺通气和肺换气两个过程。肺通气是指肺与外界环境之间的气体交换；肺换气是指肺泡与肺毛细血管的血液之间的气体交换。其交换方式通过分压差扩散，即气体从分压高处向分压低处扩散。

（2）气体运输：气体运输是指通过血液循环将氧气由肺部运送到组织细胞，同时将二氧化碳由组织细胞运送到肺部的过程。

（3）内呼吸：内呼吸即组织换气，指组织内毛细血管血液与组织细胞之间的气体交换。经此过程，氧气由毛细血管血液进入组织液，二氧化碳由组织液进入毛细血管血液中。

2.呼吸运动的调节

呼吸运动是一种节律性的活动，由呼吸器官和辅助呼吸机共同完成。呼吸运动具有随意性和自主性，受呼吸中枢的调节，呼吸中枢通过一些反射来影响呼吸运动。

（1）呼吸中枢：呼吸中枢是指中枢神经系统内产生和调节呼吸运动的神经细胞群，他们分布于脊髓、延髓、脑桥、间脑、大脑皮质等部位，在呼吸运动调节过程中，各级中枢发挥各自不同的作用，相互协调和制约。延髓和脑桥是产生基本呼吸节律性的部位，大脑皮质可随意性控制呼吸活动。

（2）呼吸的反射性调节

①肺牵张反射：由肺的扩张和缩小所引起的吸气抑制和兴奋的反射，称肺牵张反射，又称黑-伯反射。当肺扩张时可引起吸气动作的抑制而产生呼气；当肺缩小时可引起呼气动作的终止而产生吸气。肺牵张反射是一种负反馈机制，其生理意义是使吸气不致过长、过深，促使吸气转为呼气，与脑桥呼吸调节中枢共同调节着呼吸的频率和深度，维持正常的呼吸。

②本体感受器反射：本体感受器反射指呼吸肌本体感受器传入冲动引起的反射性呼吸变化。当呼吸道阻力增加时，可加强呼吸肌的收缩力量，使呼吸运动增强。本体感受器反射参与维持正常呼吸运动。

③防御性呼吸反射:包括咳嗽反射和喷嚏反射。喉、气管和支气管黏膜上皮的感受器受到机械或化学刺激时,可引起咳嗽反射;鼻黏膜受到刺激时,可引起喷嚏反射,以达到排除呼吸道刺激物和异物的目的。因此,防御性呼吸反射是对机体有保护作用的呼吸反射。

④其他内外感受器反射:突然的冷热、疼痛、血压的变化都可刺激机体的内外感受器,导致呼吸的增强或抑制。

(3)呼吸的化学性调节:动脉血氧分压(PaO_2),二氧化碳分压($PaCO_2$)和$[H^+]$的改变对呼吸的影响,称为化学性调节。当血液中$PaCO_2$升高,$[H^+]$升高,PaO_2降低时,刺激化学感受器,从而作用于呼吸中枢,引起呼吸的加深、加快,维持PaO_2、$PaCO_2$和$[H^+]$的相对稳定。其中$PaCO_2$在呼吸调节过程中有很大的作用。

3.正常呼吸

正常成人在安静状态下呼吸频率为16～20次/分。呼吸运动节律规则、均匀无声且不费力。呼吸与脉搏的比例为1∶4,通常女性多以胸式呼吸为主,男性和儿童多以腹式呼吸为主。生理变化如下。

(1)年龄:年龄越小,呼吸频率越快,如新生儿呼吸约为44次/分。

(2)性别:同年龄的女性呼吸比男性稍快。

(3)活动:剧烈运动可使呼吸加深加快;休息和睡眠时呼吸减慢。

(4)情绪:强烈的情绪变化,如紧张、恐惧、愤怒、悲伤、害怕等刺激呼吸中枢,引起呼吸加快或屏气。

(5)血压:血压大幅度变动时,可以反射性影响呼吸,血压升高,呼吸减慢变弱;血压降低,呼吸加快加强。

(6)其他:环境温度升高或海拔增加,均会使呼吸加深、加快。

(二)异常呼吸的观察与护理

1.异常呼吸的观察

(1)频率异常

①呼吸增快:呼吸频率超过24次/分,称为呼吸增快。常见于高热、疼痛、超重体力劳动、甲状腺功能亢进等患者。一般体温每升高1℃,呼吸频率增加3～4次/分。

②呼吸减慢:呼吸频率低于10次/分,称呼吸减慢。见于颅内压增高、安眠药中毒等患者。

(2)节律异常

①潮式呼吸:潮式呼吸又称陈-施呼吸,是一种周期性的呼吸异常。呼吸由浅慢到深快,然后再由深快到浅慢,经过一段时间的呼吸暂停,又开始重复以上的周期性变化,其形态如潮水起伏,周期可长达30～120s,暂停5～30s,多见于中枢神经系统疾病,如脑炎、脑膜炎、颅内压增高、巴比妥类药物中毒等。有些老年人在深睡时也可出现潮式呼吸,是脑动脉硬化的表现。潮式呼吸的产生机制是由于呼吸中枢的兴奋性降低,只有当缺氧严重,二氧化碳积聚到一定程度,才能刺激呼吸中枢,使呼吸恢复或加强。当积聚的二氧化碳呼出后,呼吸中枢又失去有效的刺激,呼吸再次减弱而暂停,从而形成周期性变化。

②间停呼吸:间停呼吸又称毕奥呼吸,表现为呼吸和呼吸暂停现象交替出现。其特点是有规律地呼吸几次后,突然停止呼吸,间隔一个短时间后又开始呼吸,如此反复交替。为呼吸中枢兴奋性显著降低的表现,产生机制同潮式呼吸,但比潮式呼吸更为严重,预后不良,多在患者临终前发生。

（3）深浅度异常

①深度呼吸:深度呼吸又称库斯莫呼吸,是一种深而大的规则呼吸,是由于呼吸中枢受到强烈刺激所致,见于糖尿病、尿毒症等引起的代谢性酸中毒的患者。

②浅快呼吸:浅快呼吸是一种浅而不规则的呼吸,有时呈叹息样。见于呼吸机麻痹、严重腹胀、胸膜、胸壁疾病或外伤等患者,也可见于濒死的患者。

（4）声音异常

①蝉鸣样呼吸:由于细支气管、小支气管堵塞,吸气时出现高调的哮鸣音。可见于支气管哮喘、喉头水肿、异物、痉挛等患者。

②鼾声呼吸:由于气管或支气管内有分泌物积聚,呼吸深大且带鼾声。多见于昏迷、肥胖或神经系统疾病等患者。

（5）呼吸困难:呼吸困难是指呼吸频率、节律、深浅度上出现异常的呼吸形态。患者主观上感觉空气不足,呼吸费力;客观上患者出现端坐用力呼吸,严重时出现张口抬肩、鼻翼扇动、发绀、辅助呼吸机参与呼吸运动,根据临床表现可分为以下三种。

①吸气性呼吸困难:其特点是吸气显著困难,吸气时间明显长于呼气时间,有明显的三凹征(即胸骨上窝、锁骨上窝和肋间隙或腹上角凹陷)。由于上呼吸道部分梗阻,气体进入肺部不畅,吸气时辅助呼吸肌收缩增强,肺内负压极度增高所致。常见于喉头水肿或气管、喉头异物等患者。

②呼气性呼吸困难:其特点是患者呼气费力,呼气时间明显长于吸气时间。由于呼吸道部分梗阻,气体呼出不畅所致。常见于支气管哮喘、阻塞性肺气肿等患者。

③混合性呼吸困难:其特点是吸气和呼气均费力,呼吸频率快而表浅。由于广泛性肺部病变使呼吸面积减少,影响换气功能所致。常见于肺部感染、大量胸腔积液和气胸等患者。

（6）形式异常

①胸式呼吸减弱,腹式呼吸增强:由于肺、胸膜或胸壁的疾病,如肺炎、胸膜炎、肋骨骨折等导致的剧烈疼痛,均可使胸式呼吸减弱,腹式呼吸增强。

②腹式呼吸减弱,胸式呼吸增强:由于腹膜炎、大量腹腔积液、肝脾极度肿大、腹腔内巨大肿瘤等,使膈肌下降受限,造成腹式呼吸减弱,胸式呼吸增强。

2.异常呼吸的护理

（1）适当的休息:如果患者剧烈、频繁咳嗽需卧床休息,为其创造良好的休息环境。

（2）适当活动:向患者解释,适当的活动有利于促进呼吸,增进健康,但要注意根据病情适当增加活动量,以不疲劳为宜。

（3）根据病情安置合适的体位:根据病情采取恰当的体位,以利于呼吸,减少消耗量。

(4)保持呼吸道通畅:及时清除呼吸道分泌物,必要时吸痰。

(5)吸氧:根据病情决定吸氧的浓度。

(6)环境:环境要保持舒适、整洁,温、湿度要适宜。

(7)心理护理:消除患者的紧张、恐惧心理,增强其战胜疾病的信心。

(8)饮食:强调营养的重要性,平衡饮食,如患者无心、肝、肾功能障碍,应给予充足的水分及热量,增强抵抗力,预防呼吸道感染的发生。

(三)呼吸的测量

1.目的

(1)判断呼吸有无异常。

(2)动态监测呼吸变化,了解患者呼吸功能情况。

(3)协助诊断,为预防、治疗、康复、护理提供依据。

2.评估

(1)患者年龄、病情、意识、治疗等情况。

(2)有无影响呼吸测量的因素。

(3)患者的心理状态、合作程度。

3.准备

(1)护士准备:衣帽整洁,洗手,熟悉呼吸的方法,向患者解释测量呼吸的目的以及注意事项。

(2)用物准备:表、记录本、笔、必要时备棉花。

(3)患者准备:体位舒适、情绪稳定。保持自然的呼吸状态。

(4)环境准备:整洁、安静、安全。

4.实施

呼吸测量法操作程序。

(1)核对、解释:洗手、戴口罩,备齐用物携至床旁,核对、解释,确认患者并取得合作。

(2)安置卧位:协助患者取舒适体位。

(3)正确测量:护士测量脉搏后继续将手放在患者的诊脉部位似诊脉状,分散患者注意力,使患者精神放松,保持自然呼吸,避免引起患者的紧张。

(4)定时、计数

①危重患者呼吸微弱,可用少许棉花置于患者鼻孔前,观察棉花被吹动的次数。观察患者胸部或腹部的起伏、呼吸频率(一起一伏为一次呼吸)、深度、节律、音响、形态及有无呼吸困难。

②女性以胸式呼吸为主;男性和儿童以腹式呼吸为主。

③正常呼吸测 30s,乘以 2,异常呼吸患者或婴儿应测 1min,以得到准确的测量结果。

(5)整理归位:帮助患者取舒适卧位,整理患者及床单位,取得患者的合作。

(6)洗手、记录:洗手,先记录在记录本上,再转录到体温单上。

5.注意事项

(1)告诉患者精神放松,保持自然呼吸。

(2)由于呼吸受意识控制,所以测呼吸时不应使患者察觉。

(3)婴儿或呼吸不规则患者应计数 1min。

(4)当患者呼吸微弱不易观察时,可用少许棉花置于患者鼻孔前,观察棉花纤维被吹动的次数,时间 1min,以得到准确的结果。

6.评价

(1)患者及家属理解测量呼吸的目的,愿意配合。

(2)患者知道呼吸的正常值及测量过程中的注意事项。

(3)测量结果准确。

四、血压的观察与护理

血压(BP)是血液在血管内流动时对血管壁的侧压力,一般指体循环的动脉血压。当心室收缩时,血液对动脉管壁所形成的压力最大,称为收缩压(SP);当心室舒张时,血液对血管壁所产生的压力最低,称为舒张压(DP)。收缩压和舒张压之差称为脉压(Pp)。在一个心动周期中,动脉血压的平均值称为平均动脉压(MAP),等于舒张压加 1/3 脉压或 1/3 收缩压加 2/3 舒张压。

(一)正常血压及生理变化

1.血压的形成

心血管系统内足够的血容量是血压形成的前提,心脏射血和外周阻力是形成血压的基本因素。心肌收缩所释放的能量分两部分:一部分表现为血液的动能,用于推动血液向前流动;另一部分表现为血液对血管壁的侧压力,使动脉血管扩张,储存血液形成势能。如果不存在外周阻力,心肌收缩所释放的能量将全部表现为血液的动能,迅速向外周流失,而不对血管壁产生侧压力,就不能形成动脉血压。只有在存在外周阻力的情况下,左心室射出的血量(60~80mL/次)仅 1/3 向外周,其余 2/3 暂存于主动脉和大动脉内,形成较高的收缩压。心室舒张,主动脉和大动脉管壁回缩,将储存的势能转化为动能,推动血液继续流动,维持一定的舒张压。大动脉的弹性对动脉血压的变化有缓冲作用。

2.影响血压形成的因素

(1)心排出量:动脉血压和心排出量成正比(在其他条件不变的情况下),心排出量增加时,射人动脉的血量增多,动脉收缩压明显升高。由于主动脉和大动脉被扩张的程度大,心舒张期弹性回缩力也大,血液向外周流速加快,到心舒末期,大动脉存留的血量增加并不多,舒张压虽有所升高,但程度不大,因而脉压增大。因此,收缩压的高低主要反映每搏排出量的大小。

(2)外周阻力:在心排出量不变而外周阻力增大时,收缩压与舒张压均增高,但舒张压升高的幅度大于收缩压。因外周阻力增大,血液向外周流动的速度变慢,使心脏舒张期末存留于动脉内的血量增多,因而舒张压明显增高。心脏收缩期内由于动脉压升高,使血液速度加快,动脉内增多的血量相对较少,所以收缩压的升高不如舒张压明显。因此,舒张压的高低主要反映外周阻力的大小。而外周阻力的大小受小动脉和微血管的口径和血液黏滞度的影响,阻力血管口径变小或血液黏滞度增高,外周阻力均可增大。

(3)心率:在每搏心输出量和外周阻力不变时,心率增快,心舒期缩短,心舒期内流向外周的血量减少,心舒末期主动脉内存流的血量增多,舒张压明显升高。在心缩期,由于动脉压升高,使血流速度加快,因此心缩期内仍有较多的血液从主动脉流向外周,但收缩压升高不如舒张压明显,因而脉压减小。因此,心率主要影响舒张压。

(4)大动脉管壁的弹性:大动脉管壁的弹性对动脉血压有缓冲作用,使收缩压不致过高,舒张压不致过低。动脉管壁硬化时,大动脉的弹性储器作用减弱,故收缩压升高,舒张压降低,脉压增大。

(5)循环血量与血管容量:正常情况下,循环血量和血管容积相适应,才能保证一定水平的体循环充盈压,正常值约为 7mmHg(0.933kPa),它是形成血压的重要前提。循环血量不变,血管容量增大,或血管容量不变,循环血量减少,均会导致循环系统平均充盈压下降,使动脉血压下降。

3.正常血压及生理变化

(1)正常血压的范围:安静状态下,正常成人的血压范围:收缩压为 90～140mmHg(12.0～18.6kPa),舒张压为 60～90mmHg(8.0～12.0kPa),脉压为 30～40mmHg(4.0～5.3kPa)。

换算公式:1kPa=7.5mmHg   1mmHg=0.133kPa

(2)生理变化

①年龄:动脉血压随年龄增长而逐渐升高,以收缩压增高显著。儿童血压的计算公式为:

$$收缩压=80+年龄×2$$

$$舒张压=收缩压×2/3$$

②性别:青春期前的男女血压差别不明显,中年以前女子血压比男子低 5～10mmHg;中年以后无明显区别。女性在更年期前,血压低于男性;更年期后,血压升高,差别较小。

③时间:一般傍晚血压高于清晨血压 5～10mmHg。睡眠不佳时血压可稍升高。

④环境:寒冷环境,由于末梢血管收缩,血压可略有升高;高温环境,由于皮肤血管扩张,血压可略下降。

⑤部位:一般右上肢血压高于左上肢血压 10～20mmHg,因右侧肱动脉来自主动脉弓的第一大分支无名动脉,左侧肱动脉来自主动脉弓的第三分支左锁骨下动脉。下肢收缩压比上肢收缩压高 20～40mmHg,其原因和股动脉的管径较肱动脉粗、血流量大有关。

⑥体位:立位血压高于坐位血压,坐位血压高于卧位血压,这与重力引起的代偿机制有关。对于长期卧床或使用某些降压药物的患者,若由卧位改为立位时,可出现头晕、眩晕、血压下降等体位性低血压的表现。

⑦其他:紧张、恐惧、兴奋、疼痛都可使收缩压升高,舒张压升高不明显。此外,进食、剧烈运动、吸烟、饮酒都会对血压产生一定的影响。

正常人的血压波动范围较小,保持相对恒定状态。当血压超过了正常范围即为异常血压。

(二)异常血压的观察与护理

1.异常血压的观察

(1)高血压:目前基本上采用 1999 年 2 月世界卫生组织(WHO)/国际高血压联盟(ISH)高血压治疗指南的高血压定义。未服抗高血压药情况下,成人收缩压持续不小于 140mmHg 和(或)舒张压持续不小于 90mmHg 即为高血压。95%的患者为病因不明的原发性高血压,仅 5%病例的血压升高是某些疾病的一种表现,如肾小球肾炎、嗜铬细胞瘤、颅内压增高、肾动脉狭窄等患者,称继发性高血压。

(2)低血压:血压低于 90/50mmHg(12/6.7kPa)称为低血压。当血压低于正常范围时有明显的血容量不足的表现,如脉搏细速、心悸、头晕等。常见于大量失血、休克、急性心力衰竭等患者。

(3)脉压异常:脉压增大多见于主动脉硬化、主动脉瓣关闭不全、甲状腺功能亢进;脉压减小常见于心包积液、缩窄性心包炎、末梢循环衰竭等患者。

2.异常血压的护理

(1)观察病情:密切监测血压,观察药物的不良反应,注意有无潜在的并发症。监测血压时要做到“四定”:定血压计、定体位、定部位、定时间。

(2)心理护理:精神紧张、情绪激动及外界环境的不良刺激均与本病的形成密切相关。因此,应深入了解患者存在的思想顾虑,给予其合理的心理疏导,消除患者的紧张、恐惧心理,保持情绪稳定。

(3)合理的休息:保证合理的休息与睡眠,避免劳累。对严重高血压的患者,应建议其卧床休息,按医嘱给予降压药物,发生高血压危象者应绝对卧床,并加强观察和护理。

(4)适当活动:每日坚持做体操、慢跑等。但应注意劳逸结合,避免长时间的剧烈运动。

(5)环境适宜:为患者提供一个安静、舒适、温度适宜的休养环境。

(6)合理的饮食:饮食宜选择低盐、低脂、低胆固醇、高维生素、富含纤维素食物;避免辛辣刺激性食物,戒烟戒酒,保持大便通畅。

(三)血压的测量

动脉血压的测量可分为直接法和间接法两种。直接法是指在动脉血管内插一导管,通过换能器接监护仪,自动显示血压数值,可以直接测主动脉的压力,这种方法测血压精密可靠,但很不方便,且属于一种创伤性操作。间接法是利用血压计在体表大动脉处测量,是根据血液通过狭窄的血管形成涡流时发出响声而设计的,目前在临床上广泛应用。

1.目的

(1)判断血压有无异常。

(2)动态监测血压的变化,了解循环系统的功能状态。

(3)协助诊断,为预防、治疗、护理提供依据。

2.评估

(1)患者的一般情况,如年龄、性别、意识状态、目前的病情、治疗情况,有无偏瘫、功能障碍。

(2)影响因素为30min内有无吸烟、饮酒、活动、情绪波动等影响血压的因素。

3.准备

(1)护士准备:护士衣装整洁,洗手,掌握沟通交流技巧。

(2)环境准备:环境要舒适、安静。

(3)患者准备:告诉测血压前不要吸烟、剧烈运动,保持情绪稳定。

(4)用物准备:血压计、听诊器、笔、记录本。

常用血压计的种类。

(1)汞血压计:又称汞柱式血压计。有玻璃管、标尺、汞三部分组成。玻璃管上标有刻度:一边是0~40kPa,每小格0.5kPa;另一边是0~300mmHg,每小格2mmHg。玻璃管上端和大气相通,下端和汞槽(储有汞60g)相通。汞血压计测得的血压数值准确,但体积较大,玻璃管易破裂。

(2)无液血压计:又称表式血压计,外形呈圆盘状,正面盘上标有刻度和读数(20~300mmHg),盘中央有一指针指示血压数值。由输气球及活门、袖带、压力计组成。此种血压计携带方便,但测得值不精确。

(3)电子血压计:袖带内有一换能器,可自动采样,微电脑控制数字运算,自动放气程序,将信号经数字处理,在显示屏上直接显示血压值、脉压数。此种血压计操作方便,清晰直观,不需听诊器,但测得的数值欠准确。

4.实施

血压测量法操作程序(以肱动脉为例)。

(1)核对、解释:洗手、戴口罩,备齐用物携至床旁,核对、解释,确认患者,取得合作。

(2)安置卧位

①患者取坐位或仰卧位,被测手臂位置(肱动脉)与心脏同一水平。坐位平第四肋;卧位平腋中线。

②若手臂位置高于心脏水平,测得血压值偏低;反之,则偏高。

(3)检查血压计

①检查血压计的玻璃管有无裂损,水银有无漏出,加压气球、橡胶管有无老化、漏气,听诊器是否完好等。

②卷袖,露臂,手掌向上,肘部伸直,必要时脱衣袖以免袖口过紧影响血压准确性。

(4)放置血压计:打开血压计,垂直放妥,开启水银槽开关,避免血压计倾倒。

(5)缠绕袖带

①驱尽袖带内空气,平整地置于上臂中部,下缘距肘窝2~3cm,松紧以能插入一指为宜。

②袖带缠得太松,呈气球状,有效面积变窄,使血压测量值偏高;袖带缠得太紧,未注气已受压,使血压测量值偏低。

(6)安置听诊器:听诊器置肱动脉搏动最明显处。

(7)加压充气

①一手固定听诊器,另一手握加压气球,关气门,注气至肱动脉搏动消失再升 20～30mmHg(2.6～4kPa)。

②袖带内压力大于心脏收缩压,血流被阻断。

③打气不可过猛、过快,以免水银溢出和引起患者不适。

④充气不足或充气过度都会影响测量结果。

(8)缓慢放气

①缓慢放气,速度以水银柱每秒下降 4mmHg(0.5kPa)为宜,视线应与汞柱所指刻度一致。视线低于水银柱弯月面,读数偏高,反之读数偏低。

②注意水银刻度和肱动脉声音的变化,放气太慢,使静脉充血,舒张压偏高;放气太快,未能听清楚声音的变化,测血压值不准。

(9)判断测值

①当听诊器中出现第一声搏动声,此时水银柱所指的刻度,即为收缩压;当搏动声突然变弱或消失,此时水银柱所指的刻度即为舒张压。

②WHO规定应以动脉搏动音的消失作为判断。

③搏动音出现表示袖带内压力降至与心脏收缩压相等,血流能通过受阻的肱动脉。

④发现血压听不清或异常时,应重测。重测时,待水银柱降至"0",稍等片刻后再测量。必要时,双侧对照。

(10)整理归位

①测量结束,排尽袖带内余气,扣紧压力活门,整理后放入盒内;血压计盒盖右倾 45°,使水银全部流回槽内,关闭水银槽开关,盖上盒盖,平放置,避免玻璃管破裂,水银溢出。

②协助患者取舒适的体位,必要时协助穿衣。

(11)洗手记录

①洗手、分数式记录血压:收缩压/舒张压 mmHg(kPa),如 120/80mmHg。

②当变音与消失音之间有差异时,两读数都应记录:收缩压/变音/消失音 mmHg(kPa),如 120/80/60mmHg。

③密切观察测血压者,做到四定:定时间、定部位、定体位、定血压计。

5.注意事项

(1)严密观察血压者,保证测量的准确性和可比性,应做到四定:定时间、定部位、定体位、定血压计。

(2)为偏瘫、一侧肢体外伤或手术的患者测血压时应选择健侧肢体,因患侧肢体肌张力减低及血液循环障碍,不能真实的反应血压的变化。

(3)排除影响血压测得值的外界因素:①袖带太窄需用较高的空气才能阻断动脉血流,使测得血压值偏高。②袖带过宽使大段血管受压,以致搏动音在到达袖带下缘之前已消失,测得血压值偏低。③袖带过松使橡胶袋呈球状,以致有效的测量面积变窄测得血压值偏高。④袖带过紧使血管在未充气前已受压,致测得血压值偏低。⑤肱动脉高于心脏水平,测得血压值偏低。⑥肱动脉低于心脏水平,测得血压值偏高。⑦视线低于汞柱弯月面,使血压读数偏高。⑧视线高于汞柱弯月面,使血压读数偏低。⑨血压计水银不足,测得血压值偏低

(4)打气不可过猛、过快,以免水银溢出和引起患者不适。充气不足和充气过度都会影响测量结果。放气太慢,使静脉充血,舒张压偏高;放气太快,未听清楚声音的变化,测得血压值不准。

(5)防止血压计自身造成的误差。水银柱上端通气小孔部分被阻塞,空气进出困难,可造成测得的收缩压偏低,舒张压偏高。

(6)发现测得的血压听不清或异常,可重复测量,先驱尽袖带内的空气,使水银柱下降至"0"点,休息片刻后重测,连续测 2~3 次,取其最低值,以免因静脉充血影响测量结果。

6.评价

(1)患者理解测量血压的目的,并愿意配合。

(2)患者了解血压的正常值及测量过程中的注意事项。

(3)操作正确测量结果准确。

(4)测量过程中患者有安全感。

第二节　常用标本的采集

标本是指采取患者少许的血液、排泄物(尿液、粪便)、分泌物(痰、鼻分泌物)、呕吐物、体液(胸腔积液、腹腔积液)和脱落细胞(食管、阴道细胞)等样品,经物理、化学和生物学的实验室技术和方法对其检验。虽然随着现代医学的发展,诊断疾病的方法日益增多,但是采集标本进行检验仍是最基本的诊断方法之一。

一、标本采集的意义和原则

(一)标本采集的意义

标本的检验结果是反映机体功能状态、病理变化或病因等的客观数据,在临床上以此与其他临床资料结合进行综合分析,对协助明确疾病的诊断、观察病情、制订防治措施和判断预后等均有重要意义。

(二)标本采集的原则

采集各种标本时,应严格遵循以下基本原则。

1.遵照医嘱采集

采集各种标本均应按医嘱执行。医生填写检验申请单时,要求字迹清楚,目的明确,医生签全名。如果护士对检验申请单有疑问,应及时核对,核实后才能执行。

2.充分准备

(1)采集标本前护士应明确检验项目、检验目的、采集标本量、采集方法以及注意事项。

(2)采集标本前护士应认真评估患者病情、心理反应、合作程度,向患者做耐心解释留取标本的目的和要求,消除患者顾虑,以取得患者信任和合作。

(3)护士应根据检验目的准备好所需的物品,选择适当的容器,容器外按要求贴上标签,注明患者的姓名、科别、床号、住院号、检查目的和送检日期时间(具体可以参照当地医院的检验申请单)。

(4)护士操作前做好自身准备,如修剪指甲、洗手、戴口罩,必要时准备护目镜等。

3.严格查对

严格执行查对制度,以确保标本采集的准确性。采集前、中、后及送检前认真核对医嘱、检验申请单、患者信息等情况,以防发生差错。

4.确保标本质量

(1)采集标本要做到四个正确:采集时间正确、采集方法正确、采集的量正确、选用容器正确。

(2)采集标本后要做到一个及时:及时送检。标本不应放置过久,避免标本污染或变质,从而影响检验结果的准确性,特殊标本还应注明采集时间。

5.培养标本的采集

培养标本的采集目的是检验标本中的致病菌。采集培养标本应在患者使用抗生素之前,如已用药,应在血药浓度最低时采集,并在检验单上注明。采集时严格执行无菌操作,标本应放入无菌容器内,且容器无裂缝、瓶塞干燥,不可混入防腐剂、消毒剂或其他药物,培养液应足量,无混浊、变质,以免影响检验结果的精度。

二、各种标本的采集

(一)血液标本的采集

临床上血液标本采集分三类:毛细血管血标本的采集,静脉血标本的采集,动脉血标本的采集。

1.毛细血管血标本的采集

毛细血管血标本的采集用于血常规检查。由于该采血方法目前已由医学检验人员执行,具体方法从略。

2.静脉血标本的采集

静脉血标本包括全血标本、血清标本、血培养标本。

(1)目的

①全血标本:用作血沉、血常规检查以及测定血液中某些物质的含量,如肌酐、尿素氮、尿酸、肌酸、血氨、血糖等。

②血清标本:用于测定血清酶、脂类、电解质、肝功能等。

③血培养标本:用于血液的细菌学检查。

（2）评估

①患者局部皮肤状况良好,无硬结、瘢痕等,血管充盈,肢体活动程度良好。

②患者及其家属了解采集血标本的目的及配合要点,并能积极配合。

（3）准备

①护士准备:衣帽整洁,洗手,戴口罩;了解患者的一般情况以及诊断、治疗情况,明确患者的检查项目,决定采血量及是否需要特殊准备,明确患者须做检查项目的注意事项,做到一切心中有数。

②用物准备:注射盘内备皮肤消毒液、无菌持物镊(根据实际情况备用)、无菌棉签,弯盘,另备止血带、检验单、真空采血针、真空采血管(按检验项目选用)。如没有真空采血针、真空采血管,则按采血量备注射器、标本容器(全血标本-抗凝管、血清标本-干燥试管、血培养标本-血培养瓶)、采集血培养标本时,备无菌手套、酒精、火柴等。

③患者准备:采血局部清洁,患者明确采血目的和配合要点。做生化检验时患者应空腹。

④环境准备:病室整洁、宽敞、明亮、安静。

（4）实施

①查对医嘱,检验单:严格查对,防止发生差错事故。

②备好容器:根据采血项目,选择合适的容器,将检验单附联贴于标本容器上。

③核对解释:七步洗手法洗手、戴口罩,携用物至床旁,核对患者床号、姓名,向患者及其家属解释采血目的、配合方法以及注意事项。

④选择静脉、消毒:选择合适静脉,在穿刺点上方约 6cm 处扎止血带,常规消毒皮肤,嘱患者握拳。

⑤采集标本

a.真空采血器采血

ⅰ.手持真空采血针,按静脉输液穿刺法穿刺静脉,见回血后将采血针另一端针头刺入真空采血管,血液迅速流入采血管内,达到所需血量时,取下真空采血管,如需继续采集,置换另一真空采血管。

ⅱ.当最后一支采血管采血即将完毕时,松开止血带,嘱患者松拳,以干棉签按压穿刺点,迅速拔出针头,使采血针内血液被采血管剩余负压吸入管内,嘱患者屈肘按压穿刺点片刻。

b.注射器采血

ⅰ.手持一次性注射器,按静脉注射法行静脉穿刺,见回血后,抽取所需血量,松开止血带,嘱患者松拳,用干棉签按压穿刺点,迅速拔出针头,嘱患者屈肘按压穿刺点片刻。取下针头,将血液注入标本瓶内,若同时抽取几个项目的标本时,注入血液顺序如下。

ⅱ.培养标本:临床常用的培养瓶有两种。一种是密封瓶,瓶口除橡胶塞外另加铝盖密封,内盛培养基,经高压灭菌。使用时将铝盖剔去,用 2％碘酊和 70％酒精消毒瓶盖,更换针头将抽出的血液注入瓶内,摇匀送检;另一种是三角烧瓶,瓶口以棉塞子和纸严密包封。使用时先将封瓶纸松开,取血后将棉塞取出,并迅速在酒精灯火焰上消毒瓶口,将血液注入瓶内,轻轻摇匀,再将棉塞经火焰消毒后盖好,扎紧封瓶纸送检。严格执行无菌操作,以防标本污染。

ⅲ.全血标本:取下针头,将血液沿管壁缓缓注入盛有抗凝剂的试管,立即轻轻旋转摇动试管,使血液和抗凝剂混匀,避免血液凝固,从而影响检查结果。

ⅳ.血清标本:取下针头,将血液沿管壁缓缓注入干燥试管内,勿注入泡沫,以防红细胞破坏造成溶血。

ⅴ.整理记录:协助患者取舒适卧位,整理床单位和用物,洗手并记录。

ⅵ.及时送检:及时送检,以免影响结果。

(5)注意事项

①根据检验目的的不同,选择标本容器,并计算所需的采血量。

②如同时抽取几个种类的血标本,应注意注入顺序:先是培养瓶,然后是抗凝管,最后注入干燥管。

③若需要空腹抽血检验,应该提前告知患者禁食,以避免因进食而影响检验结果。

④抽血清标本须用干燥注射器、针头、干燥试管。

⑤采集血培养标本时,应防止污染。除严格执行无菌技术操作外,抽血前应检查培养基是否符合要求,瓶塞是否干燥,培养液是否足够。一般血培养采血5mL。亚急性细菌性心内膜炎患者,为提高细菌培养阳性率,采血量可增至10~15mL。

⑥严禁在输液、输血的针头或皮管处抽取血标本,应在对侧肢体采集,防止血液稀释后影响检验结果。

⑦采集血标本后,应将注射器活塞略向后抽,以免血液凝固使注射器粘连和针头阻塞。

⑧一定不要在穿刺之前连接采血针和采血管,以防负压消失。

(6)评价

①护患沟通有效,患者了解采集标本的目的,能认真配合。

②严格按照无菌操作采集标本。

③所采集的血标本符合检查的项目要求。

④患者正确按压穿刺点,并保持穿刺点清洁、干燥,局部皮肤无淤血及皮下血肿,无感染。

3.动脉血标本的采集

(1)目的:常用于做血液气体分析。

(2)评估

①患者局部皮肤状况良好,无硬结、瘢痕等,动脉搏动明显且肢体活动度良好。

②患者及其家属了解采集动脉血标本的目的及配合要点,并能积极配合。

(3)准备

①护士准备:衣帽整洁,洗手,戴口罩;了解患者的一般情况以及诊断、治疗情况,明确患者的检查项目,决定采血量及是否需要特殊准备,明确须做检查项目的注意事项,一切做到心中

有数。

②用物准备:注射盘内备皮肤消毒液、无菌持物镊(根据实际情况备用)、无菌棉签、弯盘,另备检验单、无菌手套、无菌治疗巾、无菌纱布、小沙袋、软木塞、动脉血气针。如果没有动脉血气针,根据采血量备普通一次性注射器、抗凝剂(肝素)。

③患者准备:采血局部清洁,患者明确采血目的和配合要点。

④环境准备:病室整洁、宽敞、明亮、安静。

(4)实施

①查对医嘱、检验单:严格查对,防止发生差错事故。

②备好容器:按要求在动脉血气针外贴好标签。

③核对解释:七步洗手法洗手、戴口罩,携用物至床旁,核对患者床号、姓名,向患者及其家属解释采血目的、配合方法以及注意事项。

④选择动脉,消毒:一般选择股动脉或桡动脉,以动脉搏动最明显处作为穿刺点。股动脉穿刺点位于髂前上棘与耻骨结节连线中点,穿刺时患者取仰卧位,下肢稍屈膝外展,可垫沙袋于腹股沟下,以充分显露穿刺部位。桡动脉穿刺点位于前臂掌侧腕关节上 2cm,常规消毒局部皮肤,戴无菌手套。

⑤采集标本

a.动脉血气针采血“取出并检查动脉血气针,将血气针活塞拉至所需的血量刻度,血气针筒自动形成吸引等量的液体负压。右手持血气针,在两指之间垂直或与动脉走向呈 40°刺入动脉,见有鲜红色回血,固定血气针,血气针会自动抽取所需血量。

b.普通注射器采血:取出一次性注射器并检查,抽吸抗凝剂(肝素)0.5mL 湿润注射器内壁后,弃去余液,以防止血液凝固,穿刺方法同动脉血气针,穿刺后右手固定注射器,左手抽取所需血量。

⑥拔针处理

a.采血毕,拔出针头,局部用无菌纱布垂直加压止血 5～10min,必要时用沙袋压迫止血。

b.拔出针头后立即刺入软木塞以隔绝空气,并用手轻轻搓动注射器使血液与抗凝剂混匀,避免凝血。

⑦整理记录:协助患者取舒适卧位,整理床单位,整理用物,洗手,记录。

⑧及时送检:及时送检,以免影响结果。

(5)注意事项

①有出血倾向的患者慎用动脉穿刺法采集动脉血标本。

②严格执行无菌操作,以防感染。

③注射器与针头连接紧密,注射器内不可留有空气,防止空气混入标本,影响检验结果。

④如果做二氧化碳结合力测定,抽取血液后,应立即注入有液状石蜡的抗凝试管。注入时针头(长针头)应插在液状石蜡液面以下,以隔绝空气,或将血液注入抗凝管后,立即盖紧橡胶盖并送检,否则血液中二氧化碳逸出,会使测定值降低。

（6）评价

①护患沟通有效,患者了解采集标本的目的,能认真配合。

②严格按照无菌操作采集标本。

③所采集的血液标本符合检查的项目要求。

(二)痰标本的采集

临床上痰液标本采集分三类:常规痰标本,痰培养标本和24h痰标本。

1.目的

（1）常规痰标本:检查痰液的一般性状,涂片查细胞、细菌、虫卵等,协助诊断某些呼吸系统疾病。

（2）痰培养标本:检查痰液中的致病菌,为选择抗生素提供依据。

（3）24h痰标本:检查24h痰液的量及性状,协助诊断。

2.评估

（1）评估患者的年龄、病情、治疗情况,患者的理解能力及其合作程度。

（2）向患者解释痰标本采集的目的、方法、注意事项及配合要点等。

3.准备

（1）护士准备:衣帽整洁,修剪指甲,洗手,戴口罩。

（2）用物准备:检验单(标明病室、床号、姓名)、常规痰标本备集痰盒、24h痰标本备广口集痰器,痰培养标本备无菌集痰器和漱口液,需要时备吸痰器、吸痰管、特殊集痰器、一次性手套等。

（3）患者准备:了解收集痰液的目的、方法、注意事项等。

（4）环境准备:病室整洁、宽敞、明亮、安静。

4.实施

（1）查对医嘱,检验单:严格查对,防止发生差错事故。

（2）备好容器:根据痰标本种类,选择合适的容器,将检验单附联贴于标本容器上。

（3）核对解释:携用物至床旁,核对患者床号、姓名,向患者或家属解释留取痰标本的目的、方法及配合注意事项,取得患者的合作,保证正确收集痰液。

（4）采集标本

①常规痰标本

a.能自行留取痰液者,清晨醒来未进食前先漱口,数次深呼吸后用力咳出气管深处的痰液置于痰盒内,盖好痰盒。

b.无法咳痰或不合作者,协助患者取合适体位,由下向上叩击背部数次,戴好手套,集痰器分别连接吸引器和无菌吸痰管,将痰吸入集痰器内,加盖。

②痰培养标本

a.能自行留取痰液者,清晨起床后未进食前用漱口溶液漱口,再用清水漱口数次,深呼吸后用力咳出气管深处的痰液于无菌集痰器内,盖好瓶盖。

b.无法咳痰或不合作的患者,可用无菌方法吸痰。

③24h痰标本:清晨醒来(7am)未进食前漱口后第一口痰开始留取至次日晨(7am)未进食前漱口后第一口痰为止,将24h的全部痰液收集在集痰器内。

(5)整理记录:按需要协助患者漱口或进行口腔护理,协助患者取舒适卧位,整理床单位和用物,洗手,记录。

(6)及时送检:及时送检,以免影响结果。

5.注意事项

(1)如查癌细胞,应用10%甲醛溶液或95%酒精溶液固定后立即送检。

(2)收集痰液时间宜选择在清晨,因此时痰量较多,痰内细菌也较多,便于提高阳性率。

(3)嘱患者不可将唾液、漱口水、鼻涕混入痰标本中。

6.评价

(1)护患沟通有效,患者了解采集标本的目的,能认真配合。

(2)所采集的痰标本符合检查的项目要求。

(三)咽拭子标本的采集

1.目的

取患者咽部和扁桃体分泌物做细菌培养或病毒分离,以协助诊断。

2.评估

(1)评估患者的一般情况、治疗情况、心理状态及合作程度。

(2)向患者解释咽拭子标本采集的目的、方法、注意事项及配合要点。

3.准备

(1)护士准备衣帽整洁,修剪指甲,洗手,戴口罩。

(2)用物准备咽拭子培养管、酒精灯、火柴、压舌板、手电筒、检验单(标明病室、床号、姓名)。

(3)患者准备患者了解咽拭子标本采集的目的、方法、注意事项及配合要点。患者体位舒适,愿意配合,进食2h后再留取标本。

(4)环境准备病室整洁、宽敞、明亮、安静。

4.实施

(1)查对医嘱,检验单:严格查对,防止发生差错事故。

(2)备好容器:贴检验单附联贴于咽拭子培养管上。

(3)核对解释:携用物至床旁、核对患者床号、姓名,向患者或家属解释留取咽拭子培养标本的目的、方法及配合注意事项。

(4)采集标本

①点燃酒精灯,嘱患者张口发"啊"音,暴露咽喉(必要时用压舌板轻压舌部),用培养管内的无菌长棉签擦拭两侧腭弓、咽及扁桃体的分泌物,试管口在酒精灯火焰上消毒,棉签插入试管,塞紧棉塞。

②注意棉签不要触及其他部位,保证所取标本的准确性。

(5)整理记录:协助患者取舒适卧位,整理床单位和用物,洗手,记录。

(6)及时送检:及时送检,以免影响结果。

5.注意事项

(1)做真菌培养时,须在口腔溃疡面采集分泌物。

(2)避免交叉感染。

(3)避免在进食后 2h 内留取标本,以防患者呕吐。

6.评价

(1)患者了解咽拭子标本采集的目的及采集标本的方法,能够积极配合。

(2)患者没有恶心、呕吐等反应发生。

(四)尿标本的采集

尿液是由血液经肾小球滤过,肾小管和集合管的重吸收、排泄、分泌产生的终末代谢产物,尿液的组成和性状不仅与泌尿系统疾病直接相关,而且还受机体各系统功能状态的影响。临床上常收集尿标本做物理、化学、细菌学等检查,以了解病情,协助诊断和观察疗效。

尿标本分为三种:尿常规标本、尿培养标本以及 12h 或 24h 尿标本。

1.尿常规标本采集

(1)目的:用于检查尿液的色泽、透明度、测量比重、检查有无细胞和管型,并做尿蛋白和尿糖定性检测等。

(2)评估

①评估患者的临床诊断、治疗情况、心理状态和合作程度。

②向患者解释留取标本的目的、方法及配合要点。

(3)准备

①护士准备:衣帽整洁,修剪指甲,洗手,戴口罩。

②用物准备:一次性标本容器、检验单(标明病室、床号、姓名),必要时备便盆或便壶。

③患者准备:了解收集标本的目的和方法,并协助配合。

④环境准备:病室安静、隐蔽。

(4)实施

①查对医嘱,检验单:防止发生差错。

②备好容器:贴检验单附联贴于容器外。

③核对解释:七步洗手法洗手、戴口罩,携用物至床旁,核对患者床号、姓名,向患者及其家属解释其原因、配合方法以及注意事项。

④采集标本

a.能自理者,给予标本容器,嘱其将晨起第一次尿留于容器内(晨尿浓度较高,未受饮食影响,所得检验结果较准确),除测尿比重需要留取 100mL 尿液以外,其余留取 30~50mL 尿液即可。

b.行动不便的患者,协助其在床上使用便器或尿壶,收集尿液于标本容器中。

c.留置导尿管的患者,于集尿袋下方引流孔处打开橡胶塞收集尿液。

⑤整理记录:协助患者取舒适卧位,整理床单位和用物,洗手,记录。

⑥及时送检:及时送检,以免影响结果。

(5)注意事项

①女患者月经期不宜留取尿标本。

②做早孕诊断试验应留晨尿。

③会阴部分泌物过多时,应先清洁或冲洗,再收集尿液。

2.尿培养标本采集

(1)目的:用于细菌培养或细菌敏感试验,以了解病情,协助临床诊断和治疗。

(2)评估:同尿常规标本。

(3)准备

①护士准备:同尿常规标本。

②用物准备:无菌导尿包、无菌标本试管、清洁手套、检验单(标明病床、床号、姓名)、便器、屏风。

③患者和环境准备:同尿常规标本。

(4)实施

①查对医嘱,检验单:防止发生差错。

②备好容器:贴检验单附联贴于容器外。

③核对解释:七步洗手法洗手、戴口罩,携用物至床旁,核对患者床号、姓名,向患者及其家属解释原因、配合方法以及注意事项。

④采集标本

a.能自行留尿者留取中段尿。

b.嘱患者将前段尿液排在便器内,用在酒精灯上消毒试管口后的试管,接取中段尿液10mL,盖紧试管,余尿排在便器内。

c.不能自行留尿者行导尿术。

d.用导尿术留取无菌尿标本。

⑤整理记录:协助患者取舒适卧位,整理床单位和用物,洗手,记录。

⑥及时送检:及时送检,保证检验结果准确。

(5)注意事项:留取尿培养标本时,应注意执行无菌操作,防止标本污染,影响检验结果。

3.12h或24h尿标本采集

(1)目的:用于各种尿生化检查或尿浓缩查结核杆菌等检查。

(2)准备

①护士准备:同尿常规标本。

②用物准备:集尿瓶(容量3000~5000mL)、防腐剂、检查单(标明病室、床号、姓名)。

③患者和环境准备:同尿常规标本。

(3)实施

①查对医嘱,检验单:防止发生差错。

②备好容器:贴检验单附联贴于容器外。

③核对解释

a.七步洗手法洗手、戴口罩,携用物至床旁。

b.核对患者床号、姓名,向患者及其家属解释目的、配合方法以及注意事项。

④采集标本

a.留取 12h 尿标本:嘱患者于 7pm 排空膀胱后,开始留取尿液,至次日晨 7am 留取最后一次尿液。

b.留取 24h 尿标本。

ⅰ.嘱患者于 7am 排空膀胱后,开始留取尿液,至次日晨 7am 留取最后一次尿液。

ⅱ.必须在医嘱规定的时间内留取,不可多于或少于 12h 或 24h,以得到正确的检验结果。

ⅲ.集尿瓶应放在阴凉处,根据检验要求在尿液中加防腐剂。

⑤整理记录:协助患者取舒适卧位,整理床单位和用物,洗手,记录。

⑥及时送检:及时送检,保证检验结果准确。

(4)注意事项:留取 12h 或 24h 尿标本,集尿瓶应放在阴凉处,根据检验要求在瓶内加入适量的防腐剂。

(5)常用防腐剂的用法

①甲醛:每 30mL 尿液加 40% 甲醛 1 滴,以防腐和固定尿中有机成分。用于尿爱迪计数(12h 尿细胞计数)等。

②浓盐酸:24h 尿中共加浓盐酸 5～10mL,保持尿液在酸性环境中,防止尿液中激素被氧化。用于内分泌系统的检验,如 17-酮类固醇、17-羟类固醇等。

③甲苯:第一次倒尿液后,每 100mL 尿液加 0.5%～1% 甲苯 2mL,形成于尿液表面一薄膜,防止细菌污染和保持尿液中的化学成分不变。常用于尿蛋白定量、尿糖定量检查。如果测定尿中钠、钾、氯、肌酐、肌酸等则须加 0.5%～1% 甲苯 10mL。

(五)粪便标本的采集

正常粪便是由已消化和未消化的食物残渣、消化道分泌物、大量细菌和水分组成。临床上粪便标本的检查结果有助于评估患者的消化系统功能,协助诊断、治疗疾病。根据检验目的的不同,粪便标本分四种:常规标本、细菌培养标本、隐血标本和寄生虫或虫卵标本。

1.目的

(1)常规标本:用于检查粪便性状、颜色、细胞等。

(2)细菌培养标本:用于检查粪便中的致病菌。

(3)隐血标本:常用于检查粪便内肉眼不能观察到的微量血液。

(4)寄生虫或虫卵标本:用于粪便中的寄生虫、幼虫以及虫卵数的检查。

2.评估

(1)了解患者的病情、临床诊断、治疗情况和合作程度。

(2)向患者解释要收集的粪便标本的种类、操作方法和配合要点。

3.准备

(1)护士准备:衣帽整洁,修剪指甲,洗手,戴口罩。

(2)用物准备:清洁便盆、标本容器(培养试管或检便盒,内附无菌棉签或检便匙)、检验单(标明病室、床号、姓名)。

(3)患者准备:了解收集粪便标本的目的和方法。

(4)环境准备:安静、安全、隐蔽。

4.实施

(1)查对医嘱,检验单:防止发生差错事故。

(2)备好容器:贴检验单附联于检便盒(培养瓶)上。

(3)核对解释

①携用物至床旁,核对床号、姓名,向患者或家属解释留取粪标本的目的、方法及配合注意事项,取得患者的合作,保证正确收集粪便标本。

②屏风遮挡,嘱患者排空膀胱。

(4)采集标本

①常规标本:嘱患者排便于清洁便器内,用检便匙取异常粪便约5g,置于检便盒内。

②细菌培养标本:嘱患者排便于消毒便器内,用无菌棉签取中央部分粪便或脓血黏液部分2~5g置于培养瓶内,塞紧瓶塞。

③隐血标本:按隐血试验饮食要求患者,采集方法同常规标本。

④寄生虫或虫卵标本

a.嘱患者排便于清洁便器内。

b.检查寄生虫卵,用检便匙在粪便不同部位取带血或黏液部分5~10g置入检便盒内。

c.检查蛲虫,嘱患者睡觉前或清晨未起床前,将透明胶带贴在肛门周围处(蛲虫常在午夜或清晨时爬到肛门处产卵),取下粘有虫卵的透明胶带,粘贴在载玻片上或将透明胶带对合,立即送检验室做显微镜检查。

d.检查阿米巴原虫,将便盆加热至接近人体的体温,保持阿米巴原虫的活动状态,阿米巴原虫在低温环境中失去活力而难以观察到。

(5)整理记录:协助患者取舒适卧位,整理床单位和用物,洗手,记录。

(6)及时送检:及时送检,以免影响结果。

5.注意事项

(1)采集培养标本时,如患者无便意,用长无菌棉签蘸0.9%氯化钠溶液,由肛门插入6~7cm,顺一方向轻轻旋转后退出,将棉签置于培养管内,盖紧瓶塞。

(2)采集隐血标本时,嘱患者检查前3d禁食肉类、肝脏、血、绿色蔬菜和含铁丰富的食物、药物,3d后收集标本,以免造成假阳性。

(3)采集寄生虫标本时,若患者服用过驱虫药或做血吸虫孵化检查,应留取全部的粪便。

(4)检查阿米巴原虫时,采集标本前几天,不应给患者服用钡剂、油质或含金属的泻剂,以免影响阿米巴虫卵或包囊的显露。

(5)患者腹泻时,水样便应盛于容器中送检。

三、小结

随着现代医学的发展,诊断疾病的方法日益增多,但是标本采集仍是最基本的临床诊断方法之一。标本采集是指采集患者的少许血液、排泄物(尿液、粪便)、分泌物(痰液、鼻咽分泌物)、呕吐物、体液(胸腔积液、腹腔积液)和脱落细胞(食管、阴道细胞)等,利用物理、化学或生物学的实验室技术和方法进行检验,其结果可以作为判断患者有无异常存在的重要依据。而检验结果的正确与否和采集的标本的质量密切相关。因此,掌握正确的标本采集方法是极为重要的,它是护士应该掌握的基本知识和基本技能之一。

第三节 无菌技术

一、基本概念

(1)无菌技术是指在医疗和护理操作过程中,保持无菌物品不被污染,防止一切微生物侵入或传播给他人的一系列操作技术和管理方法,是预防医院内感染的一项重要的基本措施。

(2)无菌物品是指经过物理或化学方法灭菌后,未被污染的物品。

(3)无菌区是指经物理或化学方法灭菌处理而未被污染的区域。

(4)非无菌区(物)是指未经灭菌处理或经灭菌处理后被污染的区域(物)。

二、无菌技术操作原则

1.环境要求

无菌操作环境应清洁、宽敞、定期消毒,物品布局合理,操作前30min应停止清扫及更换床单等工作,减少走动,避免尘埃飞扬。

2.工作人员要求

要求着装符合无菌操作要求,操作前衣帽整洁,修剪指甲、洗手,戴好帽子、口罩,必要时穿无菌衣、戴无菌手套。

3.操作要求

(1)应明确无菌区、非无菌区和无菌物品。

(2)操作者应面向无菌区,身体应与无菌区保持一定距离;手臂应保持在腰部或操作台面以上,不可跨越无菌区;避免面对无菌区谈笑、咳嗽、打喷嚏。

(3)取放无菌物品时,应使用无菌持物钳,未经消毒的手,不触及无菌物品;无菌物品一经取出,即使未用,也不可放回无菌容器内;无菌物品不得在空气中暴露过久。

(4)无菌物品疑有或已被污染,不可再用,应予更换或重新灭菌。

(5)一套无菌物品只允许一位患者使用一次,防止交叉感染。

4.物品管理要求

(1)无菌物品须与非无菌物品分别放置,并有明显标志。

(2)无菌物品应存放于无菌包或无菌容器中,不可暴露于空气中,无菌包或无菌容器外需标明物品名称、灭菌日期,存放在清洁、干燥、固定的地方,并按失效期先后顺序摆放。

(3)定期检查无菌物品的保存情况,在未被污染的情况下,有效期为7d,过期或受潮应重新灭菌。

三、无菌技术基本操作法

(一)无菌持物钳的使用

1.种类

临床上常用的无菌持物钳有卵圆钳、三叉钳和长镊子、短镊子四种。

(1)卵圆钳有直头和弯头两种。主要用于夹取刀、剪、镊、治疗碗、弯盘等,不能持重,不能夹取较大无菌物品。

(2)三叉钳下端较粗为三叉形,呈弧形向内弯曲,常用于夹取瓶、罐、盆、骨科器械等较大或较重物品。

(3)镊子尖端细小,轻巧方便,适用于夹取针头、棉球、纱布等较小的物品。

2.存放方法

存放无菌持物钳的容器宜用不锈钢制品,口径宽大,配有带弯月形缺口的盖,深度、大小与持物钳的型号比例适当。一般选用容器口边缘高于持物钳关节5cm或镊子的2/3左右,每个容器只能放置1把无菌持物钳。无菌持物钳的存放有湿式保存和干式保存两种方法。

(1)湿式保存无菌持物钳法:持物钳经灭菌后浸泡在盛有消毒液的无菌广口有盖容器内,消毒液应浸过持物钳关节轴以上2~3cm或镊子的1/2处。

(2)干式保存无菌持物钳法:无菌持物钳灭菌后放于干燥的无菌广口容器内。

3.目的

(1)能正确使用无菌持物钳。

(2)尽量使持物钳前端不污染。

4.评估

(1)操作环境是否整洁宽敞。

(2)需夹取的无菌物品是否放置合理。

(3)根据夹取物品的种类选择合适的持物钳。

5.准备

(1)护士准备:着装整洁,举止大方,剪指甲,洗手,戴口罩。

(2)用物准备:无菌持物钳及存放容器。

(3)环境准备:光线充足,操作区宽敞,操作台清洁、干燥。

6.实施

(1)检查开盖

①检查有效日期。

②操作者将浸泡无菌持物钳的容器盖打开,不可在盖闭合时从盖孔中取、放无菌持物钳。

(2)取持物钳

①手持无菌持物钳上 1/3,闭合钳端,将钳移至容器中央,钳端向下垂直取出,关闭容器盖。

②取放时不可触及容器口缘及液面以上的容器内壁,以免污染。

(3)正确使用:使用时保持钳端向下,在持物者胸、腹部水平移动,不可过高或过低。防止消毒液倒流而污染钳端。

(4)及时放回:用后闭合钳端,垂直放回容器,浸泡时松开轴节,盖好容器盖。

7.注意事项

(1)无菌持物钳只能用于夹取无菌物品,不能夹取油纱布或进行换药、消毒等操作。

(2)使用无菌持物钳时,手不可触及无菌持物钳的浸泡部分,钳端不可高举。

(3)到远处取无菌物品时,应将无菌持物钳放入容器内一同搬移,就地使用。

(4)无菌持物钳如被污染或疑有污染,不可放回容器内,应重新消毒灭菌。

(5)无菌持物钳及其容器应定期消毒。浸泡存放时一般病房每周更换 1 次,手术室、门诊换药室、注射室等使用频繁的科室每日更换 1 次,同时更换消毒液。干燥存放应 4～6h 更换 1 次。

8.评价

(1)遵守无菌操作原则。

(2)取放无菌持物钳方法正确。

(3)使用过程中保持钳端向下,未被污染。

(二)无菌容器使用法

1.目的

存放无菌物品并使其在一定时间内保持无菌状态。

2.评估

(1)操作环境是否整洁、宽敞、安全。

(2)无菌容器准备是否合理。

3.准备

(1)护士准备:着装整洁,举止大方,剪指甲,洗手,戴口罩。

(2)用物准备:无菌持物钳、无菌容器内盛无菌物品。

(3)环境准备:光线充足,操作区宽敞,操作台清洁、干燥。

4.实施

(1)检查开盖

①检查无菌容器标记及灭菌日期。

②打开无菌容器盖,盖内面向上放于稳妥处或拿在手中,防止盖内面触及非无菌区。

(2)夹取物品

①用无菌持物钳夹取无菌物品。

②无菌持物钳及无菌物品均不能触及无菌容器的边缘。

(3)用毕盖严

①用毕后立即将容器盖由近向远盖严。

②避免容器内无菌物品在空气中暴露过久而造成污染。

5.注意事项

(1)移动无菌容器时,应托住其底部,手不可触及无菌容器内边缘。

(2)无菌物品一经从无菌容器中取出,虽未使用,也不可再放回无菌容器内。

(3)无菌容器应定期灭菌,一般每周 1 次;已经打开过的无菌容器,使用时间最长不超过 24h。

6.评价

(1)遵守无菌操作原则。

(2)无菌持物钳及无菌物品未触及容器边缘及外面,手未污染无菌容器及无菌物品。

(三)无菌包使用法

1.目的

存放无菌物品并使包内物品在一定时间内保持无菌状态。

2.评估

(1)操作环境是否整洁、宽敞。

(2)无菌包准备是否正确。

3.准备

(1)护士准备:着装整洁,举止大方,剪指甲,洗手,戴口罩。

(2)用物准备:无菌持物钳及存放容器、无菌包、治疗盘、灭菌指示卡、化学指示胶带、签字笔。

(3)环境准备:光线充足,操作区宽敞,操作台清洁、干燥。

4.实施

(1)包扎法

①将需灭菌的物品放于包布中央,用包布一角盖住物品,左右两角先后盖上,并将角尖向外翻折,盖上最后一角后,以"十"字形扎妥,用化学指示胶带贴妥,贴上注明物品名称及灭菌日

期的标签,灭菌后备用。

②灭菌物品放于质厚、致密、未脱脂的双层纯棉布包内,有效期一般为 7d 开包法。

(2)开包法

①核对检查

a.核对无菌包名称、灭菌日期,检查灭菌效果及有无潮湿、破损。

b.超过有效期及包布潮湿、破损不可使用。

②解开系带

a.将无菌包放于清洁、干燥、平坦处,解开包系带,打成活结,按原折顺序逐层打开无菌包。

b.如是双层包布,则内层包布要用无菌持物钳打开,不可用手。

c.不可放在潮湿处,以免因毛细现象而污染。

③查指示卡

a.检视灭菌指示卡有无变色。

b.如未变色不可使用。

④夹取物品

a.用无菌持物钳夹取所需物品,放于准备好的无菌区内。

b.手不可触及包布内面,不可跨越无菌面。

⑤一字还原:如包内物品未用完,按原折痕包好,将带以"一"字形包扎。

⑥记录签名

a.注明开包日期、时间及剩余物品,签名。

b.剩余物品如未被污染可在 24h 内使用。

(3)投物品于无菌区

①如需将包内物品全部取出,也可将包托在手上打开,另一手将包布四角抓住,稳妥地将包内物品放在无菌区内。

②投放时,手托包布,使无菌面朝向无菌区。

5.注意事项

(1)打开无菌包时,手不可触及包布的内面,操作时手臂勿跨越无菌区。

(2)无菌包过期、潮湿或包内物品被污染时,须重新灭菌。

(3)打开过的无菌包,如包内物品一次未用完,在未被污染的情况下有效期为 24h。

6.评价

(1)遵守无菌操作原则。

(2)包扎无菌包方法正确。

(3)打开、关闭无菌包时,手未触及或跨越包布内面。

(四)铺无菌盘法

1.目的

将治疗巾铺在清洁干燥的治疗盘内,形成一个无菌区,用于短时间放置无菌物品。

2.评估

(1)操作环境是否整洁、宽敞,治疗盘是否清洁干燥。

(2)无菌治疗巾是否在有效期内。

3.准备

(1)护士准备:着装整洁,举止大方,剪指甲,洗手,戴口罩。

(2)用物准备:无菌持物钳、无菌治疗巾包、治疗盘、记录卡、签字笔。

(3)环境准备:光线充足,操作区宽敞,操作台清洁、干燥。

4.实施

(1)核对检查:核对无菌治疗巾包的名称、灭菌效果、有无潮湿及破损,是否在有效期内。

(2)开包取巾:打开无菌包,检视灭菌指示卡,用无菌持物钳夹取无菌治疗巾

(3)一字还原

①将无菌包按原折痕包好,将带以"一"字形包扎,并注明开包日期、时间、剩余物品,签名。

②治疗巾折叠法

a.横折法:将治疗巾横折 1 次后,纵折 1 次,然后重复 1 遍,适用于单层底铺盘法。

b.纵折法:纵折 2 次,再横折 2 次,开口边向外,适用于双层底铺盘法。

(4)铺无菌盘

①单层铺盘:双手捏住无菌巾一边外面两角,轻轻抖开,双折铺于治疗盘上,将上层折成扇形,边缘向外,治疗巾内面构成无菌区。

②手不可触及无菌巾内面。

③放入无菌物品,拉平扇形折叠层,盖于物品上,边缘对齐,将开口处向上折两次,两侧边缘各向下折一次,露出治疗盘边缘。

④双层铺盘:双手捏住无菌巾一边外面两角,轻轻抖开,从远到近,3 折成双层底,上层呈扇形折叠,开口边向外,无菌面向上。

⑤放入无菌物品,拉平扇形折叠层,盖于物品上,边缘对齐。

⑥铺好的无菌盘如不立即使用,应注明铺盘时间。

(5)记录签名

①记录铺盘日期、时间、内容物,签名。整理治疗台及用物。

②保持物品无菌。注明铺盘时间,4h 内有效。

5.注意事项

(1)铺无菌盘的区域及治疗盘保持清洁干燥,以免潮湿污染。

(2)操作者的手、衣袖及其他非无菌物品不可触及无菌面,操作中不跨越无菌区。

(3)无菌盘不宜放置过久,有效期不超过 4h。

6.评价

(1)遵守无菌操作原则。

(2)无菌巾放置的位置恰当,放入无菌物品后上下两层边缘对齐;无菌区内物品放置有序,

取用方便。

(3)操作中手臂未跨越无菌区,无菌巾内面未被污染。

(五)无菌溶液取用法

1.目的

保持无菌溶液在一定时间内处于无菌状态。

2.评估

(1)操作环境是否整洁、宽敞、安全。

(2)无菌溶液的名称、浓度、有效期、质量。

3.准备

(1)护士准备:着装整洁,举止大方,剪指甲,洗手,戴口罩。

(2)用物准备:无菌溶液、启瓶器、弯盘、盛装无菌溶液的容器、消毒液、棉签、签字笔。

(3)环境准备:光线充足,操作区宽敞,操作台清洁、干燥。

4.实施

(1)核对检查

①取无菌溶液瓶,擦净瓶外灰尘,确保符合要求方可使用。

②核对溶液名称、剂量、浓度、有效期,检查瓶盖无松动,瓶身无裂痕,倒转瓶体对光检查溶液无沉淀、混浊、变色、絮状物。

(2)开启瓶盖:用启瓶器打开瓶盖,不可污染瓶口。

(3)备好容器:备好无菌治疗碗,放于合适处。

(4)消毒瓶口

①用拇指和食指或双手拇指将瓶塞边缘向上翻起,常规消毒瓶塞边缘与瓶口接缝处,一手持溶液瓶,一手食指和中指套住瓶塞盖将其拉出。

②手不可触及瓶塞的塞入部分和瓶口,以防溶液被污染。

③如为非外翻胶塞,常规消毒瓶口、瓶塞及手指,用已消毒的手指松动并捏住瓶塞边缘取出。

(5)冲洗瓶口:手不能触及瓶口及瓶塞内面。

(6)倒取溶液

①使瓶签朝向掌心,倒少量溶液旋转冲洗瓶口。

②冲洗后,再由原处倒出溶液至无菌容器中,再次核对无误。

③倒液高度适当,瓶口距容器5~6cm,以免液体飞溅污染无菌区。

④倒毕,如无菌溶液一次未取完,立即塞好瓶塞、消毒。

(7)整理用物:翻转盖好瓶塞,按要求分类整理用物。

(8)洗手记录

①洗手,在瓶签上注明开瓶日期、时间、签名。

②剩余溶液如未污染,则24h内可再使用。

5.注意事项

(1)倒溶液时,溶液瓶应与无菌容器保持一定距离,不可触及无菌容器;也不可将无菌敷料、器械直接伸入瓶内蘸取,也不可将无菌敷料接触瓶口倾倒溶液。

(2)翻转盖住瓶塞时,手不可触及瓶塞盖住瓶口的部分。

(3)已倒出的无菌溶液,即使未使用也不可再倒回瓶内,以免污染剩余的无菌溶液。

6.评价

(1)遵守无菌操作原则。

(2)无菌溶液未污染。

(六)戴、脱无菌手套法

1.目的

确保医疗和护理操作的无菌效果,保护患者免受感染。

2.评估

(1)无菌手套的大小、质量、有效期。

(2)操作目的,操作环境是否符合无菌操作原则。

3.准备

(1)护士准备着装整洁,举止大方,剪指甲,洗手,戴口罩。

(2)用物准备无菌手套、弯盘。

(3)环境准备操作环境清洁,符合无菌操作要求。

4.实施

(1)核对检查:检查并核对无菌手套号码、灭菌日期,包装是否完好,有无潮湿,选择大小合适的手套。

(2)取出手套:按无菌包的打开法打开手套包,取出滑石粉,涂抹双手,涂滑石粉时避开无菌区。

(3)戴手套

①分次提手套法:一手提起手套袋口处外层,另一手伸入袋内,捏住手套反折部分取出,对准手指戴上。

②用未戴手套的手同法提起另一袋口,已戴手套的手指插入另一手套的反折内面取出手套,同法将手套戴好。戴手套时,防止手套外面触及任何非无菌物品。

③一次提取手套法:两手同时提起手套袋开口处上层,分别捏住两只手套的反折部分,取出手套。

④将两只手套掌心相对,先戴一只手,再用已戴好手套的手指插入另一只手套的反折内面,同法将手套戴好。

⑤一次性手套戴法:检查手套袋封口处的生产日期、有效期及手套型号。从标记处撕开手套包,取出手套包放操作台面上,戴上手套。

(4)调整手套

①戴手套的方法可选用上述的任何一种。

②将手套反折部翻上套在工作衣袖口上,双手推擦手指与手套贴合。进行无菌操作(必要时用无菌生理盐水冲净手套上的滑石粉),未操作时双手置胸前,不可触及工作服等,以免污染。

(5)脱手套:操作完毕,用一手捏住另一手套的外口翻转脱下,将手套的内面翻在外面,再以脱下手套的手插入另一手套内,将其往下翻转后脱下。

(6)清洁消毒

①勿使手套外面接触皮肤,手套上有血迹或污染严重时,应先在消毒液中浸泡。

②将手套浸泡在消毒液中或将用过的手套丢入医用垃圾袋内,洗手,将手套灌满消毒液。

5.注意事项

(1)手套外面是无菌区,应保持其无菌。未戴手套的手不可触及手套的外面,已戴手套的手不可触及未戴手套的手及另一手套的内面。

(2)戴手套时或无菌操作中发现手套破损,疑似或已污染,应立即更换。

(3)脱手套时,应从手套口往下翻转脱下,不可强拉手指和手套的边缘,以免损坏。如手套上有污迹,应先冲净手套表面污物,再脱下浸泡。

6.评价

(1)遵守无菌操作原则。

(2)滑石粉未洒落于手套及无菌区内。

(3)戴、脱手套时未污染,未强行拉扯手套。

第二章 内科护理

第一节 肺部感染性疾病的护理

一、肺炎概述

肺炎是指终末气道、肺泡和肺间质的炎症,可由病原微生物、理化因素、免疫损伤、过敏及药物所致。细菌性肺炎是最常见的肺炎,也是最常见的感染性疾病之一。

(一)病因与分类

以感染为最常见病因,如细菌、病毒、真菌、寄生虫等,还有理化因素、免疫损伤、过敏及药物等。肺炎可按解剖、病因或患病环境加以分类。

1.按病因分类

病因学分类对肺炎的治疗有决定性意义。

(1)细菌性肺炎:如肺炎链球菌、金黄色葡萄球菌、甲型溶血性链球菌、肺炎克雷伯杆菌、流感嗜血杆菌、铜绿假单胞菌肺炎等。

(2)非典型病原体所致肺炎:如军团菌、支原体和衣原体等。

(3)病毒性肺炎:如冠状病毒、腺病毒、呼吸道合胞病毒、流感病毒等。

(4)真菌性肺炎:如白念珠菌、曲霉菌、隐球菌、肺孢子菌等。

(5)其他病原体所致肺炎:如立克次体(如 Q 热立克次体)、弓形虫(如鼠弓形虫)、寄生虫(如肺包虫、肺吸虫、肺血吸虫)等。

(6)理化因素所致的肺炎:如放射性损伤引起的放射性肺炎、胃酸吸入引起的化学性肺炎,或对吸入或内源性脂类物质产生炎症反应的类脂性肺炎等。

2.按患病环境分类

由于细菌学检查阳性率低,培养结果滞后,病因分类在临床上应用较为困难,目前多按肺炎的生成环境将肺类分成两类,有利于指导经验治疗。

(1)社区获得性肺炎:也称院外感染,是指在医院外罹患的感染性肺实质炎症,包括具有明确潜伏期的病原体感染而在入院后平均潜伏期内发病的肺炎。常见病原体为肺炎链球菌、支原体、衣原体、流感嗜血杆菌和呼吸道病毒(甲、乙型流感病毒,腺病毒,呼吸合胞病毒和副流感病毒)等。传播途径为吸入飞沫、空气或血源传播。

（2）医院获得性肺炎：亦称医院内肺炎，是指患者入院时不存在，也不处于潜伏期，而于入院48小时后在医院（包括老年护理院、康复院等）内发生的肺炎。也包括出院后48小时内发生的肺炎。其中以呼吸相关性肺炎最为多见，治疗和预防较困难。

3.按解剖分类

（1）大叶性肺炎：病原体先在肺泡引起炎症，经肺泡间孔（Cohn孔）向其他肺泡扩散，致使部分肺段或整个肺段、肺叶发生炎症改变。典型者表现为肺实质炎症，通常并不累及支气管。致病菌多为肺炎链球菌。X线胸片显示肺叶或肺段的实变阴影。

（2）小叶性肺炎：病原体经支气管入侵，引起细支气管、终末细支气管及肺泡的炎症，又称支气管肺炎。病灶可融合成片状或大片状，密度深浅不一，且不受肺叶和肺段限制，区别于大叶性肺炎。其病原体有肺炎链球菌、葡萄球菌、病毒、肺炎支原体以及军团菌等。

（3）间质性肺炎：以肺间质炎症为主，可由细菌、支原体、衣原体、病毒或肺孢子菌等引起。累及支气管壁以及支气管周围，有肺泡壁增生及间质水肿，因病变仅在肺间质，故呼吸道症状较轻，异常体征较少。

（二）临床表现

细菌性肺炎的症状变化较大，可轻可重，决定于病原体和宿主的状态。常见症状为咳嗽、咳痰，或原有呼吸道症状加重，并出现脓性痰或血痰，伴或不伴胸痛。肺炎病变范围大者可有呼吸困难，呼吸窘迫。大多数患者有发热。早期肺部体征无明显异常，重症者可有呼吸频率增快，鼻翼扇动，发绀。肺实变时有典型的体征，如叩诊浊音、语颤增强和有支气管呼吸音等，也可闻及湿性啰音。并发胸腔积液者，患侧胸部叩诊浊音，语颤减弱，呼吸音减弱。

二、肺炎链球菌肺炎

肺炎链球菌肺炎或称肺炎球菌肺炎，是由肺炎球菌引起的肺实质炎症，是最常见的肺炎，约占院外感染肺炎中的半数以上。冬季和初春为高发季节，常与呼吸道感染并行，男性多见，原先健康的青壮年、老年或婴幼儿多见。

（一）临床表现

1.症状

起病急骤，有寒战、高热、胸痛、呼吸困难、咳嗽、咳痰。一般初为刺激性干咳，咳少量黏液痰，典型者痰液可呈铁锈色。少数患者可出现恶心、呕吐、腹胀等，严重患者可出现神志模糊、烦躁、嗜睡、昏迷等神经精神症状。

2.体征

患者呈急性病容，鼻翼煽动，面颊绯红，口角和鼻周有单纯疱疹，严重者可有发绀、心动过速、心律不齐。早期肺部无明显异常体征，肺实变时，触觉语颤增强，叩诊呈浊音，听诊或管样呼吸音等实变体征，消散期可闻及湿啰音。

3.并发症

目前并发症已很少见。感染严重时可伴发感染性休克，尤其是老年人。表现为心动过速、血压降低、意识模糊烦躁、四肢厥冷、发绀、多汗等,而高热、胸痛、咳嗽等症状并不明显。

(二)实验室和其他检查

1.血常规

白细胞总数和中性粒细胞增高,常伴核左移或胞浆内有毒性颗粒。痰涂片或培养可见肺炎球菌。

2.X 线检查

受累肺叶或肺段病变部模糊,或炎症浸润,或实变阴影,在实变阴影中可见支气管充气征象。

(三)诊断要点

根据寒战、高热、胸痛、咳铁锈色痰、鼻唇疱疹等典型症状和肺实变体征,结合胸部检查结果,可做出初步诊断。病原菌检测是本病确诊的主要依据。

(四)治疗要点

1.抗菌药物治疗

一经诊断,即应给予抗菌药物治疗,不必等待细菌培养结果。首选青霉素 G 静脉滴注。对青霉素过敏者,或耐青霉素或多重耐药菌株感染者,可用氟喹诺酮类、头孢噻肟或头孢曲松等药物,多重耐药菌株感染者可用万古霉素、替考拉宁等。

2.支持疗法

患者应卧床休息,注意补充足够蛋白质、热量及维生素。密切监测病情变化,注意防止休克。鼓励饮水每日 1~2L,轻症患者不需常规静脉输液,确有失水者可输液。中等或重症患者($PaO_2<60mmHg$ 或有发绀)应给氧。烦躁不安、谵妄、失眠者酌用地西洋 5mg 或水合氯醛 1~1.5g,禁用抑制呼吸的镇静药。

3.并发症的处理

经抗菌药物治疗后,高热常在 24 小时内消退,或数日内逐渐下降。若体温降而复升或 3 天后仍不降者,应考虑肺炎链球菌的肺外感染,如脓胸、心包炎或关节炎等。持续发热的其他原因尚有耐青霉素的肺炎链球菌(PRSP)或混合细菌感染、药物热或并存其他疾病。肿瘤或异物阻塞支气管时,经治疗后肺炎虽可消散,但阻塞因素未除,肺炎可再次出现。若治疗不当,约 5%并发脓胸,应积极排脓引流。

(五)常用护理诊断/问题

1.体温过高

与肺炎有关。

2.疼痛

与炎症累及胸膜有关。

3.清理呼吸道无效

与感染、发热及咳嗽无力有关。

（六）护理措施

1.一般护理

急性期应卧床休息，注意保暖，给易消化的流质或半流质饮食，并鼓励多饮水。

2.病情观察

观察痰液颜色和量，必要时留痰标本送验；观察生命体征及面色、神志、尿量等变化，如出现烦躁、少尿、发绀、体温骤降、脉速及血压下降等情况，应立即做好抢救准备；注意有无并发症发生，如病程延长，或经治疗后发热不退，或体温退后复升，多表示并发症存在。

3.对症护理

高热者头部放置冰袋或用温水、酒精擦身，尽量不用退热药；鼓励多饮水，做好口腔护理。气急、发绀者给予吸氧。咳嗽、咳痰者按医嘱服用祛痰剂，痰黏稠者可用雾化吸入等。剧咳胸痛者可取患侧卧位或用胶布固定胸壁。烦躁、失眠者可按医嘱给水合氯醛等。腹胀、鼓肠者可用局部热敷、肛管排气。

（七）健康指导

向患者宣传肺炎的基本知识，强调预防的重要性。指导患者增加营养，保证充足的休息时间，以增强机体对感染的抵抗能力。纠正吸烟等不良习惯，避免受寒、过劳、酗酒等诱发因素。老年人及原患慢性病的患者应注意气温变化时随时增减衣服，预防上呼吸道感染。

三、其他肺炎

（一）革兰阴性杆菌肺炎

医院内获得性肺炎多由革兰阴性杆菌引起，包括克雷白杆菌（肺炎杆菌）、铜绿假单胞杆菌、流感嗜血杆菌、大肠杆菌等，它们均为需氧菌。克雷白杆菌是院内获得性肺炎的主要致病菌，且耐药性不断增强，患者病情危险，病死率高，成为防治中的难点。多发生于老年人，或有基础疾病，或接受抗生素、激素、细胞毒性药物治疗，或进行气管插管、气管切开、机械通气等治疗者。肺部革兰阴性杆菌感染的共同点在于肺实变或病变融合，组织坏死后容易形成多发性脓肿，一般两肺下叶均受累，若波及胸膜，则引起胸膜积液或脓胸。

1.临床表现

多数患者起病隐匿，发热、精神不振、咳嗽、咳痰。克雷白杆菌肺炎则起病急骤，有寒战、高热；患者均有程度不同的咳嗽、咳痰、胸痛及呼吸困难，以克雷白杆菌性肺炎患者最重，常有发绀，甚至休克。咳绿色脓痰见于绿脓杆菌感染，咳红棕色胶冻样痰见于肺炎杆菌感染。若病变范围大时，体检可测得肺部实变体征，两肺下方及背部可闻及湿性啰音。由革兰阴性杆菌感染引起的肺炎症状较重，早期出现休克、肺脓肿、心包炎等并发症。预后差，病死率高（达30%～50%）。

2.实验室及其他检查

白细胞升高或不升高，中性粒细胞增多，有核左移。胸部 X 线显示两肺下方散在片状浸润阴影,可有小脓肿形成。

3.诊断要点

常存在基础疾病,肺部感染的表现常被掩盖,大部分患者有发热、咳嗽、咳脓性痰,如咳暗红色胶冻样稠痰;胸部体检可有肺部实变体征;痰培养两次以上阳性,结合临床表现可确定诊断。

4.治疗原则

治疗原则:在治疗革兰阴性杆菌肺炎时,宜大剂量、长疗程、联合用药,以静脉注射为主,雾化吸入为辅。

(1)在用抗生素之前,宜作细菌的药敏试验,并根据药敏选用有效药物。在不明病菌时,可试用氨基甙类抗生素加半合成青霉素或头孢菌素。如治疗绿脓杆菌肺炎,一般先用半合成青霉素加氨基甙类抗生素;治疗流感嗜血杆菌肺炎,首选氨苄西林;治疗大肠杆菌肺炎,选取氨苄西林、羧苄西林与另一种氨基甙类抗生素合用。对于感染严重者,可选用第三代头孢菌素或喹诺酮类药。

(2)注意药物对肝、肾功能的损害。密切观察药物产生的耳毒性及肾功能减退的表现,若出现耳鸣、眩晕、听觉障碍、无尿、蛋白尿、管型尿等,应及时报告医师酌情减药或停药。

(3)给予支持疗法及对症治疗,加强营养,水分补充充分,保证痰液引流通畅,减少革兰阴性肺炎的发生。

(二)肺炎支原体肺炎

肺炎支原体肺炎是由肺炎支原体引起的肺部的急性炎症,常伴有咽炎、支气管炎。全年均可发病,多见于秋、冬季节,可散发或地区性流行(如家庭范围内),好发于儿童及青年人。肺炎支原体是介于细菌与病毒之间、兼性厌氧、能独立生存的最小的微生物,经口、鼻分泌物在空气中传播,健康人吸入而感染,发病前2～3天至病愈数周,可在呼吸道分泌物中发现肺炎支原体,其致病性可能是患者对支原体或其代谢产物的变态反应所致。

1.临床表现

潜伏期一般2～3周,起病缓慢,常有咽痛、乏力、咳嗽、畏寒、发热、头痛、肌痛等。咳嗽多为阵发性刺激性呛咳,咳少量黏液。可持续发热2～3周。体征多不明显,可有肺部干、湿性啰音,儿童可并发鼓膜炎、中耳炎。

2.实验室及其他检查

(1)X线:显示肺部多种形态的浸润影,呈节段性分布,以肺下野为多见。

(2)血液检查:白细胞正常或稍高

(3)血清学检查:这是确诊肺炎支原体感染常用的检测手段。起病2周后,约2/3的患者冷凝集试验阳性,滴定效价大于1∶32,若滴度逐步升高,更有诊断价值。但该试验的敏感性及特异性均不理想。诊断有赖于血清中支原体IgM抗体的测定。

3.诊断

综合临床症状、X线表现及血清学检查结果,可做出诊断。

4.治疗原则

首选药物为大环内酯类抗生素,如红霉素、罗红霉素和阿奇霉素。早期使用可减轻症状和缩短病程,青霉素或头孢菌素类抗生素无效(支原体无细胞壁)。对剧烈呛咳者,适当给予止咳药。

(三)病毒性肺炎

病毒性肺炎是上呼吸道病毒感染向下蔓延所致的肺部炎症。多见于冬、春季,散发、流行或暴发;婴幼儿、老年人、原有慢性心肺疾病等免疫力差者易发病,且病情严重,在非细菌性肺炎中,病毒感染占25%～50%。病毒性肺炎为吸入感染,病毒可通过飞沫和直接接触传播,且传播迅速、传播面广。

1.病因

病毒性肺炎以流感病毒最为常见,其他为呼吸道合胞病毒、腺病毒、巨细胞病毒、麻疹病毒、水痘-带状疱疹病毒等。

2.临床表现

好发于病毒流行季节,临床症状通常较轻,但起病急,发热、头痛及全身酸痛突出。之后,出现咳嗽、少痰或白色黏液痰等症状。小儿或老年人易发生重症病毒性肺炎,表现为呼吸困难、发绀、嗜睡、精神萎靡,甚至休克、心力衰竭和呼吸衰竭等。体征一般不明显,偶可在下肺闻及湿啰音。

3.实验室及其他检查

白细胞计数可正常、稍高或稍低;痰涂片少数白细胞,多为单核细胞。胸部X线显示多为小片状浸润阴影或呈间质性病变。

4.治疗原则

本病治疗以对症、支持治疗为主,原则上不用抗生素预防继发细菌感染,一旦明确有继发细菌感染应及时选用敏感抗生素。目前已证实较有效的病毒抑制药物有利巴韦林(病毒唑)、阿昔洛韦(无环鸟苷)、阿糖腺苷、金刚烷胺(金刚胺)等,同时可选用中草药和生物制剂治疗。

四、肺炎所致感染性休克的护理

1.一般护理

(1)病室环境安静、舒适,无外界刺激;患者去枕平卧或取仰卧中凹位,即抬高头胸部20°,抬高下肢约30°,有利于呼吸和静脉血回流。按重症监护,专人护理,减少搬动,适当保暖,忌用热水袋,以免烫伤皮肤。

(2)对能进食者,给予丰富维生素和蛋白质、清淡易消化饮食;对意识障碍者,应鼻饲补充营养,以促进身体恢复。

2.病情观察

观察患者有无烦躁、发绀、四肢厥冷、心动过速、少尿或无尿、血压降低等休克征象,准确观察并记录出入液量,预估患者的组织灌注情况;监测评估患者的体温、脉搏、呼吸、血压、尿量和意识的变化,判断病情的转归。如患者的神志逐渐清醒、皮肤转红、脉搏有力、呼吸规则、血压回升、尿量增多、皮肤及肢体变暖,预示病情已好转。

3.对症护理

(1)吸氧:高流量吸氧,维持动脉 PaO_2 在 7.98kPa(60mmHg)以上,改善缺氧状况。

(2)建立静脉通路:尽快建立两条静脉通路,对烦躁不安的患者,应固定输液的肢体,防止静脉输液外渗。使用糖皮质激素、抗生素、碳酸氢钠及血管活性药物,以恢复正常组织灌注,改善循环功能。

(3)控制休克

①补充血容量:遵医嘱给予低分子右旋糖酐或平衡盐液,以维持有效血容量,降低血液黏滞度,防止 DIC;应用 5% 碳酸氢钠静滴时,因其配伍禁忌较多,宜单独输入;应随时观察患者全身情况、血压、尿量、尿相对密度、血细胞比积等,监测中心静脉压,作为调整补液速度的指标,以中心静脉压不超过 0.98kPa($10cmH_2O$),尿量在 30mL/d 以上为宜。

②血管活性药物:在输入多巴胺、间羟胺(阿拉明)等血管活性药物时,应根据血压随时调整滴速,维持收缩压在 12.0~13.3kPa(90~100mmHg);注意防止药液溢出血管外,会引起局部组织坏死和影响疗效。

③纠正水、电解质和酸碱失衡:输液不宜过多过快,以免诱发心力衰竭和肺水肿。如血容量已补足,尿量仍<400mL/d,应及时报告医生,注意有无急性肾衰竭。

④糖皮质激素:大量糖皮质激素能解除血管痉挛,改善微循环,稳定溶酶体膜,防止酶的释放等,从而达到抗休克的作用。常用氢化可的松、地塞米松。

第二节　心力衰竭的护理

心力衰竭是各种心脏结构或功能性疾病导致心室充盈及(或)射血能力受损而引起的一组临床综合征。大多数情况下是由于心室收缩能力下降,射血功能受损,心排血量不足以维持机体代谢需要,临床上以心排血量不足,器官和组织的血液灌注减少,肺循环和(或)体循环静脉系统淤血为特征,为收缩性心力衰竭。少数由于左室舒张功能障碍,左心室充盈受阻,引起左心室充盈压异常增高,使肺静脉回流受阻,肺循环淤血,为舒张性心力衰竭。

心力衰竭和心功能不全的概念基本上是一致的,但后者的含义更为广泛,包括已有心排血量减少但尚未出现临床症状的这一阶段。伴有临床症状的心功能不全称为心力衰竭。

心力衰竭按其发展速度可分为急性心力衰竭和慢性心力衰竭,以慢性居多;按其发生部位可分为左心、右心和全心衰竭;按发病机理可分为收缩性和舒张性心衰,以收缩性心力衰竭多见。

一、慢性心力衰竭

慢性心力衰竭是大多数心血管疾病的最终归宿,也是最主要的死亡原因。主要表现是呼吸困难、乏力(活动耐力减退)和体液潴留(导致肺水肿和外周性水肿),影响患者的生活质量。由于人口老龄化及其他心血管疾病的高发病率,心力衰竭正成为本世纪最重要的心血管病症。在发达国家,引起心衰的基础疾病以缺血性心肌病为主。随着流行病学的变迁和社会经济的发展,导致我国心衰的基础心脏病构成比中,风湿性心瓣膜病所占比例下降了近50%,而高血压、冠心病的比例呈明显上升趋势。

(一)病因与诱因

1.病因

几乎所有类型的心脏、大血管疾病均可引起心力衰竭。原因主要为原发性心肌损害、心脏容量与压力负荷过重导致心脏功能由代偿发展为失代偿。

(1)原发性心肌损害

①缺血性心肌损害:冠心病心肌缺血是引起心力衰竭的最常见原因之一。

②心肌炎、心肌病:各种类型的心肌炎及心肌病均可导致心力衰竭,以病毒性心肌炎和扩张型心肌病最为常见。代谢性心肌病以糖尿病性心肌病最常见。

(2)心脏负荷过重

①压力负荷(后负荷)过重:见于高血压、主动脉瓣狭窄、肺动脉高压、肺动脉瓣狭窄及肺栓塞等左右心室收缩期射血阻力增加的疾病。

②容量负荷(前负荷)过重:见于心脏瓣膜关闭不全、分流性先天性心血管病。此外,伴有全身血容量增多或循环血量增多的疾病如慢性贫血、甲状腺功能亢进症等。

2.诱因

有基础心脏病的患者,如存在增加心脏负荷的因素可诱发心力衰竭症状出现。常见的诱因有:

(1)感染:最常见最重要的诱因是呼吸系统感染,感染性心内膜炎也不少见。

(2)心律失常:各种类型的快速性心律失常和/或严重的缓慢性心律失常均可诱发心力衰竭。房颤是重要的诱因。

(3)血容量增加:静脉输液过多、过快;患者摄入钠盐或饮水过多等。

(4)过度劳累或情绪激动:如妊娠后期、分娩和暴怒等。

(5)治疗不当:如洋地黄类药物过量或不足,某些扩血管药物或抗心律失常药物使用不当、利尿不充分等。

(6)原有心脏病变加重或并发其他疾病:如贫血或出血等。

(二)病理生理

心力衰竭是一种不断发展的疾病,即使心脏没有新的损害,在各种病理生理因素的作用下，心功能不全仍将不断恶化进展。

1.代偿机制

(1)Frank-Starling 机制：此机制即回心血量增多使心脏的前负荷增加，心室舒张末期容积增加，从而增加心排血量及提高心脏做功量。而在心力衰竭时这一代偿机制的能力降低，心室舒张末期容积增加，舒张末压也增高，相应地心房压和静脉压也随之升高，到一定程度时即出现肺循环淤血或体循环淤血。

(2)心肌肥厚：心脏后负荷增加时的主要代偿机制为心肌肥厚和心肌能源不足。

(3)神经体液的代偿机制：该机制包括交感神经兴奋性增强、肾素-血管紧张素系统的激活。

2.心力衰竭时各种体液因子的改变

主要有心钠素和脑钠肽(ANP and BNP)，它们具有扩血管、利尿、拮抗肾上腺素等作用。心力衰竭时，ANP 和 BNP 尤其是后者分泌增加，其增高程度与心衰的严重程度呈正相关。其二是具有强烈的舒张血管作用的内皮素。

3.舒张功能不全

可分为主动舒张功能障碍，与胞浆中的 Ca^{2+} 不能及时复位有关。另一种是由于心室肌的顺应性减退而发生充盈障碍，主要见于心室肥厚时。

4.心肌损害与心室重塑

心力衰竭发生发展的基本机制是心室重塑。原发性心肌损害与心脏负荷过重使心脏功能受损，导致心室肥厚或扩大。

(三)临床表现

临床上左心衰竭最为常见，单纯右心衰竭较少见。

1.左心衰竭

以心输出量降低及肺淤血为主要表现。

(1)症状

①呼吸困难：是左心衰最主要的症状。因肺淤血程度有差异，表现形式也不同。可为劳力性呼吸困难、夜间阵发性呼吸困难、端坐呼吸，严重者出现急性肺水肿。

②咳嗽、咳痰、咯血：咳嗽和咳痰是肺泡和支气管黏膜淤血所致，开始常于夜间发生，坐位或立位时咳嗽症状可减轻，咳痰主要为白色浆液性泡沫样痰。偶见痰中带血丝。长期慢性肺静脉压力升高，导致肺循环和支气管血液循环之间形成侧支，在支气管黏膜下形成扩张的血管，后者一旦破裂可引起大咯血。

③低心排血量症状：由于心输出量不足，器官、组织灌注不足及代偿性心率加快所致。患者可有疲倦、乏力、头昏、心慌等。严重左心衰竭时血液再分配，首先是肾血流量明显减少，患者可出现少尿。长期慢性的肾血流量减少可出现血尿素氮、肌酐升高并可有肾功能不全的相应的症状。

(2)体征

①肺部湿性啰音：两侧肺底对称性细湿啰音是左心衰最重要的体征之一，由肺毛细血管压

增高,液体渗出到肺泡所致。湿啰音可随体位发生改变,侧卧位时则低位肺叶啰音较多。阵发性夜间呼吸困难或急性肺水肿时可有粗大湿啰音,满布两肺,并伴有哮鸣音。

②心脏体征:除基础心脏病的固有体征外,慢性左心衰患者一般均有心脏扩大(单纯舒张性心衰除外)、心率增快、心尖部舒张期奔马律、肺动脉瓣区第二心音亢进,其中心尖部舒张期奔马律最有诊断价值,在患者心率增快或左侧卧位并作深呼气时最容易听到。

③其他体征:如交替脉,即脉搏强弱交替;陈-施呼吸,见于难治性心力衰竭晚期。

2.右心衰竭

以体静脉淤血的表现为主。

(1)症状

①消化道症状:胃肠道及肝淤血引起腹胀、食欲不振、恶心、呕吐等,是右心衰最常见的症状。

②劳力性呼吸困难:继发于左心衰的右心衰,呼吸困难已经存在。单纯性右心衰为分流性先天性心脏病或肺疾患所致,也有明显的呼吸困难。

(2)体征

①颈静脉征:颈静脉搏动增强、充盈、怒张,是右心衰早期的主要体征,提示体循环静脉压增高。肝颈静脉返流征阳性则更具特征性。

②肝脏肿大:肝脏因淤血而肿大,常伴压痛,持续慢性右心衰可致心源性肝硬化,晚期可出现黄疸及大量腹水。

③水肿:早期水肿不明显,多在颈静脉充盈和肝大较明显后才出现。先有皮下组织水分聚集,体重增加,到一定程度才出现水肿。其特征为:身体最低垂部位首先出现,呈对称性及压陷性。严重者全身水肿。胸水多见于全心衰时,也是体静脉压力增高所致,以双侧多见;如为单侧则以右侧更为多见,可能与右膈下肝淤血有关。

④发绀:长期严重右心衰时可出现发绀,因血供不足组织摄取血氧相对增多,静脉血氧低下所致,常见于肢体末端或下垂部分。

⑤心脏体征:除基础心脏病的相应体征之外,右心衰时可因右心室显著扩大而出现三尖瓣关闭不全杂音。

3.全心衰竭

右心衰常继发于左心衰而形成全心衰。右心衰出现之后,右心输出量减少,因此阵发性呼吸困难等肺淤血症状反而有所减轻。扩张型心肌病等表现为左、右心室同时衰竭者,肺淤血征往往不是很严重。

(四)辅助检查

1.X线检查

了解心脏大小及外形,肺淤血的有无及其程度。心衰时可出现左心室或右心室增大或心脏向两侧增大。早期肺静脉压增高时,主要表现为肺门血管影增强。出现间质性肺水肿时可有肺野模糊和 Kerley B 线,后者为肺野外侧清晰可见的水平线状影,为慢性肺淤血的特征性表现。急性肺泡性肺水肿时,肺门呈蝴蝶状,肺野可见大片融合的阴影。

2.超声心动图

超声心动图比 X 线更准确地提供各心腔大小变化及心脏瓣膜结构和功能情况,正常左室射血分数值(LVEF)＞50％,心衰患者 EF 值下降。正常人 E/A 值不应小于 1.2,舒张功能不全时,E 峰下降,A 峰增高,E/A 比值降低。

3.放射性核素检查

有助于判断心室腔大小,计算 EF 值和左心室最大充盈速率,以判断是收缩性心衰还是舒张性心衰。

4.有创性血流动力学检查

此检查用于指导心功能严重损害的危重患者的抢救和治疗。经静脉漂浮导管插管至肺小动脉,测定各部位的压力、心输出量及血液含氧量,计算心脏指数(CI)及肺小动脉楔压(PCWP),直接反映左心功能。

(五)诊断要点

慢性心力衰竭的诊断是综合病因、病史、症状、体征及客观检查而做出的。首先应有明确的器质性心脏病的诊断,心衰的症状是诊断心衰的重要依据。左心衰竭的肺淤血引起不同程度的呼吸困难,右心衰竭的体循环淤血引起的颈静脉怒张、肝大、水肿等是诊断心衰的重要依据。做出诊断同时要对心功能进行分级。

(1)目前通用的是美国纽约心脏病学会(NYHA)提出的分级方案,主要是根据患者自觉的活动能力划分为 4 级:

Ⅰ级:日常活动无心力衰竭症状。

Ⅱ级:日常活动出现心力衰竭症状(疲乏、心悸、呼吸困难或心绞痛),休息时无自觉症状。

Ⅲ级:低于日常活动即出现心力衰竭症状。

Ⅳ级:休息状态下出现心衰的症状,体力活动后加重,患者不能从事任何体力活动。

这种分级方案的优点是简便易行,为此几十年来仍被应用。其缺点是仅凭患者的主观陈述,有时症状与客观检查结果有很大差距,同时患者之间的个体差异也较大。

(2)美国心脏病学会及心脏学会(ACC/AHA)推出 2001 年版《心力衰竭的评估及处理指南》,该指南提出慢性心力衰竭分期的概念,重点锁定在心力衰竭的预防,从源头上减少和延缓心力衰竭的发生。具体如下:

A 期:心力衰竭高危期,尚无器质性心脏病或心力衰竭症状,但存在发展为心脏病的高危因素。

B 期:已有器质性心脏病变,但无心力衰竭症状。

C 期:器质性心脏病,既往或目前有心力衰竭症状。

D 期:需要特殊干预治疗的难治性心力衰竭。

(3)6min 步行试验:是一项安全、简单易行的评定心力衰竭严重程度的方法,要求患者在平直走廊内尽可能快地行走,测定 6min 内的步行距离。若＜150m 为重度心衰;150～425m

为中度心衰;426～550m 为轻度心衰。本试验除用于评价患者运动耐力以及心脏储备功能外,还可用来评价心衰治疗的效果。

(六)治疗要点

1.治疗目标

心力衰竭的治疗目标不仅仅是改善症状、提高生活质量,更重要的是防止和延缓心肌重构的发展,降低死亡率和住院率。

2.治疗内容

(1)病因治疗

①基本病因治疗:积极控制引起心力衰竭的原发病,如控制高血压、治疗冠心病和瓣膜病,少数病因未明的疾病如原发性心肌病等亦应早期干预。

②消除诱因:积极控制感染和心律失常,及时纠正甲状腺功能亢进、贫血等可引起心力衰竭加重的原因。

(2)一般治疗:休息、限盐、氧疗。

(3)药物治疗

①利尿剂:利尿剂是心力衰竭治疗中最常用的药物,通过排钠排水以缓解淤血症状,消除水肿,减轻心脏前负荷,有十分显著的效果。所有伴有或曾有液体潴留的心力衰竭患者,均应给予利尿剂。通常从小剂量开始,逐渐增加剂量直至尿量增加、体重减轻 0.5～1.0kg/d。一旦病情控制(水肿消退、肺部啰音消失,体重稳定),然后用最小有效剂量长期维持。每日体重的变化是最可靠的监测利尿剂效果和调整剂量的指标。

合理使用利尿剂是有效控制心力衰竭的基础,但利尿剂可激活神经内分泌系统,特别是RAAS 系统,因此不宜单一应用,应与 ACEI 及 β 受体阻滞剂联合应用。

②RAAS 系统抑制剂:

a.血管紧张素转换酶抑制剂(ACEI):ACEI 的主要作用机制是扩张血管,抑制醛固酮分泌,抑制交感神经兴奋性,改善心室及小血管的重构,作用于激肽酶 Ⅱ,抑制缓激肽的降解,提高缓激肽的水平。目前主张有心血管危险因素的 A 期患者即可开始使用,有助于预防心力衰竭。ACEI 应用的基本原则是从小剂量起始,逐渐递增,直至达到目标剂量或最大耐受剂量,一般每隔 3～7 天剂量倍增一次。剂量调整的快慢取决于患者的临床状况。长效制剂每日一次可提高患者的服药依从性。血管紧张素 Ⅱ 受体拮抗剂(ARB)阻断 RAAS 效应与 ACEI 相同,因为血管性水肿或顽固性咳嗽不能耐受 ACEI 者可用 ARB 代替。

b.醛固酮受体拮抗剂:长期应用 ACEI 时,常出现"醛固酮逃逸"现象,即醛固酮水平不能保持稳定持续的降低,因此在 ACEI 的基础上加用醛固酮受体拮抗剂,能进一步抑制醛固酮的有害性。NYHA Ⅳ 级的患者,使用地高辛、利尿剂、ACEI、β 受体阻滞剂后不能症状缓解,可加用小剂量的螺内酯。目前新型选择性醛固酮拮抗剂依普利酮已在临床应用,可减少男性乳腺增生的副作用。

③β 受体阻滞剂:β 受体阻滞剂可对抗代偿机制中交感神经兴奋性增强的效应,阻断其不

利影响。除非患者有禁忌证或不能耐受,对所有慢性收缩性心衰,NHYAⅡ、Ⅲ级,EF<40%且病情稳定心力衰竭患者均应尽早使用。它治疗的目的并不在于短时间内能够缓解症状,而是长期应用达到延缓病变进展,减少复发和降低猝死率。用药原则亦是从小剂量起始,逐渐递增,达到目标剂量或最大耐受量后长期维持。临床疗效在用药后 2～3 个月才出现。常用药物有比索洛尔、卡维地洛和缓慢释放型美托洛尔。禁忌证有支气管哮喘、心动过缓、高度房室传导阻滞。

④正性肌力药:通过增加心肌收缩力而增加心排血量,达到改善症状,提高运动耐力的作用。

a.洋地黄类药物:为传统的正性肌力药。有增强心肌收缩力、兴奋迷走神经、抑制心脏传导系统的作用。有地高辛、毛花苷丙(西地兰)、毒毛花苷 K,前两种为临床常用。

ⅰ.地高辛:适用于中度心力衰竭维持治疗,应与利尿剂、ACEI 和 β 受体阻滞剂联合应用。目前维持用量 0.25mg/d,连续口服 7 天后血浆浓度可达稳态。对于 70 岁以上或肾功能受损者,地高辛宜用小剂量(0.125mg)每日一次或隔日一次,同时监测血清地高辛浓度以便调整剂量。

ⅱ.西地兰:适用于急性心力衰竭或慢性心衰加重时,特别适用于心衰伴快速心房颤动者。每次 0.2～0.4mg 稀释后静注,10 分钟起效,1～2 小时达高峰,24 小时总量 0.8～1.2mg。

ⅲ.毒毛花苷 K:用于急性心力衰竭。每次 0.25mg 稀释后静注,5 分钟起效。

b.非洋地黄类正性肌力药为 cAMP 依赖性正性肌力药。包括:

ⅰ.肾上腺能受体兴奋剂:如多巴胺及多巴酚丁胺。小剂量应用可增强心肌收缩力,扩张肾小动脉使尿量增多。对难治性心力衰竭伴有低血压可短期使用。需静脉用药,由小剂量开始逐渐增量,以不引起心率加快及血压升高为度。

ⅱ.磷酸二酯酶抑制剂:如氨力农、米力农,短期的血流动力效应如增加心排血量,降低左室充盈压效果明显。长期应用增高心衰患者病死率和室性心律失常发生率。难治性心力衰竭或心脏抑制前的终末期心力衰竭患者可考虑短期使用。

(4)其他治疗:①心脏再同步化治疗(CRT):即通过植入双腔起搏器,用同步化方式刺激右室和左室,来纠正慢性心衰患者的心脏失同步化。该治疗不仅可以缓解症状,提高生活质量,而且可以显著减少心衰死亡率和再住院率。②运动疗法:是一种辅助治疗手段,可减少神经激素系统的激活,减慢心室重塑,对延缓心力衰竭患者的自然进程有利。所有稳定的慢性心力衰竭且能够参加体力活动计划的患者,都应考虑运动疗法。③埋藏式心脏复律除颤器(ICD),中度心衰且 EF<30%患者在常规治疗基础上加用 ICD,可有效降低猝死率。④心脏移植:是病情无法纠正的、不可逆心衰患者至终末状态的唯一出路。

3.舒张性心力衰竭的治疗

由于心室舒张功能不良使左室舒张末压(LVEDP)升高而致肺淤血,多见于肥厚型心肌病、高血压病和冠心病。治疗原则为寻找和治疗基本病因、降低肺静脉压、改善舒张功能。主要治疗药物有利尿剂、硝酸酯类、β 受体阻滞剂和钙通道阻滞剂。除非有心房颤动的患者,一般应尽量慎用洋地黄类药物。

4.难治性心力衰竭的治疗

对该类患者的治疗是指经各种治疗,心衰不见好转,甚至还有进展者,但并非指心脏情况已至终末期不可逆转者。对这类患者应努力寻找潜在的原因,并设法纠正;同时短期静脉联合应用强效利尿剂、血管扩张剂(硝酸甘油或硝普钠)及非洋地黄类正性肌力药。对高度顽固水肿也有适用血液超滤者。

(七)主要护理诊断/问题

1.气体交换受损

与左心功能不全致肺循环淤血有关。

2.焦虑/恐惧

与慢性心衰反复发作、疾病带来的不适感、意识到自己的病情较重及不适应监护室气氛等有关。

3.体液过多

与右心衰竭导致体循环淤血、水钠潴留、低蛋白血症有关。

4.活动无耐力

与心衰导致心排血量减少有关。

5.潜在的并发症

有药物中毒的危险,有皮肤完整性受损的危险。

(八)护理措施

1.病情观察

(1)观察呼吸困难有无改善,发绀是否减轻,听诊肺部湿啰音是否减少,监测血氧饱和度、血气分析结果是否正常等。

(2)观察患者下肢浮肿、颈静脉怒张、肝肿大等情况,尿量、体重等变化,治疗及护理后病情有否好转,有无新的病理征象,并及时与医生联系。准确记录出入量,并将其重要性告诉患者及家属,取得配合。

(3)关注用药效果及药物不良反应。

(4)必要时进行心电监护,密切观察血压、脉搏、心电图情况。

2.休息与活动

(1)血流动力学不稳定、心衰症状严重的患者应绝对卧床休息,以减少心肌耗氧量。病情稳定的患者,可结合心功能分级、超声或左室射血分数(LVEF)值、患者年龄等与患者及家属共同制定个体化活动方案。活动原则如下:

Ⅰ级:不限制一般的体力活动.积极参加体育锻炼,但应避免剧烈运动和重体力劳动。

Ⅱ级:适当限制体力活动,增加午睡时间,强调下午多休息,不影响轻体力工作和简单家务劳动。

Ⅲ级:严格限制一般的体力活动,每天有充分的休息时间,日常活动可以自理或在他人协助下完成。

Ⅳ级:绝对卧床休息,取舒适体位,生活由他人照顾。可在床上做肢体被动运动。

(2)患者活动过程中,应密切观察有无呼吸困难、胸痛、心悸、头晕、疲劳、面色苍白、大汗等,出现以上症状时应立即停止活动,如患者经休息后症状仍不缓解,应及时通知医生。

(3)长期卧床易发生静脉血栓形成甚至肺栓塞,同时也使消化功能减低,肌肉萎缩等。因此,对需要静卧的患者,应帮助患者进行四肢被动活动和腹部按摩。

3.饮食护理

食物宜清淡、低脂、富纤维素及含钾丰富,少食多餐,避免饱食。

(1)限水、钠和盐:心衰患者应限制钠盐的摄入,轻度心力衰竭的患者,摄入的食盐应限制在 5g/d;中度心力衰竭应限制在 2.5g/d,重度心力衰竭应限制在 1g/d。水肿不十分严重或利尿效果良好时,限盐无需特别严格,以免发生电解质紊乱。除食盐外,其他含钠高的食品有腌制品、发面食品、罐头食品、香肠、味精、啤酒、酱油、各种酱类(辣酱、番茄酱、沙拉酱),以及碳酸饮料等也应限制。水潴留往往继发于钠潴留,在限盐的基础上,将水的摄入量控制在 1.5Ud。应注意促进和保证患者的食欲,可变换烹调方法,使用一些讽味食物如洋葱、醋、柠檬、大蒜等,从而改善低盐食物的味道,保证营养。

(2)含钾丰富:使用排钾利尿剂期间,鼓励进食含钾丰富的食物(如鲜橙汁、香蕉、枣、马铃薯、菠菜、毛豆、笋、香菇、西瓜、猕猴桃、牛肉等),避免低血钾诱发心律失常或洋地黄中毒。

(3)含纤维素丰富:鼓励适当选食含纤维素丰富的食物(如红薯、芹菜等),以保持大便通畅。避免食用刺激性强的食物。

4.对症护理

(1)呼吸困难。

(2)体液过多。

5.用药护理

(1)洋地黄类

①观察并告知患者洋地黄中毒的表现:洋地黄类药物使用过量时可导致一系列症状。主要表现在以下几个方面。a.胃肠道反应:一般较轻,常见纳差、恶心、呕吐、腹泻、腹痛等。b.心律失常:是洋地黄中毒最重要的反应,可见各类心律失常,最常见者为室性期前收缩。室上性心动过速伴房室传导阻滞是洋地黄中毒的特征性表现。c.神经系统表现:可有头痛、失眠、忧郁、眩晕;出现黄视、绿视或复视。

②预防洋地黄中毒:

a.明确影响洋地黄中毒的因素:老年人、心肌缺血缺氧情况下、重度心力衰竭、低钾、低镁血症、肾功能减退等情况对洋地黄较敏感,使用时应注意询问和倾听患者的不适主诉,并能及时发现患者 ECG 上的异常情况,及时处理。洋地黄与奎尼丁、胺碘酮、维拉帕米、阿司匹林等药物合用,可增加中毒机会,给药前应询问有无上述药物用药史。

b.正确用药:指导患者严格按时间、按剂量服用。服用地高辛时,若上一次药漏服,则下次服药时无需补服,以免剂量增加而致中毒。静脉用药必须稀释后缓慢静注,推注时间不得低于10～15分钟。同时监测心率、心律及心电图变化。洋地黄发挥效应时心电图最先出现的改变为 ST-T 改变,即特征性的鱼钩状的 ST-T 改变。以Ⅰ、Ⅲ、aVF 及左胸导联最为明显。心率减慢。

c.监测脉搏:使用洋地黄类之前,应先测基础脉搏,若脉搏<60次/min,应禁止给药。服用洋地黄过程中,脉搏突然变化如显著减慢或加速,或由规则转为有特殊规律的不规则,如室性期前收缩二联律或三联律,是判断洋地黄中毒的重要依据,应及时告知医生处理。

d.必要时监测地高辛的血药浓度。

③洋地黄中毒的处理:a.立即停药,并停用排钾利尿剂。一般停药后胃肠道反应和神经系统反应可随时间延长而逐渐好转。b.纠正心律失常:快速心律失常可静脉给予或口服氯化钾。钾可阻止洋地黄与心肌进一步结合,防止中毒继续加深。但同时伴有房室传导阻滞及高钾血症者应慎用。补钾的同时还可以补镁。选用苯妥英钠或利多卡因抗心律失常药物。一般禁用电复律,以免引发室颤。严重缓慢性心律失常,如重度房室传导阻滞、窦性心动过缓可给予阿托品静注或异丙肾上腺素静脉滴注,必要时可予临时心脏起搏治疗。c.应用洋地黄特异抗体:它能使强心苷从与 Na^+-K^+-ATP 酶结合的部位迅速解离出来,并与该抗体结合,起灭活解毒作用。

(2)利尿剂:非紧急情况下,利尿剂的应用时间选择早晨或日间为宜,避免夜间排尿过频影响休息。

①疗效判断:使用利尿剂期间,每日监测体重以检验利尿剂效果。利尿剂足量的情况下,患者表现为水肿消退、肺部啰音消失,体重稳定,说明病情得以控制。有部分患者可出现利尿剂抵抗,配合适当/严格限制钠盐摄入量都能减轻此效应。

②不良反应

a.电解质丢失:CHF 常用利尿剂为袢利尿剂和噻嗪类,如速尿和双氢克尿塞,最主要的不良反应是低钾血症,从而诱发心律失常或洋地黄中毒,应注意监测血钾及有无低钾血症表现,如乏力、腹胀、肠鸣音减弱等。合用 ACEI 或给予保钾利尿剂能一定程度预防钾丢失,但应严格监测血电解质,防止出现高钾血症。补充含钾丰富的食物。必要时补充钾盐,口服补钾宜在饭后或将水剂与果汁同饮,以减轻胃肠道不适;外周静脉补钾时应注意用药浓度。

b.低血压和氮质血症:出现低血压和氮质血症而患者已无液体潴留,则可能是利尿过度,血容量减少所致,应告知医生减少利尿剂使用剂量。

(3)血管扩张剂

①ACEI 类药物的不良反应包括咳嗽、低血压和头晕、肾损害、高钾血症、血管神经性水肿。用药期间需要检测血压,避免体位的突然改变,检测血钾水平和肾功能。

②β受体阻滞剂的主要不良反应是心衰恶化、疲乏、心动过缓、低血压等,应监测心率和血压,当心率低于 50 次/分时,暂停给药。

6.心理护理

经常与患者交流,倾听心理感受,给予必要的解释与安慰,加强巡视。鼓励家属安慰患者,酌情增减家属探视时间。急性心衰患者出现焦虑与恐惧时,可适当使用吗啡,但应注意观察患者有无呼吸抑制或心动过缓。观察患者有无缺氧所致的思维紊乱、意识障碍。加强心电监护,迅速开发静脉通道,并做好用药的护理。医护人员应以有条不紊的方式进行工作,尽量多陪伴患者,取得患者的信任,增加其安全感,以消除恐惧不安情绪。

(九)健康教育

1.知识宣教

向患者讲解慢性心衰的病因、诱因及防治知识,遵医嘱规律服药的重要性及常用药物的不良反应。

2.休息与活动

注意休息,劳逸结合,制订合理的活动计划,防止增加心脏负担。

3.饮食。

4.病情监测

教会患者及家属如何检查水肿、每日关注体重变化、自测脉搏和心律、有无乏力和气促。

5.积极治疗原发病

定期到门诊复查等。

二、急性心力衰竭

急性心力衰竭(AHF)是指急性心脏病变引起心排血量显著、急骤降低,导致组织器官灌注不足和急性肺淤血的一组临床综合征。临床上以急性左心衰较为常见,表现为急性肺水肿或心源性休克等,为内科急危重症,需及时抢救。急性右心衰竭相对少见。

(一)病因

心脏解剖或功能的突发异常,使心排血量急剧降低,肺静脉压骤然升高而发生急性左心衰竭。

(1)与冠心病有关的急性广泛前壁心肌梗塞、乳头肌断裂、室间隔破损穿孔等。

(2)感染性心内膜炎引起瓣膜穿孔等所致急性返流。

(3)其他,如高血压心脏病血压急剧升高、在原有心脏病的基础上快速心律失常或严重缓慢性心律失常、输液过多过快等。

(二)病理生理

心脏收缩力突然严重减弱,心输出量急剧减少;或左室瓣膜急性返流,使左室舒张末压迅速升高,肺静脉回流受阻而压力快速升高,引起肺毛细血管压升高而使血管内液体渗到肺间质和肺泡内形成急性肺水肿。急性肺水肿早期可因交感神经激活,血压可一过性升高,随着病情进展,血压常下降,严重者可出现心源性休克。

（三）临床表现

急性肺水肿为急性左心衰的最常见表现。主要表现为突发严重呼吸困难，呼吸频率常达30～40次/min，频繁咳嗽，咳大量白色或粉红色泡沫状痰。常极度烦躁不安，面色灰白，取坐位，两腿下垂，大汗淋漓，皮肤湿冷，极重者可因脑缺氧而致神志模糊。听诊时两肺满布湿性啰音和哮鸣音，心尖部第一心音减弱，心率增快，同时有舒张早期奔马律，肺动脉瓣第二心音亢进。

AHF的临床严重程度常用Killip分级：

Ⅰ级：无AHF；Ⅱ级：AHF，肺部中下肺野湿性啰音，心脏奔马律，胸片见肺淤血；Ⅲ级：严重AHF，严重肺水肿，双肺布满湿啰音；Ⅳ：心源性休克。

（四）诊断要点

根据患者典型症状与体征，如突发极度呼吸困难、咳粉红色泡沫痰，两肺满布湿性啰音和哮鸣音、心脏舒张期奔马律等一般即可诊断。

（五）抢救配合

1.体位

立即协助患者取坐位，双腿下垂，以减少静脉回流。

2.吸氧

在保证气道通畅的前提下，高流量（6～8L/min）鼻导管或面罩给氧，应用酒精（一般可用30～50％）湿化，使肺泡内泡沫的表面张力降低而破裂，有利于改善肺泡通气。对于病情特别严重者应给予无创呼吸机正压通气（NIPPV）加压面罩给氧。上述措施无效时应采取气管插管。

3.药物治疗

迅速建立静脉通路，遵医嘱正确用药。

（1）减少肺血容量，降低肺循环压力。

①吗啡：镇静，可减轻患者焦虑、躁动所带来的额外心脏负担，还可扩张小静脉和小动脉，减轻心脏前后负荷。可用3～5mg静注，于3分钟内推完，必要时每间隔15分钟重复一次。年老体弱者应酌情减量或改为皮下或肌肉注射。同时严密观察生命体征。

②快速利尿：呋塞米20～40mg静注，于2分钟内推完，4小时可重复1次。本药除利尿作用外，还有扩张静脉作用，有利于缓解肺水肿。

③血管扩张剂：根据病情选择硝普钠、硝酸甘油或酚妥拉明静脉滴注，并监测血压。应用硝普钠或硝酸甘油血管扩张剂时，需每5～10分钟监测血压一次，根据血压逐步增加剂量至目标剂量，使收缩压维持在100mmHg左右，病情控制后采取逐步减量、停药。不可突然停药，以免引起病情反跳。硝普钠含有氰化物，连续用药时间不宜超过24小时。

（2）增加心肌收缩力：

①西地兰：最适用于肺水肿伴有快速心房颤动，并已知有心室扩大伴有左心室收缩功能不全

者。首剂0.4～0.8mg,稀释后缓慢静注,2h后酌情再给0.2～0.4mg。急性心肌梗塞发病24h内患者不宜用洋地黄类药物。

②氨茶碱:具有平喘、强心、扩血管、利尿作用。常用250mg稀释后缓慢静注,1～2h可重复一次。

③多巴胺、多巴酚丁胺:肺水肿伴有低血压,组织器官灌注不足时可选用。

4.其他治疗

激素可降低肺毛细血管通透性,减少渗出,常用地塞米松。仔细寻找并消除诱因,加强基本病因治疗。对于心源性休克,尤其是急性心梗合并肺水肿者,可采取主动脉内球囊反搏术增加心排血量,改善肺水肿。

第三节　冠状动脉粥样硬化性心脏病的护理

冠状动脉粥样硬化性心脏病是指由于冠状动脉发生粥样硬化或痉挛引起管腔狭窄或闭塞,导致心肌缺血、缺氧或坏死的心脏病,统称为冠状动脉粥样硬化性心脏病,简称冠心病。亦称缺血性心脏病。根据冠状动脉病变的部位、范围、血管阻塞程度和心肌供血不足的发展速度、范围和程度的不同,本病可分为5种临床类型,包括隐匿性或无症状型冠心病、心绞痛(稳定型和不稳定型)、心肌梗死、缺血性心肌病以及猝死。其中,不稳定型心绞痛和急性心肌梗死具有共同的病理基础——粥样斑块不稳定,故又被称为急性冠状动脉综合征(ACS)。

一、心绞痛

心绞痛是冠状动脉供血不足,心肌急剧、暂时的缺血与缺氧所引起的临床综合征。包括稳定型心绞痛和不稳定型心绞痛。

(一)稳定型心绞痛

稳定型心绞痛是在冠状动脉狭窄的基础上,由于心肌负荷的增加引起的心肌急剧、暂时的缺血与缺氧的临床综合征。

1.症状

心绞痛以发作性胸痛为主要临床表现,疼痛的特点如下。

(1)部位:主要在胸骨体上、中段可波及心前区,疼痛范围如手掌大小一般,界限不清。常放射至左肩、左上肢前内侧及左环指和小指,或至颈、咽或下颌部。

(2)性质:胸痛常呈压榨、压迫感或紧缩感,严重时伴濒死的恐惧感,迫使患者不自觉地停止原来的活动,直至症状缓解。

(3)持续时间:疼痛呈阵发性发作,持续数分钟,一般不会超过10min,也不会转瞬即逝或持续数小时。可数天或数星期发作一次,亦可1天内多次发作。

(4)诱因:疼痛常由体力劳动或情绪激动所诱发,饱食、寒冷、吸烟、心动过速和休克等亦可诱发。疼痛多发生于劳力或激动当时而不在其后。

(5)缓解方式:经休息后可减轻,舌下含服硝酸甘油可在 2～5min(很少超过 5min)使之缓解。

2.体征

心绞痛发作时可见血压增高,心率加快,焦虑不安,皮肤湿冷或大汗,有时出现第四心音或第三心音奔马律。可有暂时性心尖部收缩期杂音。

3.分级

参照加拿大心血管学会(CCS)分级标准,将稳定型心绞痛严重程度分为四级。

(1)Ⅰ级:一般体力活动如行走和上楼等不引起心绞痛,但紧张、剧烈或持续用力可引起心绞痛发作。

(2)Ⅱ级:日常体力活动稍受限制,快步行走或上楼、登高、饭后行走或上楼梯、寒冷或风中行走、情绪激动等可发作心绞痛,或仅在睡醒后数小时内发作,在正常情况下以一般速度平地步行 200m 或以上或登一层以上楼梯而受限。

(3)Ⅲ级:日常体力活动明显受限,在正常情况下以一般速度平地步行 100～200m 以上或登一层楼梯时可发作心绞痛。

(4)Ⅳ级:轻微活动或休息时即可出现心绞痛症状。

(二)不稳定型心绞痛

不稳定型心绞痛是指稳定劳力性心绞痛以外的缺血性胸痛,包括初发型劳力性心绞痛、恶化型劳力性心绞痛及各型自发性心绞痛。

1.临床表现

(1)症状

①原为稳定型心绞痛,在 1 个月内疼痛发作的频率增加、程度加重、时限延长、诱发因素变化,硝酸类药物缓解作用减弱。

②1 个月之内新发生的心绞痛,并因较轻的负荷所诱发。

③休息状态下发作心绞痛或较轻微活动即可诱发,发作时表现有 ST 段抬高的变异型心绞痛也属此列。

④发作时伴有新的相关特征,如出汗、恶心、呕吐、心悸或呼吸困难等。

(2)体征:可有一过性第三心音或第四心音,重症者可有肺部啰音或原有啰音增加、心动过速或心动过缓,或因二尖瓣反流引起的收缩期杂音。若疼痛发作期间发生急性心力衰竭和低血压提示预后较差。

(3)分级:依据心绞痛严重程度将不稳定型心绞痛分为三级。

①Ⅰ级:初发性、严重性或加剧性心绞痛,指心绞痛发生在就诊前 2 个月内,无静息时疼痛,每日发作 3 次或以上,或稳定型心绞痛发作更频繁或更严重,持续时间更长,或诱发体力活动的阈值降低。

②Ⅱ级:静息型亚急性心绞痛,指就诊前 1 个月内发生过 1 次或多次静息型心绞痛,但近

48h 内无发作。

③Ⅲ级:静息型急性心绞痛,指在 48h 内有 1 次或多次静息型心绞痛发作。

2.护理评估

(1)评估病史资料

①病因:患者年龄、有无情绪激动、劳累受寒、饱餐、吸烟等。

②临床表现:以发作性胸痛为主要临床表现,疼痛常呈绞榨感、压迫感、烧灼感、胸闷或窒息感。舌下含硝酸甘油能在几分钟内使之缓解。心绞痛发作时可有心率增快、血压升高、焦虑、出汗等。

(2)精神状况:心绞痛发作时患者常感到紧张、焦虑,而紧张、焦虑能增强交感神经兴奋性,增加心肌需氧量,加重心绞痛。

(3)判断危险因素:有急性心肌梗死的危险。

(4)预防性护理措施

①评估患者心绞痛的严重程度、部位、性质、持续时间、缓解方式及诱因。

②加强心理护理,消除心理负担,必要时给予小剂量镇静药。有呼吸困难、发绀者给予氧气吸入,维持血氧饱和度 90% 以上。

③严密监测血压、心率、心律、脉搏及心电图变化,并嘱患者避免引起心绞痛的诱发因素。观察心肌梗死的先兆,如心绞痛发作频繁且加重、休息及含硝酸甘油不能缓解及有无心律失常等。

3.观察与护理

(1)心理护理:心绞痛发作时患者常感到焦虑,而焦虑能增加交感神经兴奋性,增加心肌需氧量,加重心绞痛。首先应创造良好的休息环境,尽量减少不必要的噪声刺激。其次建立良好的护患关系,安抚患者,给予心理支持。

(2)休息与活动:恢复期或缓解期的患者,可适当活动,以不引起心绞痛为度,一般不需要卧床休息。但心绞痛发作时立即停止活动,卧床休息,协助患者取舒适体位;不稳定型心绞痛者,应卧床休息。缓解期可逐渐增加活动量,应避免各种诱发因素如过度体力活动、情绪激动、饱餐等,冬天注意保暖。

(3)病情观察:患者发生心肌缺血常有胸前区的压迫感、针刺感、疼痛、心慌、眩晕、胸闷、气短、四肢酸软、血压不稳等症状。给予心电监护,定时监测血压、心律、心率、血氧饱和度。注意观察神志、呼吸、心率等体征的变化,同时密切观察患者胸痛的性质、程度、部位、发作频率、持续时间及用药后的反应。特别注意有无血压下降及心率、心律的变化及疼痛缓解情况,发现异常及时报告医师处理。

(4)对症护理

①缓解疼痛:心绞痛发作时指导患者停止活动,卧床休息;立即舌下含服硝酸甘油或口腔黏膜喷雾,必要时静脉滴注,吸氧。如疼痛不能缓解可遵医嘱给予哌替啶 50~100mg 肌内注射。在使用药物过程中,要观察胸痛的部位、持续时间及对药物的反应情况。同时注意观察是

否有呼吸抑制及血压下降等情况发生。对反复发作疼痛持续不缓解,提示心肌严重缺血,立即报告医师及时处理。

②防止发生急性心肌梗死:指导患者避免心肌梗死的诱发因素,观察心肌梗死的先兆,如心绞痛发作频繁且加重、休息及含服硝酸甘油不能缓解和有无心律失常等。

(5)用药护理:注意药物疗效及不良反应。心绞痛发作给予硝酸甘油舌下含服后 1～2min 起作用,若服药后 3～5min 仍不缓解,可再服 1 片。不良反应有头晕、头涨痛、面红、心悸等,偶有血压下降,因此第一次用药嘱患者宜平卧片刻,必要时吸氧。对于心绞痛发作频繁或含服硝酸甘油效果差者应警惕心肌梗死的发生,遵医嘱静脉滴注硝酸甘油,监测血压、心率及心电图变化。静脉注射硝酸脂类掌握好用药浓度和速度,并嘱患者及家属切不可擅自调节滴速,以免造成低血压。部分患者用药后可出现面部潮红、头部涨痛、头晕、心动过速等不适,应告知患者是由于药物导致血管扩张造成的,以解除其顾虑。

(6)饮食护理:合理膳食,要清淡、易消化、低盐低脂、忌烟酒,少食多餐,严禁暴饮暴食。控制体重。多食富含维生素、粗纤维素、新鲜水果和蔬菜。对体重超过正常标准者,应在医师指导下逐步减轻体重。

(7)排便护理:由于卧床,食量减少和应用吗啡引起便秘,遵医嘱常规使用缓泻药物,如通便灵、麻仁润肠丸等。对有便意但排便困难者给予开塞露,必要时可给予甘油灌肠,保持排便通畅。因排便用力过度会增加心脏负荷,诱发心律失常导致心脏破裂甚至死亡。

(8)健康教育

①合理安排休息与活动,活动应循序渐进,以不引起心绞痛为原则。避免重体力活动、精神过度紧张的工作或过度劳累。

②遵医嘱按时定量服药,学会正确服用急救药物,如硝酸甘油在心绞痛发作时立即舌下含服,平时随身携带。

③自救方法。a.当心绞痛发作时,立即停止工作或活动,取平卧位,舌下含服硝酸甘油,待病情稳定方可活动。b.若心绞痛发作持续时间延长,含服硝酸甘油后不缓解,或过一段时间内反复多次发作时,应立即就医,有条件者可给予氧气吸入。c.随身携带保健盒内备硝酸甘油、吲哚美辛等常用急救药品。

二、心肌梗死

心肌梗死是心肌缺血性坏死。是在冠状动脉病变的基础上,发生冠状动脉血供急剧减少或中断,使相应的心肌严重而持久地急性缺血导致心肌坏死,出现剧烈胸痛、血清心肌酶升高、心电图进行性改变为特征的一种缺血性心脏病,死亡率高,预后差。

(一)临床表现

1.先兆

部分患者在发病前数日有乏力、胸部不适,活动时心悸、气急、烦躁、心绞痛等先期症状,其中以新发生心绞痛或原有心绞痛加重为最突出。心绞痛发作较以往频繁、性质剧烈、持续时间长、硝酸甘油疗效差、诱发因素不明显。同时心电图示 ST 段一过性明显抬高或降低,T 波倒置或增高。此时应警惕近期内发生心肌梗死的可能。

2.症状

(1)疼痛:是最先出现的症状,多发生于清晨,疼痛的性质与心绞痛相同,但诱因多不明显,且常发生于安静时,程度较重,持续时间较长,可达数小时或更长,休息和含服硝酸甘油片多不能缓解。患者常烦躁不安、出汗、恐惧,或有濒死感。少数患者无疼痛,一开始即表现为休克或急性心力衰竭。部分患者疼痛位于上腹部,被误认为胃穿孔、急性胰腺炎等急腹症;部分患者疼痛放射至下颌、颈部、背部上方,被误认为骨关节痛。

(2)全身症状:有发热、心动过速、白细胞增高和红细胞沉降率增快等,由坏死物质吸收引起。一般在疼痛发生后 24~48h 出现,程度与梗死范围常呈正相关,体温一般在 38℃ 左右,很少超过 39℃,持续约 1 周。

3.体征

心脏浊音界可正常也可轻度至中度增大;心率多增快,心尖区第一心音减弱;可出现第四心音奔马律;10%~20%患者在起病第 2~3 天出现心包摩擦音,为反应性纤维性心包炎所致;心尖区可出现粗糙的收缩期杂音或伴收缩中晚期喀喇音,为二尖瓣乳头肌功能失调或断裂所致;可有各种心律失常。

(二)主要并发症

1.心律失常

见于 75%~95%的患者,多发生在起病 1~2d,而以 24h 内最多见,可伴乏力、头晕、晕厥等症状。各种心律失常中以室性心律失常最多见,尤其是室性期前收缩。

2.心力衰竭

主要是急性左心衰竭,可在起病最初几天内发生或在疼痛、休克好转阶段出现,为梗死后心脏收缩力显著减弱或不协调所致,发生率为 32%~48%,出现呼吸困难、咳嗽、发绀、烦躁等症状,严重者可发生肺水肿,随后可发生颈静脉怒张、肝大、水肿等右心衰竭表现。右心室心肌梗死者可一开始即出现右心衰竭表现,伴血压下降。

3.低血压和休克

疼痛时血压下降常见。如疼痛缓解而收缩压仍低于 80mmHg,有烦躁不安、面色苍白、皮肤湿冷、脉细而快、大汗淋漓、尿量减少、神志迟钝甚至晕厥者,则为休克表现。休克多在起病后数小时至 1 周内发生。

(三)护理评估

1.评估病史资料

(1)病因:患者有无家族遗传心肌梗死病史、高血压、糖尿病、高血脂,长期精神紧张、吸烟、饮酒、熬夜、超重、生活饮食不规律的诱发因素。

(2)临床表现:有典型的心肌梗死症状,心电图有缺血性动态改变,实验室检查有心肌损伤的心肌酶特异性标志物增高,超声心动图示局限性室壁运动减弱并提示严重心肌缺血和梗死,冠状动脉造影结果。

(3)精神状况:心肌梗死患者发作时胸痛程度异常剧烈,伴有濒死感,由此产生恐惧心理,由于心肌坏死使患者的生活自理能力下降,患者易焦虑;入住监护室,频繁的抽血、检查,以及监护设施、环境陌生,进一步增加了患者的焦虑和恐惧。

2.危险分层

早期准确地对患者进行危险分层,有助于选择合理的治疗方案,从而改善预后。

(1)非ST段抬高心肌梗死的危险分层主要用TIMI方法,危险积分主要为7个预测因子:①年龄≥65岁;②至少存在3个冠心病危险因素(如家族史、糖尿病史、高血压、高胆固醇血症、吸烟);③冠脉狭窄显著(已知冠脉狭窄≥50%);④ST段压低;⑤严重心绞痛症状(24h心绞痛≥2次);⑥7d应用过阿司匹林;⑦心肌酶升高[CK-MB和(或)心肌特异性肌钙蛋白]。上述每一个危险因素积1分,TIMI积分0~1分时患者发生心血管事件的危险性为4.7%,TIMI积分为6~7分时,发生心血管事件的危险性可达40.9%。

(2)ST段抬高心肌梗死的危险分层主要根据TIMI危险积分为基础划分:①年龄>74岁和收缩压<100mmHg各设为3分;②年龄65~75岁、心率超过100/min、Killip分级Ⅱ~Ⅳ级床旁危险分级各设为2分;③有冠心病、高血压和心绞痛病史各设为1分;④体重低于67kg、开始治疗时间>4h各设为1分;⑤前壁心肌梗死或左束支传导阻滞设定为1分。上述危险积分介于0~14分,30d死亡率分别为:0分0.8%,2分1.6%,3分2.2%,4分7.3%,5分12%,6分16%,7分23%,8分27%,9分36%。

3.判断危险因素

(1)有心功能衰竭的危险。

(2)有心律失常的危险。

(3)有便秘的危险。

4.预防性护理措施

(1)心力衰竭危险的护理:①评估患者心功能,以Killip分级为依据。②评估心肌梗死的部位及面积大小,当梗死面积>40%,多会并发心源性休克和左心功能衰竭。③观察患者是否有呼吸困难、咳嗽、烦躁、发绀、尿少、听诊肺部有无湿性啰音等发生急性心衰的表现,重者出现颈静脉怒张、肝大、水肿等右心力衰竭体征。④观察有无面色苍白、皮肤湿冷、脉细而快、大汗淋漓、烦躁不安、尿量减少等心源性休克的表现。⑤备好急救抢救用品和药品。⑥加强心理护理,避免情绪烦躁,安慰和鼓励患者战胜疾病的信心,必要时使用镇静药。⑦饮食应清淡、易消化,不宜饱餐。

(2)心律失常危险护理:①评估发生心律失常的危险因素。见于75%~95%的患者,多发生在起病1~2周,以前24h内最常见,以室性心律失常最多见,表现为频发室早、短阵室速、室颤。②持续心电、血压监护,发现室性心律失常、室上性心律失常和缓慢心律失常时,遵医嘱采取不同药物治疗或电除颤。③监测电解质和酸碱平衡状况。④准备好急救车、除颤仪器、呼吸器等急救设备。

（3）便秘危险的护理：①评估患者排便次数、性状、难易程度。②心理疏导，向患者解释保持排便通畅的重要性，克服床上排便的心理障碍。③指导患者防止便秘的措施，进食要清淡，多食富含纤维的蔬菜和食物，必要时遵医嘱服用通便药物。④嘱患者排便时切勿用力，如病情允许可使用坐便椅床旁排便。

（四）观察与护理

1.急救护理

（1）心电监护：急性期，患者送入冠心病监护病房（CCU）进行持续的心电、血压、呼吸监测，定期观察心率、心律、血压、呼吸等各项生命指标。及时检出可能作为恶性心动过速先兆的任何室性早搏及室颤或完全性房室传导阻滞、严重的窦性心动过缓、房性心律失常等，及时予以诊治。

（2）氧气吸入：急性心肌梗死 1 周内，常规给予双鼻孔导管低流量持续或间歇吸氧。

（3）解除疼痛：疼痛可加重心肌缺血缺氧，使梗死面积扩大，应及时采取有效的镇痛措施。轻者可肌内注射罂粟碱 30～60mg；重者可应用吗啡 5～10mg 或哌替啶 50～100mg 静脉注射或肌内注射。

2.病情观察与护理

（1）当出现心绞痛突然严重发作或原有心绞痛程度加重、发作频繁、时间延长或服硝酸甘油无效；心前区疼痛伴恶心、呕吐、大汗、心动过缓；中老年患者出现不明原因的急性左心衰竭、休克、严重心律失常；心电图检查 ST 段上升或明显下降、T 波高尖或倒置等情况时，应考虑急性心肌梗死。

（2）心电图示波出现室性早搏呈频发性、多源性、二联律或三联律、R 波落在前一搏动 T 波上等变化，有可能发展为室性心动过速或心室颤动，应立即给予利多卡因 50～100mg 稀释后静脉推注，当早搏消失或减少时，可继续给予 1～4mg/min 静脉滴注维持疗效。

（3）当出现室性心动过速或室颤时，予以紧急电除颤复律。

（4）如发现患者烦躁、脉搏细、呼吸加快、皮肤湿冷、收缩压降至 80mmHg 以下、脉压 20mmHg 或原发高血压者，血压下降超过原有水平的 20% 以上时，应考虑低血压或休克。

（5）尿量少于 30mL/h，提示肾血流灌注不足。

3.血流动力学监测

预防泵衰竭的发生。血流动力学监测不仅能发现早期的左心功能不全，判断心功能不全的程度，鉴别低血容量性和心源性休克，而且可帮助判断预后，指导治疗。急性心肌梗死时心力衰竭是以左心衰竭为主。若肺动脉楔压＞2kPa 以上，可选用血管扩张剂硝普钠加入 5% 葡萄糖注射液 50mL 中静脉泵入，根据血流动力学的各种参数调整滴速和用量。并发休克时补充血容量或应用血管扩张药及儿茶酚胺类药物。在做血流动力学监测时，各种导管应定期用肝素稀释液冲洗，以保持通畅。最好用输液泵控制血管扩张剂的滴速，以保证疗效和防止血压下降。

4.心理护理

急性心肌梗死对患者心理影响巨大,表现为惊恐、忧虑、抑郁、易激惹。医护人员应以周到的服务,和蔼亲切的态度安慰患者,耐心倾听患者的主诉。讲解监护仪器的使用及治疗方法和预后,指导缓解紧张的放松训练方法。放松训练和程序:①舒适、自然、放松、安静地仰卧,抬高头部 45°~55°,双臂放于体侧,双腿稍分开,双目轻闭;②默念"放松",从头部开始,逐步向下至足部,尽量使肌肉放松;③深而慢地吸气-自然舒适屏气(约 1min)-舒畅自然的深呼气,同时配合自我暗示,使情绪进入安静状态,甚至可进一步达到微眠状态,从而使肌肉得到放松,心理紧张得到缓解。允许亲人探视,避免不良的心理刺激,使患者树立战胜疾病的信心,积极配合治疗。

5.休息与活动

根据不同的个体情况,制订详细的活动计划,在患者的活动过程中进行监护、指导,保证活动的安全有效。急性期患者需要绝对卧床休息,指导进行腹式呼吸、关节被动与主动运动。若病情稳定且无并发症,第 3 天床上坐起,第 4 天可下床站立,床边坐椅;第 5 天室内活动,在患者活动耐力范围内,鼓励患者处理部分生活活动如洗漱、进餐,以增加患者的自我价值感。逐渐过渡到室外活动,走廊散步、做医疗体操,试着上下一层楼梯等。恢复正常生活一般至少需要 2~3 个月时间。

6.饮食护理

由于患者心肌供血不足,心功能低下,心排血量减少,加上长时间卧床,胃肠蠕动减弱,消化功能不良,所以宜进低脂、低胆固醇、清淡易消化的流质或半流质饮食,避免食用辛辣食物或发酵食物,以减少便秘与腹胀。进食不宜太快及过饱,以免加重心脏负担。

7.保持排便通畅

入院后常规给予缓泻剂;若 2d 无大便时需积极处理。排便时必须由专人看护,严密观察心电图的改变。饮食中适当增加纤维食物;避免用力排便,防止因腹内压急剧升高,反射性引起心率及冠状动脉血流量变化而发生意外。

8.康复训练的监测

开始进行康复训练时,必须在医护人员的指导下进行,以不引起任何不适为度,心率增加 10~20/min 为正常反应。运动时心率增加<10/min 可加大运动量,进入高一阶段的训练。若运动时心率增加超过 20/min。收缩压降低超过 15mmHg,出现心律失常或心电图 ST 段缺血型下降≥0.1mV 或上升>/0.2mV,则应退回到前一个运动水平。出现下列情况时应减缓运动进程或停止运动:①胸痛、心悸、气喘、头晕、恶心、呕吐等;②心肌梗死 3 周内活动时,心率变化超过 20/min 或血压变化超过 20mmHg;③心肌梗死 6 周内活动时,心率变化超过 30/min 或血压变化超过 30mmHg。及时对训练效果做出评价,做好记录,保证康复训练的连续性。

(五)健康教育

1.饮食指导

合理膳食低饱和脂肪和低胆固醇饮食,要求饱和脂肪占总热量的 7% 以下,胆固醇<200mg/d。指导患者避免食用黄油、蛋黄、脂肪、动物内脏、坚果、猪油、巧克力、含乙醇及咖啡

因的饮料等。多食新鲜蔬菜、水果、豆制品、植物油。少量多餐,避免过饱。

2.戒烟

向患者讲解吸烟对健康特别是心血管方面的危害,有研究证明吸烟与心血管病发病和死亡相关并有明显的剂量-反应关系。告知戒烟方法,帮助制定戒烟计划,同时争取家属的支持和督促。每次随诊都必须了解并记录戒烟计划执行情况。

3.心理指导

心肌梗死后患者焦虑情绪多来自于对今后工作能力和生活质量的担心,应予以充分理解并指导患者保持乐观、平和的心情,正确对待自己的病情。鼓励家属和同事对患者要给予理解和支持,工作、生活中避免对其施加压力,并创造一个良好的身心修养环境,使患者早日身心康复。

4.康复指导

①建议患者出院后制订康复训练计划,运动中以达到患者最大心率的60%～65%的低强度长期锻炼是安全有效的。运动方式包括步行、慢跑、太极拳、骑自行车、游泳、健美操等,每周运动3～4d,开始时每次10～15min,逐步延长至每天30min以上,避免剧烈活动、竞技性活动、活动时间过长。个人卫生活动、家务劳动、娱乐活动等也对患者有益。②无并发症的患者心肌梗死后6～8周可恢复性生活,性生活应适度,若性生活后出现心率、呼吸过快,持续20～30min,感觉胸痛,心悸持续15min或疲惫等情况,应节制性生活。③经2～4个月的体力活动锻炼后,酌情恢复部分或轻体力工作,但对重体力劳动、驾驶员、高空作业及其他精神紧张的工种应予以更换。

5.用药指导

指导患者按医嘱服药,告知药物的作用和不良反应,并教会患者自测脉搏方法。若胸痛发作频繁、程度较重、时间较长,服用硝酸酯制剂疗效较差时,提示急性心血管事件,应及时就医。

6.照顾者指导

心肌梗死是心脏性猝死的高危因素,应教会家属心肺复苏的基本技术以备急用。

第三章　外科护理

第一节　甲状腺功能亢进的护理

甲状腺功能亢进,是各种原因所致循环血液中甲状腺素异常增多,以出现全身代谢亢进为主要特征的疾病总称。按引起甲亢的病因可分为:原发性甲亢、继发性甲亢和高功能腺瘤三类。①原发性甲亢:最常见,占甲亢的85%～90%,患者多为20～40岁,男女之比为1∶(4～7)。腺体呈弥漫性肿大、两侧对称;常伴眼球突出,故又称"突眼性甲状腺肿"。②继发性甲亢较少见,患者年龄多在40岁以上。主要见于单纯性甲状腺肿流行区,患者先有多年结节性甲状腺肿史.腺体呈结节状肿大。两侧多不对称;继而逐渐出现甲状腺功能亢进症状,易发生心肌损害;无突眼。③高功能腺瘤少见,甲状腺内有单发的自主性高功能结节,结节周围的甲状腺组织呈萎缩性改变,少见,无突眼。

一、病因与发病机制

1.自身免疫病

患者体内 T、B 淋巴细胞功能缺陷可合成多种针对自身甲状腺抗原的抗体,其中一种甲状腺刺激免疫球蛋白可以直接作用于甲状腺细胞膜上的 TSH(促甲状腺激素)受体,刺激甲状腺细胞增生,分泌亢进,这是本病主要原因。

2.诱发因素

研究证明,本病是在遗传的基础上,因感染、精神创伤、劳累等应激因素破坏机体免疫稳定性而诱发。

二、护理评估

(一)健康史

(1)除评估患者的一般资料.如年龄、性别等外,还应询问其是否曾患有结节性甲状腺肿或伴有其他自身免疫性疾病。

(2)了解其既往健康状况及有无手术史和相关疾病的家族史。

(3)发病前有无精神刺激、感染、创伤或其他强烈应激等情况。

(二)身体状况

1.局部

(1)甲状腺呈弥漫性、对称性肿大,随吞咽上下移动,质软、无压痛,有震颤及杂音,为本病主要体征。

(2)突眼症:不到半数的 GD 患者有突眼,突眼为眼征中重要且较特异的体征之一。典型突眼双侧眼球突出、睑裂增宽。严重者眼球向前突出、瞬目减少、上眼睑挛缩、睑裂宽;向前平视时,角膜上缘外露;向上看物时,前额皮肤不能皱起;看近物时,眼球聚合不良;甚至伴眼睑肿胀肥厚、结膜充血水肿。

2.全身

(1)高代谢综合征:由于 T_3、T_4 分泌过多,促进营养物质代谢,患者产热与散热明显增多,出现怕热、多汗,皮肤温暖湿润,低热等,多食善饥,体重下降。

(2)神经精神系统症状:神经过敏,多言好动,易激动、紧张焦虑、注意力不集中、记忆力减退、失眠。腱反射亢进,伸舌和双手前伸有细震颤。

(3)心血管系统症状:心悸,脉快有力,脉搏常在 100 次/分以上,休息和睡眠时间仍快是其特征性表现,脉压增大。

(4)消化系统症状:食欲亢进、消瘦;过多甲状腺激素刺激肠蠕动增加,大便次数增多等。

(5)其他:肌无力、肌萎缩,甚至甲亢性肌病等;女性患者月经量减少、闭经不孕;男性患者阳痿、乳房发育和生育能力下降等。

3.术后并发症评估

(1)呼吸困难和窒息:手术后最危急的并发症,多发生在术后 48h 以内,表现为进行性呼吸困难、烦躁、发绀甚至窒息,可有颈部肿胀,切口可渗出鲜血。出现呼吸困难和窒息的主要原因:①手术区内出血压迫气管;②喉头水肿;③气管受压软化塌陷;④气管内痰液阻塞;⑤双侧喉返神经损伤。

(2)甲状腺危象:甲亢术后危及生命的严重并发症之一,表现为术后 12～36h 内,出现高热(>39℃)、脉搏细速(>120 次/分)、烦躁不安、谵妄甚至昏迷、呕吐、水样便等,多发生于术后 36h 以内,病情凶险。主要原因诱因:术后出现的甲状腺危象主要与术前准备不充分、甲亢症状未能很好控制、手术创伤致甲状腺素过量释放及手术应急有关。

(3)喉返神经损伤:单侧喉返神经损伤可致声音嘶哑,双侧喉返神经损伤可发生两侧声带麻痹导致失音、呼吸困难甚至窒息。原因主要为手术切断、缝扎、挫夹或牵拉过度引起,少数由于血肿压迫或瘢痕组织的牵拉而发生。

(4)喉上神经损伤:外支损伤,会使环甲肌瘫痪,引起声带松弛、音调降低。内支损伤,则使喉部黏膜感觉丧失,容易发生误咽和饮水呛咳。原因多为结扎、切断甲状腺上动静脉时,离甲状腺腺体上极较远,未加仔细分离,连同周围组织大束结扎所引起。

(5)手足抽搐:多数患者仅有面部或手足的强直麻木感;重者每日多次面肌及手足疼痛性痉挛,甚至喉、膈肌痉挛、窒息。主要为甲状旁腺被误切或血供不足所致,导致具有升高和维持血钙水平的甲状旁腺激素不能正常分泌,血钙浓度下降至 2.0mmol/L 以下。

(三)心理-社会状况

1.心理状态

患者的情绪因内分泌紊乱而受到不同程度的影响,从轻微的欣快至谵妄程度不等;纷乱的情绪状态使患者人际关系恶化,更加重了患者的情绪障碍。此外,外形的改变,如突眼、颈部粗大可造成患者自我形象紊乱。因此,需评估患者有无情绪不稳定、坐卧不安、遇事易急躁、难以克制自己情绪或对自己的疾病顾虑重重等。

2.社会支持状况

评估患者及亲属对疾病和手术治疗的了解程度;了解患者及家庭的经济状况,评估有无因长期治疗造成经济负担加重而影响家庭生活的现象;了解患者所在社区的医疗保健服务情况等。

(四)辅助检查

1.基础代谢率测定(BMR)

基础代谢率是指人体在清醒而又极端安静的状态下,不受肌肉活动、环境温度、食物及精神紧张等影响时的能量代谢率。可根据脉压和脉率计算或用基础代谢率测定器测定,前者较简便,后者可靠。常用计算公式为:基础代谢率%=(脉率+脉压)-111,以±10%为正常,+20%~+30%为轻度甲亢,+30%~+60%为中度甲亢,+60%以上为重度甲亢。测定必须在清晨、空腹和静卧时进行。

2.甲状腺摄^{131}I率测定

正常甲状腺 24h 内摄取的^{131}I量为总入量的 30%~40%,若 2h 内甲状腺摄^{131}I量超过25%,或 24h 内超过 50%,且^{131}I高峰提前出现,都表示有甲亢,但不反映甲亢的严重程度。

3.血清 T_3、T_4 含量测定

甲亢时 T_3 值的上升较早,且速度快,约可高于正常值的 4 倍;T_4 上升较迟缓,仅高于正常的 2.5 倍,故测定 T_3 对甲亢的诊断具有较高的敏感性。诊断困难时,可作促甲状腺激素释放激素(TRH)兴奋试验,即静脉注射 TRH 后,促甲状腺激素 cTSH)不增高(阴性)则更有诊断意义。

4.促甲状腺激素(TSH)

血清 TSH 浓度变化是反映甲状腺功能最敏感指标,先于 TT_3、TT_4、FT_3、FT_4 出现异常。甲亢时 TSH 降低。

5.促甲状腺激素释放激素(TRH)

甲亢时 T_3、T_4 增高,反馈性抑制 TSH,故 TSH 不受 TRH 兴奋,TRH 给药后 TSH 增高可排除甲亢。本实验安全,可用于老人及心脏病患者。

(五)治疗要点

甲状腺大部切除术仍是目前治疗中度甲亢的一种常用而有效的方法,能使 90%~95%的

患者获得痊愈,手术死亡率低于 1%。主要缺点是有一定的并发症,4%～5% 的患者术后甲亢复发。

手术适应证:①继发性甲亢或高功能腺瘤;②中度以上的原发性甲亢;③腺体较大,伴有压迫症状,或胸骨后甲状腺肿等类型的甲亢;④抗甲状腺药物或碘治疗后复发或坚持长期用药有困难者。鉴于甲亢对妊娠可造成不良影响(流产和早产等),而妊娠又可能加重甲亢,因此,妊娠早、中期的甲亢患者凡具有上述指征者,仍应考虑手术治疗。

手术禁忌证:①青少年患者;②症状较轻者;③老年患者或有严重器质性疾病不能耐受手术治疗者。

三、护理诊断及合作性问题

1.营养不良:低于机体需要量

与甲亢时基础代谢率显著增高所致代谢需求量大于摄入量有关。

2.焦虑

与神经系统功能改变、甲亢所致全身不适等因素有关。

3.潜在并发症

甲状腺危象、呼吸困难和窒息、喉返神经损伤、喉上神经损伤或手足抽搐。

4.自我形象紊乱

与突眼和甲状腺肿大引起的身体外观改变有关

5.组织完整性受损

与浸润性突眼有关。

四、护理目标

(1)患者能积极配合和遵医嘱做好手术前药物控制甲亢的准备,未发生甲亢危象或发生后能得到及时救治和护理。

(2)患者术后生命体征平稳。未发生呼吸困难和窒息、喉返神经损伤、喉上神经损伤量手足抽搐等并发症。

(3)情绪稳定,焦虑减轻,营养状况稳定,表现为体重恢复正常。

五、护理措施

1.术前护理

(1)一般护理

①提供安静轻松的环境:将患者安置在通风、安静的病室。室温稍低,色调和谐,避免患者精神刺激或过度兴奋,使患者得到充分的休息和睡眠。向同病室室友解释甲亢相关症状,取得同病室患者的体谅与理解,限制来访,减少外来刺激。必要时可给患者提供单人病室,以防患

者间的互相干扰,避免情绪波动。

②患者因代谢率高,常感饥饿,为满足机体代谢亢进的需要,每天需供给患者 5～6 餐,鼓励其进食高热量、高蛋白质和富含维生素的均衡饮食。主食应足量,可适当增加奶类、蛋类、瘦肉类等优质蛋白以纠正负氮平衡,两餐之间增加点心。每日饮水 2000～3000mL 以补充出汗、腹泻、呼吸加快等所丢失的水分。但有心脏疾病的患者应避免大量摄水,以防水肿和心力衰竭。禁用对中枢神经有兴奋作用的浓茶、咖啡等刺激性饮料,戒烟酒。勿进食能够增加肠蠕动及易导致腹泻的富含纤维的食物。忌食海带、紫菜.海产品等含碘丰富的食物。

③卧位:睡眠时可采取侧卧颈部微曲位,以减轻肿大甲状腺对气管的压迫。

(2)药物准备术前通过药物降低基础代谢率是甲亢患者手术准备的重要环节。术前药物准备方法通常是开始即用碘剂,2～3 周后待甲亢症状得到基本控制,表现为:患者情绪稳定,睡眠好转,体重增加;脉率<90 次/分以下;基础代谢率<＋20% 后;腺体缩小变硬,便可进行手术。碘剂的作用在于抑制甲状腺素的释放,减少甲状腺血流,使甲状腺缩小变硬,有助避免术后甲状腺危象的发生。但因碘剂只能抑制甲状腺素的释放,而不能抑制甲状腺素的合成,停服后会导致储存于甲状腺滤泡内的甲状球蛋白大量分解,使原有甲亢症状再现,甚至加重。故碘剂不能单独治疗甲亢,仅用于手术前准备,凡不拟行手术治疗的甲亢患者均不宜服用碘剂。常用的碘剂是复方碘化钾溶液,每日 3 次口服,第 1 日每次 3 滴,第 2 日每次 4 滴,依此逐日递增至每次 16 滴止,然后维持此剂量至术日晨。由于碘剂可刺激口腔和胃黏膜,引起恶心、呕吐、食欲不振等不良反应,因此,护士可指导患者于饭后用冷开水稀释后服用,或在用餐时将碘剂滴在馒头或饼干上一同服用。

对于单用碘剂效果不佳的患者可先用硫脲类药物,待甲亢症状基本控制后停药,再单独服用碘剂 1～2 周,再行手术。因硫脲类药物能使甲状腺肿大充血,手术时极易发生出血,增加手术风险;而碘剂能减少甲状腺的血流量,减少腺体充血,使腺体缩小变硬,因此服用硫脲类药物后必须服用碘剂。

(3)突眼护理对眼睑不能闭合者必须注意保护角膜和结膜,经常点眼药水,防止干燥、外伤及感染,外出戴墨镜或使用眼罩以避免强光、风沙及灰尘的刺激。若患者不易或无法闭合眼睛时,应涂抗生素眼膏,并覆盖纱布或使用眼罩,预防结膜炎和角膜炎。

2.术后护理

(1)一般护理

①卧位:血压平稳后半卧位

②饮食:对于清醒患者,可给予少量温水或凉水,若无呛咳、误咽等不适,可逐步给予微温流质饮食,注意过热可使手术部位血管扩张,加重创口渗血。以后逐渐过渡到半流质及高热量、高蛋白质和富含维生素的软食,以利切口早期愈合。

③严密病情观察:术后早期加强巡视和观察病情,每 30min 测量脉搏、呼吸、血压一次。保持呼吸道通畅,加强对甲状腺术后患者的呼吸节律、频率和发音状况的评估,以利于早期发现并发症,一旦出现,立即通知医生,并配合急救。

（2）术后并发症的护理

①呼吸困难和窒息：需急救处理。

急救准备：床边必须常规准备气管切开包、拆线包、氧气筒、吸痰设备及急救物品，以备急用。

急救配合：对因血肿压迫所致呼吸困难或窒息者，须立即配合医生进行床边抢救，即剪开缝线，敞开伤口，迅速除去血肿，结扎出血的血管。若患者呼吸仍无改善则需行气管切开、吸氧；待病情好转，再送手术室作进一步检查、止血和其他处理。对喉头水肿所致呼吸困难或窒息者，应立即遵医嘱应用大剂量激素，如地塞米松 30mg 静脉滴入。若呼吸困难无好转，可行环甲膜穿刺或气管切开。

②甲状腺危象：具体护理措施如下。

避免诱因：a.做好充分的术前准备是避免术后甲状腺危象的最主要措施；b.注意避免出现应激状态（感染、手术、放射性碘治疗等）；c.严重的躯体疾病（心力衰竭、脑血管意外、急腹症、重症创伤、败血症、低血糖等）及精神创伤；d.口服过量甲状腺激素制剂；e.手术中避免过度挤压甲状腺。

提供安静轻松的环境：保持病室安静，室温稍低，色调和谐，避免患者精神刺激或过度兴奋，使患者得到充分的休息和睡眠。必要时可给患者提供单人病室，以防患者间的互相干扰。

加强观察：术后早期加强巡视和观察病情，一旦出现甲状腺危象的征象，立即通知医生，并配合急救。

急救护理：具体如下。a.碘剂：口服复方碘化钾溶液 3～5mL，紧急时将 10％碘化钠 5～10mL 加入 10％葡萄糖 500mL 中静脉滴注，以降低循环血液中甲状腺素水平或抑制外周 T_4 转化为 T_3。b.氢化可的松：每日 200～400mg，分次静脉滴注，以拮抗应激反应。c.肾上腺素能阻滞剂：利舍平 1～2mg，肌内注射；或普萘洛尔 5mg，加入葡萄糖溶液 100mL 中静脉滴注，以降低周围组织对儿茶酚胺的反应。d.降温：使用物理降温、药物降温和冬眠治疗等综合措施，使患者体温尽量维持在 37℃左右。常用苯巴比妥钠 100mg，或冬眠合剂Ⅱ号半量肌内注射，6～8h 1 次。

③喉返和喉上神经损伤：具体护理措施如下。

喉返神经损伤：一侧喉返神经损伤所引起的声嘶，可由健侧声带过度地向患侧内收而好转；两侧喉返神经损伤导致的失音或严重的呼吸困难，需做气管切开。

喉上神经损伤：一般经理疗后可自行恢复。

术后鼓励患者发音，注意有无声调降低或声音嘶哑，以早期发现神经损伤的征象并对症护理。喉上神经内支受损者，因喉部黏膜感觉丧失致反射性咳嗽消失，患者在进食，尤其饮水时，易发生误咽和呛咳，故要加强对该类患者在饮食过程中的观察和护理，吞咽不可过快，并鼓励其多进食固体类食物。

（3）手足抽搐：症状轻者可口服葡萄糖酸钙或乳酸钙 2～4g。重者发作时静脉注射 10％葡萄糖酸钙10～20mL 或氯化钙 10～20mL；症状较重者，可加服维生素 D_3，以促进钙在肠道的吸收;口服二氢速变固醇可迅速提高血钙含量,降低神经肌肉的兴奋性,效果较好。日常生活中适当限制肉类、乳品和蛋类等含磷较高食品的摄入,以减少钙的流失。

3.心理护理

对患者和蔼、热情,介绍手术的必要性和方法,及手术前后配合的事项,消除患者的紧张心理。解释保持情绪稳定的必要性,帮助患者尽快适应环境。鼓励家属给予心理支持,保持愉快的生活氛围。护士在完善患者各项治疗、提供各项生活护理的同时,更要做好对患者的心理安慰,鼓励其树立起战胜疾病的勇气和信心,以良好的心态积极配合各项治疗和护理措施的顺利实施。

六、护理评价

(1)患者是否出现甲状腺危象,或已发生的甲状腺危象是否得到及时发现和治疗。

(2)患者术后生命体征是否稳定,有无呼吸困难和窒息、喉返和喉上神经损伤、手足抽搐等并发症出现,防治措施是否恰当及时;术后恢复是否顺利。

(3)患者的营养需求是否得到满足,体重是否维持在标准体重的(100±10)%。

(4)患者眼结膜有无发生溃疡和感染,是否得到有效防治。

七、健康指导

1.休息

劳逸结合,适当休息和活动,以促进各器官功能的恢复。

2.饮食

选用高热量、高蛋白质和富含维生素的软食,以利切口愈合和维持机体代谢需求。

3.心理调适

引导患者正确面对疾病、症状和治疗,合理控制自我情绪,保持精神愉快和心境平和。

4.用药指导

使患者了解甲亢术后继续服药的重要性、方法并督促执行。

5.随访患者

出院后应定期门诊复查甲状腺功能,若出现心悸、手足震颤、抽搐等症状时及时就诊。

第二节 甲状腺功能减退的护理

甲状腺功能减退症简称甲减,系由多种原因引起的TH合成、分泌减少或生物效应不足导致的以全身新陈代谢率降低为特征的内分泌疾病。本病如始于胎、婴儿,则称克汀病或呆小症。始于性发育前儿童,称幼年型甲减,严重者称幼年粘液性水肿。成年发病则称甲减,严重时称粘液性水肿。按病变部位分为甲状腺性、垂体性、下丘脑性和受体性甲减。

一、护理评估

（一）健康史

1.甲状腺性甲减

约占 90% 以上,大多数是因后天获得性甲状腺组织破坏,由遗传因素引起 TH 酶系统失常者少见。其病因可分为:

(1)炎症:如免疫反应或病毒感染。

(2)放疗:如常见的 ^{131}I 放疗。

(3)甲状腺大部或全部手术切除。

(4)严重缺碘或长期过度摄碘。

(5)某些盐类、含硫氰基食物抑制甲状腺摄碘。

(6)遗传因素引起的甲减。

2.垂体性甲减

由于垂体疾病引起 TSH 不足而发生继发性甲减,其病因为肿瘤、手术、放疗及产后垂体缺血坏死。

3.下丘脑性甲减

TRH 分泌不足致 TSH 及 TH 分泌功能低下而引起继发性甲减。其病因有下丘脑肿瘤、下丘脑炎症、下丘脑肉芽肿和放疗。

4.受体性甲减

少见,特点是体内靶器官对 TH 的反应降低或丧失,血中 T_3T_4 正常增高,而临床表现为明显的甲减症状。

（二）身心状况

1.症状、体征

起病缓慢,早期缺乏特征,10 年以后出现典型症状。

(1)一般表现:畏寒,少汗,乏力,懒言少动。

(2)典型粘液性水肿患者呈表情淡漠、面色苍白、浮肿、皮肤干燥,踝部呈非凹陷性水肿,手足掌呈姜黄色改变。

(3)神经、精神系统:嗜睡,记忆力及智力低下,表现为反应迟钝、精神抑郁。严重者甚至出现幻觉、木僵或昏迷。

(4)心血管系统:心动过缓,<60 次/分,心音低钝,心界扩大,有心包积液的表现。

(5)消化系统:食欲减退,腹胀,便秘,严重患者可出现麻痹性肠梗阻。

(6)其他系统:性欲减退,男性阳痿,女性不育,溢乳。

2.并发症

甲状腺功能减退症性昏迷:在某些诱因作用下,特别是在寒冷季节,导致体温过低、二氧化

碳潴留、大脑功能障碍的表现,甚至昏迷。其预后差,病死率高达50%。导致甲减危象的诱因有:

(1)寒冷:严寒的冬季,外界气温降低,患者对TH的需求增加,但又不能代偿性分泌增加,以致诱发昏迷。

(2)感染:各种感染,尤其是肺炎,甲减患者感染时不发热,出现体温不升的改变。

(3)其他:如创伤、手术、麻醉及镇静剂、安眠药的应用等。

3.心理、社会因素

甲状腺功能减退症患者多见于中年女性,由于TH缺乏主要影响代谢和脏器功能,表现出神经、精神系统的改变,如嗜睡、记忆力及智力低下,呈神经症的表现,严重者发展为猜疑型精神分裂症,甚至痴呆、幻觉、木僵,出现社交孤立。治疗方案为永久性终身服药,患者易产生悲观、恐惧、失望等不良心理反应。

(三)辅助检查

1.TSH(或sTSH)升高

是甲状腺性甲减最早、最敏感的改变,多大于10uTu/mL。

2.TT_3或FT_3下降

见于甲减后期或重症者。

3.TT_4或FT_4降低

早于TT_3或FT_3的下降。

4.甲状腺摄^{131}I率低平。

5.TRH兴奋试验

垂体性甲减TSH无反应,下丘脑性甲减TSH呈延迟反应。

6.抗体测定

抗甲状腺球蛋白抗体、抗微粒体抗体阳性,其病因与自身免疫有关。

7.常规检查

患者常呈轻、中度贫血,甲状腺性甲减患者常伴有高脂血症。

二、护理诊断

1.社交障碍

与TH分泌不足有关。

2.体液过多

与组织间隙堆积大量粘液多糖类引起水肿有关。

3.保护能力改变

与TH缺乏、蛋白质功能降低有关。

4.便秘

与肠蠕动减弱、活动量减少有关。

5.潜在并发症

甲减性危象。

三、护理目标

(1)维持理想体重。

(2)促进正常排便。

(3)增进自我照顾能力。

(4)维护患者的安全。

(5)预防合并症。

四、护理措施

(一)给予心理疏导及支持

(1)多与患者交心、谈心,交流患者感兴趣的话题。

(2)鼓励患者参加娱乐活动,调动参加活动的积极性。

(3)建议患者听轻松、愉快的音乐,使其心情愉快。

(4)嘱患者家属多探视、关心患者,使患者感到温暖和关怀,以增强其自信心。

(5)给患者安排社交活动的时间,以减轻其孤独感。

(二)合理营养与饮食

(1)进食高蛋白、低热量、低钠饮食。

(2)注意食物的色、味、香,以促进患者的食欲。

(3)鼓励患者少量多餐,注意选择适宜的进食环境。

(三)养成正常的排便习惯

(1)鼓励患者多活动,以刺激肠蠕动、促进排便。

(2)食物中注意纤维素的补充(如蔬菜、糙米等)。

(3)指导患者进行腹部按摩,以增加肠蠕动。

(4)遵医嘱给予缓泻剂。

(四)提高自我照顾能力

(1)鼓励患者由简单完成到逐渐增加活动量。

(2)协助督促完成患者的生活护理。

(3)让患者参与活动,并提高活动的兴趣。

(4)提供安全的场所,避免碰、撞伤的发生。

(五)预防粘液性水肿性昏迷(甲减性危象)

1.密切观察甲减性危象的症状

(1)严重的粘液水肿。

(2)低血压。

(3)脉搏减慢,呼吸减弱。

(4)体温过低(<35℃)。

(5)电解质紊乱,血钠低。

(6)痉挛,昏迷。

2.避免过多的刺激,如寒冷、感染、创伤。

3.谨慎地使用药物,避免镇静药、安眠剂使用过量。

4.甲减性危象的护理

(1)定时进行动脉血气分析。

(2)注意保暖,但不宜作加温处理。

(3)详细记录出入水量。

(4)遵医嘱给予甲状腺激素及糖皮质激素。

五、评价

(1)患者能按医嘱正确服药。

(2)患者的症状缓解,体重恢复。

(3)患者对活动、社交等产生兴趣并参与其中。

(4)患者住院期间未发生并发症。

(5)患者对终身性永久服药表示顺应服从。

(6)患者及家属共同加深了对疾病发展与预后的认识和了解。

第三节　单纯性甲状腺肿的护理

一、概述

单纯性甲状腺肿又称"地方性甲状腺肿",主要是由于环境缺碘引起,初期表现为两侧甲状腺呈对称性、弥漫性肿大,逐渐可扪及多个或单个结节,较大的甲状腺肿可引起压迫症状,少数结节性甲状腺肿可继发功能亢进或恶变。

二、护理

1.护理评估

(1)健康史:评估患者的籍贯、发育史、用药治疗情况、家族史。

(2)相关因素:评估患者是否长期食用含硫脲的萝卜、白菜或因治疗服用硫脲类药物。

(3)症状和体征:评估患者甲状腺有无肿大,剧烈活动时有无气促感觉,有无声音嘶哑或吞咽困难。

（4）辅助检查：评估颈部 X 线和 B 超检查结果。诊断性质可疑时，可行穿刺细胞学检查。

（5）社会心理评估：评估患者的情绪及心理反应。

2.护理措施

（1）术前护理：

①指导患者训练手术体位（头低、颈过伸位及垫高肩部）。

②患者于清晨、空腹、安静卧床时测量血压、脉搏，连续 3 天，计算基础代谢率，排除甲状腺功能亢进。

③根据医嘱术前晚及术晨给予镇静剂。

④床旁备好气管切开包及吸引装置。

（2）术后护理：

①术后取平卧位，待血压平稳或全麻清醒后改半卧位，利于呼吸和引流。改变卧位、坐起和咳嗽时可用手固定颈部。

②术后待患者清醒后给予少量温凉开水，若无呛咳、误咽等不适，可给予微温流质，逐步过渡到半流质。

③严密观察生命体征，注意颈部肿胀、渗血情况，及时更换敷料。

④并发症的观察及处理：a.呼吸困难和窒息：气管塌陷者应立即行气管切开或气管内插管；切口内出血压迫气管所致呼吸困难，应迅速拆开缝线，敞开伤口，清除血肿，结扎出血的血管；喉头水肿者遵医嘱立即应用大剂量激素，如地塞米松 30mg 静脉滴注，若呼吸困难无好转，可行环甲膜穿刺或气管切开；黏痰堵塞气道者应立即吸痰或行超声雾化吸入。b.喉返神经损伤：声音嘶哑为单侧喉返神经受压或损伤所致，经理疗、发音训练等处理后，一般在 3～6 个月内可逐渐恢复；双侧喉返神经损伤可引起失声，严重者发生呼吸困难甚至窒息。如发生窒息，应立即行气管切开，并做好气管切开护理。c.喉上神经损伤：外支神经损伤，可引起声带松弛和声调降低；内支损伤可引起进食、特别是饮水时发生误咽或呛咳，经理疗后可自行恢复。d.手足抽搐：若术中误切或挫伤甲状旁腺，可引起口唇及四肢发紧、麻木、手足刺痛、抽搐等甲状旁腺功能低下表现。应加强监测血钙浓度动态变化，抽搐发作时立即给予 10％葡萄糖酸钙或氯化钙 10～20mL 缓慢静脉注射。

3.健康指导

（1）指导患者少食含有硫脲的萝卜、白菜等，青春发育期、妊娠期或绝经期的妇女宜多食含碘丰富的食物如海带、紫菜等。

（2）20 岁以下的弥漫性单纯甲状腺肿患者应遵医嘱可给予小量甲状腺素，常用剂量为 30～60mg/次，2 次/日，3～6 个月为一疗程。

（3）切口愈合后逐步练习颈部活动，促进颈部功能恢复。

（4）流行地区，食用碘化食盐，每 10～20kg 食盐中均匀加入碘化钾或碘化钠 1g。

4.护理评价

经过治疗和护理,评价患者是否达到:①了解单纯性甲状腺肿的病因。②安全、有效地用药。③掌握手术指征。④缓解患者焦虑情绪。⑤患者术后无并发症,或发生后得到及时处理。

第四章　妇产科护理

第一节　女性生殖系统炎症的护理

一、概述

(一)女性生殖器官的自然防御功能

女性生殖器官的解剖和生理特点使健康妇女具有比较完善的自然防御功能,一般不发生炎症。

1.解剖方面

双侧大阴唇自然合拢,遮掩阴道口和尿道口,盆底肌的作用能够使阴道口闭合,阴道前后壁紧贴,宫颈内口平时紧闭,同时宫颈管内膜分泌黏液形成"黏液栓"堵塞宫颈管,可以防止外界的污染及病原体的入侵。

2.生理方面

①阴道具有自净作用,阴道上皮在卵巢分泌的雌激素作用下增生变厚,可增强抵抗病原体入侵的能力,同时阴道上皮细胞含有的丰富糖原,被阴道杆菌分解为乳酸,从而维持阴道正常的酸性环境(pH 值为 3.8~4.4),可抑制不耐酸性病原体的生长繁殖。②子宫内膜周期性剥脱,可及时消除宫腔内的病原体。③宫颈黏液呈碱性,输卵管黏膜上皮细胞的纤毛向子宫腔方向摆动以及输卵管的蠕动,均有利于阻止病原体的侵入。

虽然女性生殖器官在解剖、生理方面具有较强的自然防御功能,但是由于外阴前邻尿道,后与肛门邻近,易受污染;同时外阴与阴道又是性交及各种宫腔操作的必经之路,容易受损伤及各种感染。此外,妇女在特殊生理时期如月经期、妊娠期、分娩期和产褥期,机体抵抗力下降,病原体容易侵入生殖道造成炎症。

(二)炎症的病原体

常见的病原体如下:

1.细菌

大多为化脓菌,如葡萄球菌、链球菌、大肠杆菌、厌氧菌、淋病奈瑟菌、结核杆菌等。

2.原虫

多见阴道毛滴虫。

3.真菌

以白色念珠菌为主。

4.病毒

以疱疹病毒、人乳头瘤病毒多见。

5.螺旋体

多见苍白密螺旋体。

6.衣原体

常见沙眼衣原体,感染症状不明显,但可引起炎症较严重的盆腔广泛粘连。

7.支原体

正常菌群的一种,在一定条件下可引起生殖道炎症。

(三)炎症的传染途径

1.沿生殖器黏膜上行蔓延

病原体侵入外阴、阴道后,沿黏膜经宫颈、子宫内膜、输卵管黏膜至卵巢及腹腔。葡萄球菌、淋病奈瑟菌及沙眼衣原体沿此途径扩散。

2.经血液循环播散

病原体从人体的其他系统经过血液循环感染生殖器官,此为结核杆菌的主要传播途径。

3.经淋巴系统蔓延

病原体经生殖器创伤处的淋巴管侵入扩散至盆腔结缔组织及内生殖器其他部分,此为产褥感染、流产后感染及放置宫内节育器后感染的主要传播途径。多见于链球菌、大肠杆菌、厌氧菌感染。

4.直接蔓延

腹腔脏器感染后,直接蔓延到内生殖器官,如患阑尾炎时可引起右侧输卵管炎。

(四)炎症的发展及转归

1.痊愈

痊愈是指当患者抵抗力强,病原体致病能力不强或治疗及时,抗生素使用恰当时,病原体完全被消灭,炎症很快消失,炎性渗出物完全被吸收。痊愈后,组织结构、功能都可以恢复正常,不留任何痕迹。但如果坏死组织及炎性渗出物发生机化,形成疤痕或粘连,组织结构和功能则不能完全恢复,而只是炎症消失。

2.转为慢性

炎症治疗不彻底、不及时或病原体对抗生素不敏感,身体防御功能和病原体若处于相持状态,炎症将长期存在。当身体抵抗力强时,炎症可以逐渐好转被控制;当机体抵抗力低下时,慢性炎症可急性发作。

3.扩散与蔓延

当患者抵抗力低下,病原体毒性作用强时,炎症可经淋巴和血行扩散或蔓延到邻近器官,严重时可形成败血症,危及生命。但随着各种广谱抗生素的问世,目前这种情况已不多见。

二、外阴部炎症

(一)外阴炎

外阴炎是指外阴皮肤与黏膜的炎症。由于外阴暴露于体外,与尿道口、肛门等部位邻近,因而易发生炎症。

1.护理评估

(1)健康史:询问患者有无阴道炎性分泌物刺激、尿液、粪便浸渍、穿化纤内裤、外阴不洁和局部使用化学药物过敏等诱因。

(2)身体评估

①临床表现:外阴皮肤瘙痒、疼痛、有灼热感,在性交、排尿、活动时加重。检查局部可发现充血、肿胀、糜烂、溃疡或湿疹等。

②心理、社会状况:患者因外阴部不适而影响工作、睡眠,因而产生情绪低落、焦虑。

2.护理诊断/合作性问题

(1)组织完整性受损:与炎症刺激、搔抓或用药不当有关。

(2)焦虑:与治疗效果不佳有关。

3.护理措施

(1)一般护理:保持外阴部清洁、干燥,常更换内裤,不穿过紧的和化纤内裤。急性期避免性生活,停用刺激性药物。

(2)治疗配合:消除诱因,保持局部清洁、干燥,局部涂抗生素软膏。积极寻找病因是进行有效治疗的关键。教会患者掌握坐浴和外阴部用药的方法。

(3)健康指导:指导患者养成良好的个人卫生习惯,特别注意经期、孕产期等特殊时期的卫生。不适时勿搔抓外阴部,勿使用刺激性药物或清洁剂擦洗外阴。

(二)前庭大腺炎

前庭大腺炎包括前庭大腺脓肿和前庭大腺囊肿。前庭大腺开口于小阴唇与处女膜间沟内,因性交、分娩或因外阴卫生不良,病原体易侵入前庭大腺引起炎症。

1.护理评估

初期外阴局部肿胀、发热、压痛明显,如脓肿形成时直径可达 $5\sim6cm$,有波动感。慢性期则形成前庭大腺囊肿,外阴有坠胀感或性交不适。

2.护理诊断/合作性问题

(1)疼痛:与前庭大腺脓肿形成有关。

(2)焦虑:与治疗效果不佳有关。

3.护理措施

(1)一般护理:急性期患者应卧床休息,保持外阴清洁。

(2)治疗配合:局部热敷或坐浴可减轻疼痛、促进炎症吸收。前庭大腺囊肿、脓肿形成者,可行切开引流或造口术。

(3)健康指导:注意个人卫生,积极治疗原发病。术后按时擦洗、坐浴,促进伤口愈合。

三、阴道炎

(一)概述

白带增多和外阴瘙痒是阴道炎的共同特征。常见的阴道炎有滴虫性阴道炎、外阴阴道假丝酵母菌病(旧称为念珠菌性阴道炎)、萎缩性阴道炎(旧称为老年性阴道炎)等,以滴虫性阴道炎最为常见。

1.滴虫性阴道炎

滴虫性阴道炎的病原体为阴道毛滴虫。可通过性交直接传播,也可通过公共浴池、衣物、游泳池、坐式马桶,或通过污染的妇科检查器具等间接传播。少数患者有滴虫存在,但无炎性表现,称为带虫者。

2.外阴阴道假丝酵母菌病

外阴阴道假丝酵母菌病也称外阴阴道念珠菌病,80%~90%的病原体为白假丝酵母菌,阴道酸性增强时易生长繁殖。传播方式主要为内源性感染,寄生于阴道的白假丝酵母菌,在阴道内酸度增高、局部抵抗力下降时即可引发疾病,还可通过性交直接传染或接触被污染的衣物导致间接传染。

3.萎缩性阴道炎

萎缩性阴道炎常见于绝经后妇女,也可见于手术切除卵巢的妇女,与卵巢功能衰退、雌激素水平低下有关,常为化脓菌混合感染。

(二)护理评估

1.健康史

询问阴道炎发作与月经周期的关系,了解有无妊娠、糖尿病及长期接受雌激素或抗生素治疗史,了解个人卫生习惯及有无穿紧身、化纤内裤等诱因。

2.身体评估

(1)临床表现

①滴虫性阴道炎:青春期、育龄期妇女多见,其典型的白带特征为灰黄色、稀薄泡沫状,可有臭味。妇科检查见阴道黏膜充血,严重者有散在的出血点,甚至子宫颈有出血斑点,呈"草莓样"外观。因滴虫吞噬精子,可能导致不孕。

②外阴阴道假丝酵母菌病:孕妇、糖尿病患者、应用大量雌激素及长期应用抗生素的患者多见,其主要症状为外阴奇痒,严重时坐卧不安,典型的白带特征为白色凝乳状或豆渣样。妇科检查可见外阴黏膜充血、阴道黏膜有白色膜状物附着,擦除后露出红肿黏膜面,甚至有糜烂和溃疡。

③萎缩性阴道炎:常见于绝经后妇女,也可见于手术切除卵巢的妇女,其主要症状是稀薄、淡黄色的阴道分泌物增多,严重时呈脓血性白带伴性交痛。妇科检查可见外阴阴道萎缩,阴道黏膜充血、有出血点或浅表溃疡。

(2)心理、社会状况:患者因外阴不适而影响正常工作、睡眠和性生活,可因此产生焦虑、烦躁等情绪,未婚或绝经后患者更易因害羞而不愿就诊。

3.辅助检查

通过阴道分泌物湿片法检查,找到阴道毛滴虫或白假丝酵母菌的孢子及假菌丝即可确诊。

(三)护理诊断/合作性问题

1.舒适度改变

与阴道瘙痒、分泌物增多有关。

2.组织完整性受损

与炎症刺激引起的瘙痒及搔抓有关。

3.焦虑

与反复发作及治疗效果不佳有关。

(四)护理措施

1.遵医嘱指导患者治疗,促进组织恢复

(1)检查配合:协助进行阴道分泌物湿片法检查,告知患者取分泌物前24~48小时避免性生活、阴道灌洗和局部用药。

(2)治疗配合:切断传播途径,消除诱因;通过阴道冲洗恢复阴道的自净作用,采用阴道局部用药或与全身治疗结合杀灭病原体。指导患者正确用药,注意观察药物反应。

①外阴擦洗、阴道灌洗:滴虫性阴道炎和萎缩性阴道炎患者用1%乳酸或0.5%醋酸溶液,外阴阴道假丝酵母菌病患者用2%~4%碳酸氢钠溶液。

②阴道局部用药:滴虫性阴道炎和萎缩性阴道炎患者,用甲硝唑泡腾片阴道内塞药,每晚1次,7~10天为一疗程。外阴阴道假丝酵母菌病用咪康唑或制霉菌素栓剂。萎缩性阴道炎患者局部应用甲硝唑等抗生素抑制细菌生长;补充雌激素以增加阴道抵抗力,也可用小剂量己烯雌酚阴道给药。

③全身治疗:a.滴虫性阴道炎患者可选择口服甲硝唑,服用后可出现胃肠道反应,偶见头痛、白细胞减少,应立即报告医生并停药;b.外阴阴道假丝酵母菌病顽固病例患者或未婚者可选用伊曲康唑、酮康唑等药物口服;c.萎缩性阴道炎患者选用尼尔雌醇口服。

2.心理护理

减轻患者心理负担,告知患者坚持按医嘱规范治疗即可治愈。

3.健康指导

(1)加强卫生知识宣教:嘱患者保持外阴清洁、干燥,将外阴清洗专用盆、毛巾、内裤等煮沸消毒;穿透气性好的棉织品内裤,注意性卫生;治疗期间避免饮酒及辛辣食物;外阴瘙痒时禁用刺激性药物、肥皂擦洗或搔抓;用药前洗净双手及会阴。

(2)治疗期间禁止性生活,病情顽固者性伴侣应同时治疗。向患者解释彻底治疗的必要性,督促患者按时复查,滴虫性阴道炎于月经后易复发,应于每次月经干净后复查 1 次白带,连续 3 次检查均阴性方可视为治愈。

四、子宫颈炎

宫颈炎是女性常见的下生殖道炎症。包括宫颈阴道部炎症及宫颈管黏膜炎症,有急性和慢性两种。临床以慢性宫颈炎为多见。

(一)临床表现

(1)大部分患者无症状。

(2)有症状者表现为白带增多,呈黏液脓性。

(3)外阴瘙痒及灼热感。

(4)经间期出血、性生活后出血。

(5)合并尿路感染者出现尿路刺激征。

(6)妇科检查可见宫颈充血、水肿、黏膜外翻,有黏液脓性分泌物附着甚至从宫颈管流出,宫颈管黏膜质脆,易出血。

(二)护理要点

告知患者物理治疗注意事项

(1)治疗前常规做宫颈细胞学检查。

(2)有急性生殖器炎症者注意休息,禁忌物理治疗。

(3)治疗时间宜选择在月经干净后 3～7 日内进行。

(4)保持外阴清洁,每日清洗外阴 2 次,禁止性生活及盆浴 2 个月。

(5)术后阴道分泌物增多需及时就诊。

(6)治疗结束,于两次月经干净后 3～7 日复查,未愈者择期进行第 2 次治疗。

(7)健康教育

①指导妇女定期进行妇科检查,发现宫颈炎积极治疗。

②注意个人卫生,勤换内衣裤,保持外阴清洁、干燥。

③出现血性白带或性生活后出血,早日就诊。

④治疗前做宫颈刮片细胞学检查,以除外癌变。

⑤避免分娩时器械损伤宫颈,发现宫颈裂伤及时缝合。

⑥做好心理护理,保护患者的隐私,给予心理支持与安慰。

五、盆腔炎性疾病

盆腔炎性疾病是指女性上生殖道的一组感染性疾病,包括子宫内膜炎、输卵管炎、输卵管卵巢脓肿、盆腔腹膜炎。最常见的是输卵管炎、输卵管卵巢炎。

(一)临床表现

因炎症轻重及范围大小而有不同的临床表现;轻者无症状或症状轻微。

(1)下腹疼痛伴发热、腰骶部酸痛、阴道分泌物增多;腹痛为持续性,活动或性交后加重。

(2)重者可出现寒战、高热、头痛、食欲减退。

(3)月经期发病可出现经量增多、经期延长。

(4)若有脓肿形成可有压迫刺激症状如膀胱刺激征及直肠刺激征等。

(5)患者心率加快、下腹部压痛、反跳痛、肌紧张,肠鸣音减弱或消失。

(6)盆腔检查

①可见阴道脓性、臭味分泌物;穹窿触痛明显。

②宫颈充血、水肿、举痛明显。

③宫体增大,有压痛,活动受限。

④子宫两侧压痛明显,若有脓肿形成则可触及包块且压痛明显。

(7)盆腔炎性疾病后遗症

①慢性盆腔痛。表现为下腹部坠胀、疼痛及腰骶部酸痛,常在劳累、月经前后、性交后加剧。

②输卵管粘连可致不孕、异位妊娠。

③盆腔炎性疾病反复发作。

(二)护理要点

(1)做好经期、妊娠期和产褥期卫生宣教。

(2)急性期半卧位休息。

(3)注意腹痛部位和性质,观察患者有无恶心、呕吐、腹泻等症状,对症处理。

(4)遵医嘱给药,并注意观察用药后反应。

(5)注意阴道分泌物的量及性状,保持会阴清洁。

(6)给予高热量、富含维生素和易消化的食物,鼓励患者多饮水。

(7)中药保留灌肠,嘱患者排空大便,以60～70滴/分的滴速缓慢滴入药液,并抬高臀部20cm,保留2小时以上。

(8)为手术患者做好围手术期各项护理。

(9)加强心理护理,耐心倾听患者诉说,了解患者真实感受,协助减轻心理压力。

(10)健康教育

①向患者讲解盆腔炎性疾病的病因、诱发因素、预防措施。

②教会患者掌握清洁会阴的方法,保持会阴部清洁。

③注意性生活卫生,预防性传播疾病。

④及时治疗下生殖道感染,及时彻底治疗急性盆腔炎性疾病。

⑤盆腔炎性疾病若未能得到及时、彻底治疗,可导致不孕、输卵管妊娠、慢性盆腔痛以及炎

症反复发作;应注意对患者进行心理疏导;指导患者家属理解盆腔炎性疾病后遗症治疗的复杂性和患者情绪变化,细微体贴患者。

⑥增加营养,增强体质,做好经期、妊娠期、产褥期的卫生宣教。

六、性传播疾病

(一)尖锐湿疣

尖锐湿疣是由人乳头状瘤病毒引起,多数由性传播途径传播,又称性病疣,现已成为常见的性传播疾病。潜伏期为1~3个月。早年性交、多个性伴侣、免疫力低下、吸烟及高性激素水平等是其发病的高危因素。温暖、潮湿的外阴皮肤黏膜交界处有利于人乳头状瘤病毒的生长繁殖。

1.护理评估

(1)健康史:询问有无不洁性生活史,了解发病经过和诊治过程,同时了解患者性伴侣的发病情况。

(2)身体评估

①症状:常不明显,患者可有瘙痒、烧灼痛或性交后疼痛。

②体征:外阴、大小阴唇、阴蒂、尿道口、阴道子宫颈及肛门周围有微小散在、柔软的乳头状疣,或为小而尖的丘疹,质地稍硬,孤立、散在或呈簇状,呈粉色或白色。病灶逐渐增大、增多,可互相融合成鸡冠状或菜花状,顶端可有角化或感染、溃烂。

③心理、社会状况:患者会出现紧张、恐惧等心理反应,表现为不愿就医或就医时隐瞒有关病史。

2.护理诊断/合作性问题

(1)自尊紊乱:它与社会不认同性传播疾病患者有关。

(2)舒适度改变:它与瘙痒、烧灼痛有关。

(3)有感染他人的危险:它与他人接触污染物有关。

3.护理措施

(1)提供心理护理和支持:尊重患者,耐心、热情、诚恳地对待患者,鼓励其及早就医并接受正规治疗,解释彻底治疗的重要性。

(2)治疗配合:治疗方法以局部治疗为主,去除外生疣体。常用手术切除治疗、冷冻或激光治疗、药物治疗。

(3)消除传染源:被污染的衣物、用具等应及时消毒清洗。性伴侣应同时进行检查和治疗;治疗期间避免性生活。

(4)患病孕妇护理:如病灶较大、影响阴道分娩时,可行剖宫产术,应提供相应的护理。

(5)健康教育:保持外阴部清洁卫生,避免不洁性生活。

(二)淋病

淋病是由淋病奈瑟菌引起,在性传播疾病中发病率最高。致病菌主要侵袭生殖系统、泌尿系统黏膜上皮,以宫颈管受感染最多见。一般通过性交途径感染,少数可通过被淋病患者分泌物污染的衣物、毛巾、浴盆等间接感染,新生儿可通过患淋病孕妇的产道而被感染,可引起淋病性结膜炎。淋病奈瑟菌离开人体不易生存,一般用消毒剂易将其杀灭。

1.护理评估

(1)健康史:询问接触史、发病时间及经过,有无治疗史。

(2)身体状况

①症状:急性淋病患者在感染后1~14天出现尿频、尿急、排尿困难等尿道炎症状和白带增多。

②体征:子宫颈炎时子宫颈充血,分泌物呈脓性,严重时可上行感染引起盆腔炎,并出现下腹痛、寒战、高热、白细胞增多等。

③心理、社会状况:了解患者对疾病的心理反应、家人及社会支持系统的情况。

(3)辅助检查:细菌学分泌物涂片检查,急性期可见革兰阴性双球菌;淋病奈瑟菌培养阳性是诊断淋病的主要依据。

2.护理诊断/合作性问题

(1)自尊紊乱:与社会不认同性传播疾病患者有关。

(2)舒适度改变:与尿频、尿急、排尿困难、脓性白带有关。

3.护理措施

(1)做好心理护理:尊重患者,护士多与患者沟通,消除其思想顾虑。

(2)急性淋病患者的护理:嘱患者卧床休息,指导患者接受及时、彻底的治疗,做好床边隔离,禁止性生活。性伴侣也应做淋病相关检查,阳性者同时接受治疗。

(3)治疗配合:急性淋病患者以抗生素治疗为主,性伴侣应同时接受治疗。治疗原则是尽早、彻底、及时、足量、规范用药。常用的药物有头孢菌素、大观霉素等。

(4)健康教育

①教会患者及家人自行消毒隔离的方法,被患者污染的衣物、物品等应先消毒、再清洗,患病的家长应与子女分床就寝。

②指导治疗后随访:一般在治疗后7天复查分泌物,以后每月查1次,若连续3次呈阴性,方能确定为治愈。

(三)梅毒

梅毒是由苍白密螺旋体(又称梅毒螺旋体)引起的慢性全身性性传播疾病,大多通过性接触传播,还可通过母婴传播、间接接触或输血感染传播。梅毒的潜伏期为2~3周。梅毒早期主要侵犯皮肤、黏膜,到晚期时可侵犯全身各组织、器官。苍白密螺旋体在体外干燥条件下不易生存,一般用消毒剂及肥皂水均可杀灭。

1.护理评估

(1)健康史:询问有无不洁性交史;孕母是否患有梅毒;有无输血史及共用注射器吸毒史;有无与梅毒患者非性接触史。

(2)身体状况

①分期及临床表现：

a.一期梅毒：主要为皮肤、黏膜损害，皮肤、黏膜呈暗红色斑疹，可扩大、隆起成丘疹，还可形成糜烂或溃疡，多发生于大小阴唇、阴唇系带、子宫颈及会阴等处。

b.二期梅毒：主要为梅毒疹，一般发生在感染后 7～10 周，出现头痛、头晕、关节痛、厌食、恶心呕吐、全身淋巴结增大等症状，皮肤损害为分布广泛且对称的多形皮疹，此期传染性强。

c.三期梅毒或晚期梅毒：病程在 2 年以上者，以心血管、神经系统损害最常见。孕妇体内的苍白密螺旋体经胎盘及脐静脉进入胎儿体内可导致先天梅毒。

②心理、社会状况：了解患者的心理反应有无自卑感，家人及社会方面的态度。

(3)辅助检查：苍白密螺旋体检查是最简单、可靠的方法。梅毒血清学检查为诊断梅毒的必要检查。

2.护理诊断/合作性问题

(1)自尊紊乱：与社会不认同性传播疾病患者有关。

(2)知识缺乏：缺乏梅毒传播和防治的知识。

3.护理措施

(1)心理护理：理解、关心患者，帮助患者建立自尊。

(2)提供与疾病相关的知识：向患者及家人介绍梅毒的传播途径、临床表现和防治措施。嘱咐患者不能随意中断治疗，并建议其性伴侣同时接受检查和治疗，在治疗过程中禁止性生活。

(3)治疗配合：治疗梅毒的首选药物是青霉素类抗生素，对青霉素过敏者可选用四环素或红霉素。治疗原则是及时、足量、规范用药，性伴侣必须同时接受治疗。

(4)健康教育：坚持定期随访，梅毒患者经充分治疗后，应随访 2～3 年。临床治愈为各种损害消退、症状消失；血清学治愈为梅毒血清学检查转为阴性，脑脊液检查为阴性。指导患者接受健康性行为的观念。

（四）获得性免疫缺陷综合征

获得性免疫缺陷综合征(简称艾滋病，AIDS)是由人免疫缺陷病毒(HIV)引起的高度传染性疾病。感染后机体丧失了抵御病原微生物侵袭的能力，易遭受各种条件致病微生物感染和患恶性肿瘤。该病主要有性传播、血液传播和母婴传播三种传播途径。本病预后不良，主要死因为条件致病微生物感染。目前尚无治愈方法。

1.护理评估

(1)健康史：询问有无艾滋病患者接触史，尤其注意性接触史；有无输血或血制品治疗史及静脉药瘾史等。

(2)身体状况

①临床表现：本病潜伏期长，一般认为，2～10 年可发展为艾滋病。早期无明显症状，发病后出现全身性病变，一般在感染后 2～4 周出现发热、全身不适、头痛、厌食、恶心、肌痛、关节痛

和淋巴结增大等表现。晚期因免疫功能严重缺陷,易发生机会性感染及恶性肿瘤,可累及全身各个器官及系统,以卡氏肺孢子虫肺炎最为常见,消化系统易出现口腔炎和食管炎。

②心理、社会状况:晚期患者因无特效治疗及预后不良,加之该病易遭受他人的歧视而产生焦虑、恐惧及悲观等心理。

(3)辅助检查:血常规检查可见不同程度的贫血、白细胞和血小板减少。HIV 抗体检测是目前确定有无 HIV 感染最简单有效的方法。

2.护理诊断/合作性问题

(1)社交孤立感:与对患者实施强制性管理及易被他人歧视有关。

(2)活动无耐力:与 HIV 感染、并发机会性感染和肿瘤等有关。

(3)恐惧:与疾病折磨、缺乏特效治疗及预后不良有关。

(4)潜在并发症:各种机会性感染。

3.护理措施

(1)一般护理

①注意血液、体液的隔离,并实施保护性措施。加强口腔及皮肤护理,防止继发感染。

②急性感染期和艾滋病期患者应绝对卧床休息,给予高热量、高蛋白、高维生素、易消化饮食。

(2)病情观察及对症护理

①密切观察发热程度,注意有无严重的机会性感染和恶性肿瘤等并发症的发生。

②对发热、咳嗽、呼吸困难等症状进行对症护理。

(3)治疗配合:目前无特效药物,主要采取一般治疗、抗病毒药物治疗及对症治疗。目前认为,早期采取抗病毒药物治疗是治疗的关键,同时积极进行支持治疗及并发症治疗,观察用药后反应。

(4)心理护理

①正确对待患者,多与患者进行有效沟通,了解患者的心理特点。

②为艾滋病患者创造非歧视的社会及病房环境,争取家人、朋友及社会的理解、支持及关心。

(5)健康教育

①积极、科学地宣传艾滋病的防治知识,帮助人们建立健康的生活方式,大力提倡禁毒,防止医源性感染,提倡性生活时使用避孕套,杜绝艾滋病的传播。

②针对高危人群开展宣传教育及行为干预工作,进行 HIV 抗体检测,同时应检测配偶及性伴侣,有效监测及管理。

第二节 女性生殖系统肿瘤的护理

一、子宫肌瘤

子宫肌瘤是女性生殖系统中最常见的良性肿瘤,主要由子宫平滑肌增生形成,其间有少量纤维结缔组织,好发于30~50岁女性,20岁以下者少见。

(一)概述

1.病因

子宫肌瘤的确切病因尚不清楚,由于其好发于生育期妇女,患病后子宫肌瘤继续生长和发展,绝经后子宫肌瘤停止生长,甚至萎缩或消失等特点,提示子宫肌瘤的发生、发展过程可能与女性激素有关。研究表明,25%~50%的子宫肌瘤存在遗传学异常。

2.病理

(1)巨检:子宫肌瘤表面光滑,为球形实质结节,大小不一,质地较子宫肌层硬,外表有被压迫的肌纤维束和结缔组织构成的假包膜,故与周围肌组织分界清楚,子宫肌瘤与假包膜之间有一层疏松网状间隙,手术时易剥出。一般子宫肌瘤呈灰白色,切面呈漩涡状结构。

(2)镜检:子宫肌瘤由平滑肌纤维和不等量的纤维结缔组织构成,肌细胞大小均匀,排列成漩涡状,细胞核呈杆状,染色较深。

3.分类

(1)按子宫肌瘤部位分类:按子宫肌瘤部位分为子宫体肌瘤(90%)和子宫颈肌瘤(10%)。

(2)根据子宫肌瘤与子宫肌壁的关系分类:根据子宫肌瘤与子宫肌壁的关系分为肌壁间肌瘤、浆膜下肌瘤、黏膜下肌瘤三种类型。子宫肌瘤可单发,也可多发。各种类型的子宫肌瘤发生在同一子宫上,称为多发性子宫肌瘤。

4.子宫肌瘤变性

当子宫肌瘤失去原来的典型结构时,称为子宫肌瘤变性。常见的变性有玻璃样变、囊性变、肉瘤变、红色变及钙化。

5.临床表现

典型症状为经量增多、经期延长及白带增多,多见于大的肌壁间肌瘤及黏膜下肌瘤,伴有下腹部包块及相应的压迫症状。

6.治疗要点

根据患者年龄、症状、肌瘤大小及生育功能的要求等情况进行全面分析后,可采取随访观察、药物治疗或手术治疗方案。

(二)护理评估

1.健康史

注意了解有无子宫肌瘤好发因素存在、有无子宫肌瘤家族史等。注意既往月经史、生育史,是否有不孕、流产史;询问有无长期使用雌激素类药物、病后月经变化情况、曾接受的治疗经过和取得的疗效。

2.身体状况

(1)症状:大多数患者无明显症状,仅于妇科检查时发现。有无临床表现及症状的轻重与子宫肌瘤发生部位、生长速度及子宫肌瘤有无变性有关。

①月经量增多、经期延长:最常见的症状,多见于黏膜下肌瘤及肌壁间肌瘤。黏膜下肌瘤伴感染时,可有不规则阴道流血或血样脓性排液。如长期多量出血,可导致继发性贫血。

②白带增多:子宫肌瘤使子宫腔面积增大,内膜腺体分泌增多,导致白带增多。

③下腹包块:当子宫肌瘤逐渐增大使子宫超过3个月妊娠大小时,下腹部可扪及包块。

④腰酸、下腹坠及腹痛:常感腰酸或下腹坠胀,当子宫肌瘤发生蒂扭转出现缺血坏死时,可出现急性腹痛,红色变性时腹痛剧烈并伴发热、恶心。

⑤压迫症状:子宫肌瘤生长部位大小不同,可产生不同的压迫症状,压迫膀胱时可出现尿频或尿潴留,如压迫直肠可出现里急后重、便秘等症状。

(2)体征:其体征与子宫肌瘤的大小、数目、位置及有无变性有关,子宫肌瘤较大者可在下腹部扪及质硬、不规则、结节状硬块物;妇科检查时子宫呈不规则形或均匀增大,质硬,表面可有数个结节状突起。黏膜下肌瘤的子宫多为均匀性增大,当肌瘤脱出于子宫颈口或阴道时,可见红色、表面光滑的实质性肿块;如伴有感染,表面可见溃疡,排液有臭味。

(3)心理、社会评估:患者对子宫肌瘤的性质缺乏了解,不知该选择何种治疗方案,或因需要手术治疗而感到害怕与焦虑。

3.辅助检查

采用B超检查、内镜检查、子宫输卵管造影等协助诊断。

(三)护理诊断

1.知识缺乏

缺乏子宫切除术后保健知识。

2.疲乏

它与长时间月经量大而致贫血有关。

3.个人应对无效

它与对子宫肌瘤治疗方案的选择无能为力有关。

(四)护理措施

1.一般护理

(1)提供相关知识,鼓励患者参与诊治过程:建立良好的护患关系,在评估患者及其家属对子宫肌瘤认知的情况下,提供治疗信息及治疗方案。对症状重、需手术切除子宫者,应让患者及其家属了解手术的必要性,告知切除子宫后不会影响性生活、失去女性特征,增强治疗康复信心。

（2）指导患者加强营养：对贫血者，给予补充铁剂。注意休息，保持局部的清洁卫生，以防感染。

2.观察病情

（1）对症护理：积极配合医生，缓解患者不适，应严密注意生命体征变化，对贫血严重者应遵医嘱给予输血。黏膜下肌瘤脱出者，应观察阴道分泌物的量、性状及颜色，嘱患者清洗外阴，每日 1～2 次；对浆膜下肌瘤应注意观察患者有无腹痛，了解腹痛的部位、性质及程度，如出现剧烈腹痛，应考虑蒂扭转，应马上告知医生，并做好急诊手术准备。除协助完成各项检查外，还要做好检测血型、交叉配血以备急用。

（2）做好术后护理和出院指导：经阴道行黏膜下肌瘤摘除术的患者，若蒂部留置止血钳，通常于术后24～48 小时取出；子宫全切或子宫肌瘤摘除的患者，术后应特别注意观察有无阴道流血、出血量及其性质。

3.治疗配合

（1）保守治疗

①随访观察：适用于子宫肌瘤小、无症状或症状较轻者，特别是临近绝经期妇女，应每3～6 个月定期随访一次。

②药物治疗：适用于子宫肌瘤小于 2 个月妊娠子宫大小、症状不明显或较轻者，近绝经期或全身情况不能手术者，采用：a.雄激素制剂，常用甲基睾丸素、丙酸睾丸酮等；青春期少女慎用，每月累计剂量不宜超过 300mg，否则导致女性男性化；b.抗雌激素制剂，常用三苯氧胺；c.促性腺激素释放激素类似物，用药后月经量减少，子宫肌瘤也能缩小，但停药后又可逐渐增大，副反应为潮热、急躁、出汗、阴道干燥等绝经综合征症状。

（2）手术治疗：手术治疗适用于子宫肌瘤超过 2 个月妊娠子宫大小、症状明显导致继发性贫血者，以及子宫肌瘤生长快，有恶变可能者。按手术切除范围分为子宫肌瘤切除术、全子宫切除术、次子宫切除术。手术可经腹、经阴道或在宫腔镜及腹腔镜下进行，对 40 岁以下未生育、需保留子宫者，一般采用子宫肌瘤切除术，对子宫肌瘤较大、症状重、药物治疗无效，无须保留生育功能或疑有恶变者，行次子宫切除术或全子宫切除术。

4.心理护理

耐心细致地解释有关子宫肌瘤的知识，通过连续性护理活动与患者建立良好的关系，减轻患者的无助感，解除其内心的顾虑、恐惧，树立康复的信心。

5.健康教育

保守治疗的患者明确随访的时间、目的及联系方式，按时接受随访者指导，以便随时修正治疗方案。向接受药物治疗者讲明药物的名称、作用、剂量、方法、可能出现的副作用及应对措施，不能擅自停药或用药过多。手术治疗者应术后 1 个月返院复查，3 个月内禁止性生活。子宫肌瘤切除术者应避孕 2 年。

二、卵巢肿瘤

卵巢肿瘤是女性生殖器官常见的肿瘤,在各个年龄均可发病。卵巢上皮性肿瘤好发于50～60岁的妇女。良性肿瘤者早期通常无明显症状,多在查体时偶然发现。近几年,卵巢恶性肿瘤的发病率呈上升趋势,且由于早期缺乏特异性症状,病变不易发现,一旦出现症状多属于晚期,所以首诊时晚期患者占70%。卵巢恶性肿瘤疗效不佳,5年生存率为30%～40%,其死亡率居妇科恶性肿瘤之首,严重威胁妇女生命和健康。

(一)病因及发病机制

卵巢上皮性肿瘤病因尚不明确,有学者提出持续排卵的假说。目前研究认为5%～10%的卵巢上皮癌有家族史或遗传史。

(二)组织学分类

卵巢肿瘤分类方法很多,最常用的是世界卫生组织(WHO)的卵巢肿瘤组织学分类(2003年制订)。

1.上皮性肿瘤

占原发性卵巢肿瘤的50%～70%,其恶性类型占卵巢恶性肿瘤的85%～90%。来源于卵巢表面的生发上皮,而生发上皮来自原始的体腔上皮,具有分化为各种苗勒上皮的潜能。若向输卵管上皮分化,形成浆液性肿瘤;向宫颈黏膜分化,形成黏液性肿瘤;向子宫内膜分化,形成子宫内膜样肿瘤。

2.生殖细胞肿瘤

占卵巢肿瘤的20%～40%。生殖细胞来源于生殖腺以外的内胚叶组织,在其发生、移行及发育过程中,均可发生变异,形成肿瘤。生殖细胞有发生多种组织的功能。未分化者为无性细胞瘤,胚胎多能者为胚胎癌,向胚胎结构分化为畸胎瘤,向胚外结构分化为内胚窦瘤、绒毛膜癌。

3.性索间质肿瘤

约占卵巢肿瘤的5%。性索间质来源于原始体腔的间叶组织,可向男女两性分化。性索向上皮分化形成颗粒细胞瘤或支持细胞瘤;向间质分化形成卵泡膜细胞瘤或间质细胞瘤。此类肿瘤常有内分泌功能,故又称功能性卵巢肿瘤。

4.转移性肿瘤

占卵巢肿瘤的5%～10%,其原发部位多为胃肠道、乳腺及生殖器官。

(三)临床表现

1.卵巢良性肿瘤

早期肿瘤较小,患者多无明显症状,常在妇科检查时偶然被发现,多为囊性,表面光滑,与子宫无粘连。当肿瘤增至中等大小时,常感腹胀,腹部可扪及肿块、边界清楚。若肿瘤长大充满盆腔时,可出现压迫症状,如尿频、便秘、气急、心悸等。

2.卵巢恶性肿瘤

早期多无明显症状。晚期主要症状为腹胀、腹部肿块及腹腔积液。症状的轻重取决于肿瘤的大小、位置、侵犯邻近器官的程度、肿瘤的组织学类型、有无并发症等。肿瘤若向周围组织浸润或压迫神经,可引起腹痛、腰痛或下肢疼痛;若压迫盆腔静脉,可出现下肢水肿;若为功能性肿瘤,产生相应的雌激素或雄激素过度症状。晚期可表现消瘦、严重贫血等恶病质征象。

3.并发症

(1)蒂扭转:是常见的妇科急腹症。好发于瘤蒂长、中等大小、活动度良好、重心偏于一侧的肿瘤(如畸胎瘤)。约10%卵巢肿瘤并发蒂扭转。常发生于患者突然改变体位时,或妊娠期、产褥期由于子宫大小、位置改变亦易发生蒂扭转。患者典型症状是突然发生一侧下腹剧痛,常伴恶心、呕吐甚至休克,系腹膜牵引绞窄引起。妇科检查可扪及张力较大的肿物,常伴有压痛、以瘤蒂部最明显。有时不全扭转可自然复位,腹痛随之缓解。蒂扭转一经确诊,应尽快手术治疗。

(2)破裂:约3%卵巢肿瘤发生破裂,破裂有自发性和外伤性两种。自发性破裂常因肿瘤生长过速、穿破囊壁所致;外伤性破裂常因腹部受重击、分娩、性交、妇科检查及穿刺等引起。其症状轻重由破裂口大小、流入腹腔囊液的性质和量决定。小囊肿或单纯浆液性囊腺瘤破裂时,患者仅感轻度腹痛;大囊肿或成熟畸胎瘤破裂后,常导致剧烈腹痛,伴恶心、呕吐,有时可导致腹腔内出血、腹膜炎及休克。妇科检查可发现腹部压痛、腹肌紧张,可有腹腔积液征,原有肿块摸不到或仅扪及小而张力低的肿块。疑有肿瘤破裂应立即剖腹探查。

(3)感染:较少见,可表现为发热、腹痛、肿块,腹部压痛、反跳痛,腹肌紧张及白细胞计数升高等。治疗应先应用抗生素抗感染,后行手术切除肿瘤。若短期内感染不能控制,宜即刻手术。

(4)恶变:卵巢良性肿瘤可发生恶变,恶变早期无症状,不易被发现。若发现肿瘤生长迅速,尤其呈双侧性,应疑恶变。故确诊为卵巢肿瘤者应尽早手术。

4.卵巢恶性肿瘤临床分期

现多采用FIGO 2014年手术-病理分期(表4-1),用以估计预后和比较疗效。

表4-1　卵巢癌手术-病理分期(FIGO,2014)

Ⅰ期	肿瘤局限于卵巢
ⅠA	肿瘤局限于一侧卵巢(未累及包膜),卵巢表面没有肿瘤;腹腔积液或腹腔冲洗液中没有恶性细胞
ⅠB	肿瘤局限于双侧卵巢(未累及包膜),卵巢表面没有肿瘤;腹腔积液或腹腔冲洗液中没有恶性细胞
ⅠC	肿瘤局限于一侧或双侧卵巢,有如下情况之一
ⅠC1	(1)术中手术导致肿瘤破裂
ⅠC2	(2)术前肿瘤包膜破裂,或者卵巢表面出现肿瘤
ⅠC3	(3)腹腔积液或腹腔冲洗液中出现恶性细胞
Ⅱ期	肿瘤累及一侧或双侧卵巢,伴盆腔蔓延(在骨盆缘以下)

ⅡA	肿瘤蔓延至和(或)种植于子宫和(或)输卵管
ⅡB	肿瘤蔓延至盆腔的其他腹膜内组织
Ⅲ期	肿瘤累及一侧或双侧卵巢,伴有细胞学或组织学确认的盆腔外腹膜播散和(或)转移至腹膜后淋巴结
ⅢA	转移至腹膜后淋巴结,伴有或不伴有骨盆外腹膜的微小转移
ⅢA1	仅有腹膜后淋巴结阳性(细胞学或组织学确认)
ⅢA1(ⅰ)	转移灶最大直径≤10mm(注意是肿瘤直径而非淋巴结直径)
ⅢA1(ⅱ)	转移灶最大直径>10mm
ⅢA2	骨盆外(骨盆缘之上)累及腹膜的微小转移,伴有或不伴有腹膜后淋巴结阳性
ⅢB	骨盆缘外累及腹膜的大块转移,最大直径≤2cm,伴有或不伴有腹膜后淋巴结阳性
ⅢC	骨盆缘外累及腹膜的大块转移,最大直径>2cm,伴有或不伴有腹膜后淋巴结阳性(注1)
Ⅳ期	腹腔之外的远处转移
	ⅣA:胸腔积液细胞学阳性
	ⅣB:转移至腹腔外器官,包括腹股沟淋巴结和腹腔外淋巴结(注2)

注1:包括肿瘤蔓延至肝脏和脾脏包膜,但不包括脏器实质的受累。

注2:脏器实质转移属于ⅣB期。

5.良性肿瘤与恶性肿瘤的鉴别(表4-2)

表4-2 卵巢良性肿瘤与恶性肿瘤鉴别

鉴别内容	良性肿瘤	恶性肿瘤
病史	病程长,生长缓慢	病程短,迅速增大
包块部位及性质	单侧居多,囊性,光滑,活动	双侧居多,实性或囊实性,不规则,固定,后穹隆实性结节或包块
腹腔积液		常有,可能查到恶性细胞
一般情况	良好	可有消瘦、恶病质
B型超声	为液性暗区,边界清晰,可有间隔光带	液性暗区内有杂乱光团、光点,界限不清
CA125(>50岁)	<35U/mL	>35U/mL

(四)辅助检查

1.盆腔彩超

可了解肿瘤的部位、大小、形态,提示肿瘤为囊性或实性,鉴别卵巢肿瘤、腹腔积液和结核性包裹性积液。

2.肿瘤标志物

(1)血清 CA125:是目前被认为对卵巢上皮性肿瘤较为敏感的肿瘤标志物,阳性率达 80%～90%,但特异性不强,其他妇科疾病或恶性肿瘤也可以引起升高。所以 CA125 水平升高还必须结合临床综合分析。

(2)血清 AFP:对卵黄囊瘤有特异性诊断价值。

(3)血清 hCG:对非妊娠性卵巢绒癌有特异性。

(4)性激素。

(5)血清 HE4:目前推荐与 CA125 联合应用来判断盆腔肿块的良、恶性。

3.腹腔镜检查

可直接观察肿块外观和盆腔、腹腔及横膈等部位。

4.细胞学检查

抽取腹腔积液或腹腔冲洗液和胸腔积液,行细胞学检查。

(五)治疗

1.良性

密切随访或手术治疗。

2.恶性

以手术为主,辅以化疗、放疗。医生应根据患者年龄、生育要求、肿瘤分期及全身状况综合分析。

3.手术目的

(1)明确诊断。

(2)切除肿瘤。

(3)对恶性肿瘤进行手术-病理分期。术中不能明确诊断者,应将切下的卵巢肿瘤送快速冷冻组织病理学检查,进行确诊。手术可通过腹腔镜和(或)剖腹方式,卵巢良性肿瘤常采用腹腔镜手术,恶性肿瘤多使用剖腹手术。术后根据卵巢肿瘤的性质、组织学类型、手术-病理分期等因素来决定是否进行辅助治疗。

(六)护理评估

1.风险评估

评估患者的日常活动能力,有无发生压疮、跌倒、坠床的风险及其程度。

2.身体评估

评估患者的年龄、健康状态、意识状态、神志与精神状况、生命体征、营养及饮食情况、BMI、排泄型态、睡眠型态,评估是否采取强迫体位、有无行走不便。有盆腔包块者应重视肿块的生长速度、性质、伴随症状等,评估肿块的部位、活动度、边界是否清楚。

3.病史评估

询问家族史并收集与发病有关的高危因素;了解患者是否疼痛,包括疼痛的性质、部位;了解目前的治疗及用药;评估既往病史、家族史、过敏史、手术史、输血史。根据患者年龄、病程长短及局部体征,初步判断是否为卵巢肿瘤,有无并发症。

4.心理-社会评估

了解患者的文化程度、工作性质、家庭状况以及家属对患者的理解和支持情况。评估患者的心理适应情况、社会支持系统、经济状况、性格特征、文化背景等。

5.疼痛评估

评估疼痛部位、性质、程度、持续时间、诱因、缓解方式等,疼痛程度采用数字评分法进行评估。

6.其他评估

评估患者的个人卫生习惯,对疾病认知以及自我保健知识的掌握程度,了解患者有无烟酒嗜好。

(七)护理措施

1.术前护理

(1)病情观察

①包块:观察生长的部位、性质、活动度、边界是否清楚,是否伴随如尿频、尿潴留、便秘、肠梗阻等。

②疼痛:卵巢恶性肿瘤患者早期多无自觉症状,不易察觉,后期肿瘤浸润周围组织或压迫神经症状明显。密切观察疼痛部位、性质、程度、持续时间,诱因、缓解方式等。

③监测空腹体重及腹围,观察有无腹腔积液。

④观察患者有无呼吸困难或心悸等症状。

⑤关注营养消耗、食欲等,恶性肿瘤患者关注有无恶病质等征象。

(2)用药护理:术前预防性应用抗生素可明显降低手术部位感染率,常用注射用盐酸头孢替安。

①药理作用:本品的抗菌作用机制是阻碍细菌细胞壁的合成。本品对革兰氏阴性菌有较强的抗菌活性,是因为它对细菌细胞外膜有良好的通透性和对β-内酰胺酶比较稳定,以及对青霉素结合蛋白1B和3亲和性高,从而增强了对细胞壁粘肽交叉联结的抑制作用所致。

②用法:术前30分钟预防性应用,将1g本品用生理盐水溶解后静脉滴注,30分钟到1小时内滴注完毕。

③适应证:适用于治疗敏感菌所致的肺炎、支气管炎、胆道感染、腹膜炎、尿路感染以及手术后或外伤引起的感染和败血症等。

④禁忌证:既往对本品有休克史者、对本品或对头孢类抗生素有过敏史者。

⑤不良反应

a.休克:偶有发生休克症状,因而给药后应注意观察,若发生感觉不适、口内感觉异常、喘鸣、眩晕、排便感、耳鸣、出汗等症状,应停止给药。

b.过敏性反应:若出现皮疹、荨麻疹、红斑、瘙痒、发热、淋巴结肿大、关节痛等过敏性反应时应停止给药并做适当处置。

c.肾脏:偶尔出现急性肾衰竭等严重肾功能障碍,因而应定期检查、充分观察,出现异常情况时,应中止给药,并做适当处置。

d.血液:有时出现红细胞减少,粒细胞减少,嗜酸性粒细胞增高,血小板减少,偶尔出现溶血性贫血。

e.肝脏:少数患者可出现一过性丙氨酸氨基转移酶升高和碱性磷酸酶升高。

f.消化系统:恶心、呕吐、腹泻、食欲缺乏、腹痛等症状。

g.呼吸系统:偶尔发生发热、咳嗽、呼吸困难、胸部 X 线片异常。

h.中枢神经系统:对肾衰竭患者大剂量给药时有时可出现痉挛等神经症状。

i.菌群交替现象:偶有出现口腔炎、念珠菌症。

j.维生素缺乏症:偶有出现维生素 K 缺乏症(低凝血酶原血症、出血倾向等),维生素 B 族缺乏症(舌炎、口腔炎、食欲缺乏、神经炎等)。

k.其他:偶有引起头晕、头痛、倦怠感、麻木感等。

⑥注意事项

a.对青霉素类抗生素有过敏史者、孕妇及哺乳期妇女、本人或父母兄弟有易引起支气管哮喘、皮疹、荨麻疹等变态反应性疾病体质者及严重肾功能障碍者应慎用;高龄者、全身状态不佳者因可能出现维生素 K 缺乏症,所以应用时要充分进行观察。

b.为了避免大剂量静脉给药时偶尔引起的血管痛、血栓性静脉炎,应充分做好注射液的配制、注射部位的观察、注射方法的熟练等,并尽量减慢注射速度,现用现配。

(3)腹腔化疗的护理:腹腔化疗主要用于卵巢癌扩散至盆、腹腔内,合并腹腔积液,腹膜面及横膈下常有广泛转移者。腹腔用药直接接触肿瘤,加强了药物对肿瘤的作用,其疗效与药物浓度呈正相关。腹腔化疗能有效防止晚期卵巢癌复发转移,缩小肿瘤病灶。通过对腹腔化疗密切观察及化疗前后的精心护理,减轻了化疗药物对正常组织的损害,提高了患者对化疗的耐受性,有效预防了并发症的发生。同时正确引导患者树立战胜疾病的信心,可有效提高治疗效果。

①腹腔化疗前:讲解腹腔化疗的目的和方法。嘱咐患者尽量排空膀胱以免穿刺时误伤膀胱。清洁腹部皮肤,测量腹围、空腹体重、身高,以准确计算化疗药物的剂量。若有腹腔积液的患者应先缓慢放出腹腔积液,一次放出量最多不能超过 1000mL,以免腹压突然降低发生虚脱。进行腹腔灌注前应将液体温度加温至与患者体温相近,以减少腹部刺激。

②腹腔化疗中:严密观察患者有无出现腹痛、腹胀及其他胃肠道不良反应,监测患者血压、呼吸、脉搏等。及时更换输液,防止空气注入腹腔,影响化疗药物的输入。严密观察穿刺部位是否有红、肿、胀、痛等,若有液体外渗应及时更换敷料,以防化疗药物外渗,引起局部皮肤坏死。

③腹腔化疗后:注药后协助患者变换体位,从平卧头低位→平卧头高位→左侧卧位→右侧卧位→俯卧位,各种体位均需保持 15 分钟,以使药物在腹腔内均匀分布,便于吸收和提高疗效。操作后,按压穿刺点 5~10 分钟,以免液体流出、皮下出血。

④不良反应

a.腹痛、腹胀:因腹腔内一次性灌注大量液体,易出现腹胀、腹痛等症状。当患者诉腹胀时,应向患者解释原因,解除患者顾虑,转移患者注意力。高浓度化疗药物的持续浸泡可刺激腹膜和肠管,引起痉挛性腹痛,如灌注速度过快则可加重腹痛症状,故在控制灌注速度的同时可在灌注液中加入利多卡因、地塞米松等药物以减轻刺激症状。若患者腹痛明显,应密切监测生命体征,在遵医嘱给予镇痛药物的同时,向患者解释腹痛原因,安慰患者,消除其恐惧心理。

b.药物外渗:化疗前先用生理盐水连接输液通道,确定药物无外渗时,再输注化疗药。输注过程中观察有无渗漏现象,严密观察穿刺部位是否有红、肿、胀、痛等,随时询问患者是否有疼痛感。怀疑有渗漏时应立即停止输注化疗药。

c.感染:进行操作时应严格遵守无菌原则。穿刺部位要保持清洁,如发生渗血、渗液,应及时通知医生处理。

d.肠粘连:化疗药物输注后,嘱患者多翻身活动,抬高臀部,使药物充分弥散,一方面促进药物的均匀分布和吸收,另一方面也可减少肠粘连的发生。

(4)并发症的护理观察

①便秘、尿潴留:巨大肿块出现局部压迫致排尿、排便不畅时,应予以导尿,使用缓泻剂软化粪便。

②蒂扭转:患者突然发生一侧下腹剧痛、可伴有恶心、呕吐甚至出现休克。

a.协助患者取舒适体位,以减轻疼痛,减少疲劳感和体力消耗。患者呕吐时协助患者坐起或侧卧,头偏向一侧,以免误吸。

b.观察患者腹痛及呕吐情况,记录呕吐次数,观察疼痛的性质、程度、缓解方式及呕吐物的性质、量、颜色和气味等。

c.观察患者有无脱水征象,如出现软弱无力、口渴,皮肤黏膜干燥、弹性减低,尿量减少、烦躁、神志不清等症状及时通知医生,遵医嘱补充水分和电解质。

d.急性疼痛未明确诊断时,不可随意使用镇痛药物,以免掩盖病情。

e.观察患者有无休克征象,记录尿量、生命体征。

③肿瘤破裂:患者突然出现急性腹痛,有肿瘤破裂的可能。大囊肿破裂时常伴有恶心、呕吐,易导致腹腔内出血、腹膜炎及休克。若患者腹痛缓解后又突然加剧,同时出现烦躁、面色苍白、肢端温度下降、呼吸及脉搏加快,血压不稳或下降等表现,血常规检查示红细胞计数、血红蛋白和血细胞比容等降低,常提示腹腔内有活动性出血,应立即通知医生。

④感染:患者出现发热、腹痛,腹部压痛、反跳痛、肌紧张等,提示感染的可能。应协助患者取半坐卧位,以减少炎症扩散,密切观察生命体征变化,遵医嘱给予抗生素治疗,加强巡视。

⑤腹腔积液

a.协助患者取舒适体位,大量腹腔积液时可取半卧位,使膈肌下降,有利于呼吸。

b.每日监测患者腹围、空腹体重。

c.遵医嘱给予低盐饮食,补充蛋白质。

d.遵医嘱使用利尿剂,准确记录出入量。

e.腹腔穿刺前排空膀胱,以免穿刺时损伤膀胱。

f.腹腔穿刺引流时注意要点:协助医生操作,注意保持无菌,以防止腹腔感染。操作过程中如患者自感头晕、恶心、心悸、呼吸困难,应及时告知医护人员,以便及时处理。注意观察并记录积液的颜色、性质、量。放液速度不宜过快,每小时不应超过 1000mL,一次放腹腔积液量不超过 4000mL,以免引起蛋白质急性大量丢失及电解质紊乱。若出现休克征象,立即停止放腹腔积液。大量放腹腔积液后需束以腹带,以防腹压骤降,内脏血管扩张而引起休克。放腹腔积液前后均应测量腹围、生命体征,检查腹部体征,以观察病情变化。

⑥心理护理:护士应积极主动与患者沟通,了解患者的心理状态,消除患者的焦虑、恐惧等不良情绪反应。讲解身边愈后良好的病例来鼓励患者,使其树立战胜疾病的信心,积极配合治疗。

2.术后护理

(1)病情观察

①观察阴道流血的颜色、性质、量。

②观察伤口渗血的情况。

③恶性肿瘤患者,应观察其出入量情况及生命体征。

(2)用药护理

①注射用奈达铂

a.药理作用:奈达铂为顺铂类似物。进入细胞后,甘醇酸酯配基上的醇性氧与铂之间的键断裂,水与铂结合,导致离子型物质(活性物质或水合物)的形成,断裂的甘醇酸酯配基变得不稳定并被释放,产生多种离子型物质并与 DNA 结合,并抑制 DNA 复制,从而产生抗肿瘤活性。

b.用法:现用现配,用生理盐水溶解后,再稀释至 500mL,静脉滴注,滴注时间不应少于1 小时,滴完后需继续点滴输液 1000mL 以上。推荐剂量为每次给药 $80\sim100mg/m^2$,每疗程给药 1 次,间隔 3～4 周后方可进行下一疗程。

c.适应证:主要用于头颈部癌、小细胞癌、非小细胞肺癌、食管癌、卵巢癌等实体瘤。

d.禁忌证:有明显骨髓抑制及严重肝、肾功能不全者;对其他铂制剂及右旋糖酐过敏者;孕妇、可能妊娠及有严重并发症的患者。

e.注意事项:听力损害,骨髓、肝、肾功能不良,合并感染,水痘患者及老年人慎用。本品有较强的骨髓抑制作用,并可能引起肝、肾功能异常。应用本品过程中应定期检查血液常规,肝、肾功能,并密切注意患者的全身情况,若发现异常应停药,并适当处置。对骨髓功能低下、肾功能不全及应用过顺铂者,应适当减少初次给药剂量;本品长期给药时,毒副反应有增加的趋势,并有可能引起延迟性不良反应,应密切观察。注意出血倾向及感染性疾病的发生或加重。本品主要由肾脏排泄,应用本品过程中须确保充分的尿量以减少尿液中药物对肾小管的毒性损伤。必要时适当输液,使用甘露醇、呋塞米等利尿剂。饮水困难或伴有恶心、呕吐、食欲缺乏、腹泻等患者应特别注意。对恶心、呕吐、食欲缺乏等消化道不良反应应注意观察,并进行适当的处理。合用其他抗恶性肿瘤药物(氮芥类、代谢拮抗类、生物碱、抗生素等)及放疗可能使骨髓抑制加重。育龄患者应考虑本品对性腺的影响。本品只能静脉滴注,应避免漏于血管外。

本品配制时,不可与其他抗肿瘤药混合滴注,也不宜使用氨基酸溶液、pH 值≤5 的酸性液体(如电解质补液、5%葡萄糖溶液或葡萄糖氯化钠溶液等)。本品忌与含铝器皿接触。在存放及滴注时应避免直接日光照射。

②紫杉醇

a.目的:抑制细胞分裂和增生,发挥抗肿瘤作用。

b.注意事项:治疗前,应先采用地塞米松、苯海拉明及 H₂ 受体拮抗剂治疗。轻微症状如面色潮红、皮肤反应、心率略快、血压稍降可不必停药,可将滴速减慢。但如出现严重反应如血压低、血管神经性水肿、呼吸困难、全身荨麻疹,应遵医嘱停药并给以适当处理。有严重过敏的患者下次不宜再次应用紫杉醇治疗。

c.不良反应:过敏反应:多数为Ⅰ型变态反应,表现为支气管痉挛性呼吸困难、荨麻疹和低血压。几乎所有的反应发生在用药后最初的 10 分钟。骨髓抑制:贫血较常见。神经毒性:表现为轻度麻木和感觉异常。胃肠道反应:恶心、呕吐、腹泻和黏膜炎。

③吉西他滨

a.目的:破坏细胞复制。

b.注意事项:可引起轻度困倦,患者在用药期间应禁止驾驶和操纵机器;滴注药物时间的延长和增加用药频率叮增大药物的毒性,需密切观察。

c.不良反应:骨髓抑制:可出现贫血、白细胞计数降低和血小板减少。胃肠道反应:出现恶心、呕吐、腹泻等。肾脏损害:出现轻度蛋白尿和血尿。过敏:出现皮疹、瘙痒、支气管痉挛症状。

(3)化验及检查护理指导:CA125 是监测卵巢癌的一项特异性较强的指标,对卵巢癌的诊断、监测、术后观察和预后判断都有较好的实用性。正常值一般<35U/mL,其升高幅度与肿瘤的发展程度相关。其数值对手术或治疗后肿瘤复发的监测有重要意义,复发者 CA125 的阳性率甚至高于原发瘤,持续升高的血清 CA125 常意味着呈恶性病变或治疗无效,而测定值明显下降则预示治疗显效。

(4)并发症护理观察:高龄、手术时间长、癌症患者术后遵医嘱指导并帮助患者穿着抗血栓弹力袜以促进下肢静脉血液的回流,预防血栓的发生,注意保持弹力袜平整。术后使用气压式循环驱动泵按摩下肢,以避免因术后活动少而发生血栓的危险。

(5)心理护理:晚期卵巢癌患者对自己的病情很容易产生悲观、绝望心理,这种心理对治疗和康复很不利,故必须引起高度重视。及时把握患者的心理活动,抓住时机有针对性地对患者进行心理疏导,尽量消除患者的悲观情绪,以减轻患者的心理压力,保持乐观情绪,树立战胜疾病的信心。对于性格内向的患者可以与家属达成一致,善意的隐瞒病情,手术后尽可能地利用家人的关心和医护人员的耐心疏导逐渐让患者接受事实并配合治疗。卵巢癌患者普遍思想负担重、顾虑多,容易产生恐惧心理,对治疗丧失信心,表现为情绪低落。这时需要安慰患者,与患者建立融洽的护患关系,给患者讲解腹腔化疗的优点及重要性,使患者了解化疗的目的,简单说明操作步骤及可能出现的不良反应,使患者有充分的心理准备,使之能积极有效地配合治疗。

（6）健康教育

①饮食：进食高蛋白（牛奶、鸡蛋、瘦肉等）、富含维生素 A（动物肝脏、蛋类、鱼肝油等）的食物，避免高胆固醇饮食。

②休息与活动：术后鼓励患者早期活动，有利于增加肺活量、减少肺部并发症、改善血液循环、促进伤口愈合、预防深静脉血栓、预防肠粘连、减少尿潴留的发生。开腹手术患者活动时应注意保护伤口，避免过度活动影响伤口愈合。恢复期应劳逸结合，避免重体力劳动。

③疾病相关知识宣教

a.普查：30 岁以上妇女每年应行妇科检查，高危人群每半年检查 1 次，必要时进行 B 型超声检查和 CA125 等肿瘤标记物检测。

b.高危人群：乳腺癌和胃肠癌患者治疗后应严密随访，定期妇科检查，确定有无卵巢转移。

c.随访：卵巢非赘生性肿瘤直径<5cm，应定期（3～6 个月）接受复查。卵巢恶性肿瘤易复发，应长期随访与监测。在治疗后第 1 年，每 3 个月随访 1 次；第 2 年后每 4～6 个月 1 次；第 5 年后每年随访 1 次。随访内容包括症状、体征、全身情况、盆腔检查及 B 型超声检查。根据组织学类型，进行血清 CA125、AFP、hCG 等肿瘤标志物测定。

④出院指导

a.手术患者：遵医嘱坚持治疗，按时复查。注意饮食合理搭配，少食辛辣、盐腌、油炸食物，多吃蔬菜水果。劳逸结合，避免重体力劳动。保持会阴清洁，勤换内裤。卵巢肿瘤患者术后不宜马上进行性生活，通常应等到身体完全恢复、阴道残端愈合良好，复查时根据医嘱确定恢复性生活的时间。

b.化疗患者：注意口腔卫生，使用软毛刷清洁口腔。化疗前及化疗期间应多饮水，尿量维持在每日 2000mL 以上。预防便秘，保持大便通畅。出院期间如出现腹痛、腹泻、阴道出血、异常分泌物及发热、乏力应立即就医。告知患者化疗引起的脱发不必担心，停药后会自行恢复，化疗结束后恶心、呕吐及胃部不适大概要持续 1 周左右。嘱患者加强营养，少食多餐，进食一些清淡、易消化的食物。化疗后 2～3 天复查血常规及肝、肾功能等，4 周后复查血常规、尿常规、肝肾功能、肿瘤标志物、心电图、酌情做胸片检查，结果合格后，根据预约时间再次入院进行化疗。如有不适随时就诊。

（7）延续护理

①化疗结束后督促患者定期在门诊进行复查，及时发现有无复发迹象。

②建立定期随访登记本，电话或门诊随访患者的情况，做好肿瘤标志物、B 型超声检查、妇科检查及影像学检查的记录。

③定期开展"妇科肿瘤健康教育"活动，与患者进行交流、沟通，拉近医患距离。告知患者肿瘤俱乐部微信平台，患者遇到问题可随时咨询。定期开展肿瘤知识讲座，讲解妇科肿瘤疾病等相关知识，提高患者对疾病的认识，增强患者战胜疾病的信心。

三、宫颈癌

宫颈癌为最常见的妇科恶性肿瘤。近 40 年由于宫颈脱落细胞涂片的普遍应用,使宫颈癌和癌前病变得以早期发现、早期诊断和早期治疗,宫颈癌的发病率、病死率有明显下降。

(一)临床表现

1.症状

(1)阴道出血:早期为接触性出血,晚期为不规则阴道出血。

(2)阴道排液:白色或血性,稀薄如水样或米泔样,有腥臭味,晚期出现大量脓性或米汤样恶臭白带。

(3)晚期症状:因癌灶累及范围而出现不同继发症状,有持续性腰骶痛、坐骨神经痛、尿频、尿急、便秘、下肢肿痛、肾盂积水、尿毒症,晚期可有贫血、恶病质等全身衰竭症状。

2.体征

(1)原位癌或微小浸润癌可无明显病灶,宫颈光滑。

(2)外生型癌宫颈可见息肉状、菜花状赘生物,常伴感染,质脆、易出血;内生型癌表现为宫颈肥大、质硬、宫颈管膨大如桶状。

(3)晚期癌组织坏死脱落,宫颈表面形成溃疡或空洞伴恶臭。

(4)阴道壁受累时赘生物生长或阴道壁变硬。

(5)宫旁组织受累时,双合诊、三合诊检查可扪及宫颈旁组织增厚、结节状、质硬或形成冰冻骨盆。

(二)护理要点

1.术前护理

(1)心理护理:倾听患者的主诉,同情理解患者的心情,关心患者对治疗的反应,鼓励家属多给予亲情关怀。

(2)指导患者接受各种诊治方案:评估患者目前的身心状态及对诊治方案的心理反应,鼓励患者提出问题并与其共同讨论问题,缓解其不安情绪,使患者以积极的态度接受诊疗。

(3)加强营养:给予高蛋白、高脂肪、高维生素饮食,必要时给予静脉营养治疗。

(4)保证手术能够按时实施的护理:

①术前为患者及家属讲解各项操作的目的、意义、时间、过程和可能出现的不适,使患者理解并主动配合。

②每日冲洗外阴,勤换会阴垫,保持局部清洁、干燥。

③术前 3 日开始肠道准备,给予少渣、半流质饮食,遵医嘱给予肠道抑菌剂和导泻剂。术前 1 日晚清洁灌肠,保证肠道清洁。

2.术后护理

(1)严密观察患者病情变化,根据护理级别监测生命征。

（2）及时准确记录出入液量。

（3）观察切口是否渗血,保持敷料清洁、干燥。

（4）保持腹腔引流、阴道引流通畅,认真观察引流液的颜色、性质和量的变化,如有异常及时通知医师处理,引流管一般于术后 7～8 日拔除。

（5）留置导尿管的护理:

①术后留置尿管 7～14 日,应注意保持通畅,定时更换集尿袋,注意无菌操作。

②拔除尿管前 3 日,夹闭尿管,每 2～3 小时开放 1 次,以恢复膀胱功能。

③拔除尿管后协助患者排尿,无法自行排尿者给予诱导排尿,仍无效时重新留置尿管。

（6）指导卧床患者在床上进行肢体锻炼,以预防并发症的发生。

（7）术后接受化疗、放疗者按相应的护理常规进行护理。

3.做好术后随访。

4.健康教育

（1）提供预防保健知识,宣传诱发宫颈癌的高危因素,积极治疗慢性宫颈炎,定期进行妇科普查,发现异常及时就诊。

（2）鼓励患者及家属参与出院计划的制定,以保证计划的实施。

（3）告知患者出院后如有阴道出血或分泌物增多等异常情况,应及时复诊。

（4）向患者及家属宣传随访的重要意义,告知术后随访时间及内容。

①治疗后 2 年内每 3 个月复查 1 次,3～5 年内每 6 个月复查 1 次,第 6 年开始每年复查 1 次。

②随访内容:包括盆腔检查、阴道刮片细胞学检查、胸部 X 片及血常规等。

（5）根据患者的具体情况指导术后生活方式。

四、子宫内膜癌

子宫内膜癌发生于子宫体的内膜层,以腺癌为主,又称子宫体癌。是女性生殖器三大恶性肿瘤之一,多见于老年妇女。

（一）临床表现

1.阴道出血

早期无明显症状,以后出现阴道出血。

（1）绝经后患者表现为持续性或间歇性出血。

（2）尚未绝经者主诉月经量增多,经期延长,或经间期出血。

2.阴道排液

早期为浆液性或浆液血性白带,晚期合并感染时出现脓性或脓血性排液,有恶臭。

3.疼痛

晚期癌肿浸润周围组织或压迫神经时可出现腰骶及下腹部疼痛,并向下肢及足部放射;宫腔积脓时,可出现下腹胀痛及痉挛样疼痛。

4.全身症状

晚期患者常伴发热、贫血、消瘦、恶病质及全身衰竭等症状。

(二)护理要点

1.心理护理

鼓励患者及家属说出疑虑,提供针对性指导,增强治疗信心。

2.手术治疗护理

执行《妇科腹部手术护理常规》,参照《宫颈癌护理常规》提供护理活动,同时执行以下护理常规:术后 6~7 日阴道残端缝合线吸收或感染可致残端出血,须密切观察并记录出血情况,嘱患者卧床休息,减少活动。

3.药物治疗护理

(1)孕激素治疗:

①对晚期或复发癌患者、不能手术切除、年轻、癌变早期、要求保留生育功能的患者,可采用孕激素(醋酸甲羟孕酮、己酸孕酮、甲羟孕酮)治疗。

②因孕激素用药剂量大,至少用 10~12 周才能评价疗效,需告知患者耐心配合治疗。

③应告知患者药物名称、口服用药的时间、剂量及可能出现的不良反应。

④注意观察药物不良反应,主要表现为水钠潴留、水肿、药物性肝炎等,停药后逐渐好转。

(2)抗雌激素制剂治疗:

①抗雌激素制剂(他莫昔芬,TMX)治疗子宫内膜癌,其适应证与孕激素治疗相同。

②应告知患者药物名称、口服用药的时间、剂量及毒不良反应。

③注意观察药物不良反应,表现为潮热、胃寒、急躁等类似围绝经期综合征的症状;骨髓抑制表现为白细胞、血小板计数下降;其他不良反应可有头晕、恶心、呕吐、不规则阴道少量出血、闭经等。

4.化疗护理

晚期不能手术或治疗后复发者可考虑使用化疗。

5.盆腔放疗护理

(1)放疗前应灌肠并留置导尿管,以保证肠道、膀胱空虚状态,避免放射性损伤。

(2)在腔内放置放射源期间,需保证患者绝对卧床,应教会患者在床上运动肢体的方法,以避免发生长期卧床并发症。

(3)在取出放射源后,鼓励患者渐进性下床活动及逐渐恢复生活自理。

6.健康教育

(1)普及防癌教育,增强自我保健知识,定期进行防癌检查。

(2)对高危人群进行随诊、检查。

(3)严格掌握雌激素的用药指征,加强对用药人群的监护和随访,定期监测子宫内膜。

(4)围绝经期及绝经后的妇女有阴道不规则出血应及时就诊,警惕子宫内膜癌可能。

(5)做好出院指导,告知定期随访,及时确定有无复发。

①随访时间:术后 2 年内,每 3~6 个月随访 1 次,术后 3~5 年,每 6~12 个月随访 1 次。

②随访内容:盆腔检查、阴道细胞学涂片检查、胸片。期别晚者,可进行 CA125 检查,根据不同情况选用 CT、MRI 等。

③患者出院随访时,确定恢复性生活的时间及进行体力活动的程度。

第三节　妊娠滋养细胞肿瘤的护理

妊娠滋养细胞肿瘤(GTN)是恶性妊娠滋养细胞疾病,发病率在东南亚最高,欧美地区较低,包括侵蚀性葡萄胎、绒毛膜癌以及罕见的胎盘部位滋养细胞肿瘤。侵蚀性葡萄胎是指葡萄胎组织侵入子宫肌层或转移至子宫以外的疾病,全部继发于葡萄胎妊娠,一般认为有 5%~20% 的葡萄胎可发展成侵蚀性葡萄胎,大多数侵蚀性葡萄胎发生在葡萄胎清除后 6 个月内,恶性程度一般不高,预后较好。绒毛膜癌是滋养细胞疾病中恶性程度最高的一种,患者多为育龄妇女,也可发生于绝经后妇女,其中 50% 继发于葡萄胎,少数发生于足月产、流产及异位妊娠后。在化疗药问世之前,绒毛膜癌的死亡率高达 90% 以上。随着诊断技术及治疗方法的发展,绒毛膜癌患者的预后已得到极大的改善。

一、病因及发病机制

病因尚不清楚,可能与卵子的异常受精有关。侵蚀性葡萄胎镜下可见水泡状组织侵入子宫肌层,有绒毛结构及滋养细胞增生和异型性,但绒毛结构也可退化,仅见绒毛阴影。绒毛膜癌镜下可见滋养细胞和合体滋养细胞成片状高度增生,明显异型,不形成绒毛或水泡状结构,并广泛侵入子宫肌层造成出血坏死。

二、临床表现

1.无转移滋养细胞肿瘤

大多数继发于葡萄胎妊娠。

(1)阴道流血:在葡萄胎排空、流产或足月产后,有持续的不规则阴道流血,量多少不定。也可表现为一段时间的正常月经后再停经,然后又出现阴道流血。长期阴道流血者可继发贫血。

(2)子宫复旧不全或不均匀性增大:在葡萄胎排空后 4~6 周子宫尚未恢复到正常大小,质地偏软。也可受肌层内病灶部位和大小的影响,表现出子宫不均匀性增大。

(3)卵巢黄素化囊肿:由于 hCG 的持续作用,在葡萄胎排空、流产或足月产后,两侧或一侧卵巢黄素化囊肿可持续存在。

(4)腹痛:一般无腹痛,但当子宫病灶穿破浆膜层时可引起急性腹痛及其他腹腔内出血症状。若子宫病灶坏死继发感染也可引起腹痛及脓性白带。黄素化囊肿发生扭转或破裂时也可出现急性腹痛。

(5)假孕症状:由于肿瘤分泌的 hCG 及雌、孕激素的作用,表现出乳房增大,乳头及乳晕着色,甚至有初乳样分泌,外阴、阴道、宫颈着色,生殖道质地变软。

2.转移性滋养细胞肿瘤

大多为绒毛膜癌,肿瘤主要经血行播散,转移发生早而且广泛。最常见的转移部位是肺(80%),再依次是阴道(30%)、盆腔(20%)、肝(10%)和脑(10%)等,各转移部位症状的共同特点是局部出血。

(1)肺转移:通常无症状,仅通过 X 线胸片或肺 CT 做出诊断。典型表现为胸痛、咳嗽、咯血及呼吸困难。这些症状常呈急性发作,但也可呈慢性持续状态达数月之久。在少数情况下,可因肺动脉滋养细胞瘤栓形成,造成急性肺梗死,出现肺动脉高压、急性呼吸功能衰竭及右心衰竭。

(2)阴道转移:转移灶常位于阴道前壁及穹窿,呈紫蓝色结节,破溃时引起不规则阴道流血,甚至大出血。一般认为系宫旁静脉逆行性转移所致。

(3)肝转移:为不良预后因素之一,多同时伴有肺转移。多数无转移相关症状,也可表现上腹部或肝区疼痛、黄疸等,若病灶穿破肝包膜可出现腹腔内出血,导致死亡。

(4)脑转移:预后凶险,为主要的致死原因。一般同时伴有肺转移和(或)阴道转移。转移初期多无症状。脑转移的形成可分为 3 个时期:

①瘤栓期:可表现为一过性脑缺血症状如猝然跌倒、暂时性失语、失明等。

②脑瘤期:出现头痛、喷射样呕吐、偏瘫、抽搐直至昏迷。

③脑疝期:颅内压不断升高,脑疝形成,压迫生命中枢,最终死亡。

(5)其他转移:包括脾、肾、膀胱、消化道、骨等,其症状视转移部位而异。

3.临床分期

采用国际妇产联盟(FIGO)妇科肿瘤委员会制订的临床分期,该分期包含了解剖学分期和预后评分系统两个部分(表 4-3),其中规定预后评分≤6 分为低危,≥7 分为高危。

表 4-3　滋养细胞肿瘤解剖学分期(FIGO)

Ⅰ期	病变局限于子宫
Ⅱ期	病变扩散,但仍局限于生殖器官(附件、阴道、阔韧带)
Ⅲ期	病变转移至肺,有或无生殖系统病变
Ⅳ期	所有其他转移

三、辅助检查

1.侵蚀性葡萄胎

(1)血 hCG 值连续测定:葡萄胎清宫后血 hCG 值连续 2 周升高或平台状超过 3 周,或葡萄胎排空后6周,血hCG持续高水平超过6周,且临床已排除葡萄胎残留、黄素化囊肿或再次妊娠。

(2)彩色多普勒超声:显示低阻抗丰富血流改变。

(3)胸片,CT,MRI,动脉造影,腹腔镜检查等:可用于诊断肺转移、脑转移和盆腹腔脏器、腹膜和子宫的转移病灶。

2.绒毛膜癌

(1)hCG测定:是诊断绒毛膜癌的最重要手段。一般β-hCG降至正常值在人工流产和自然流产后分别约需30日和19日,足月妊娠分娩后为12日,异位妊娠为8~9日。若超过上述时间hCG仍持续在高值并有上升,结合临床情况,绒毛膜癌诊断可以确定。

(2)影像学诊断:B型超声(子宫、肝、脾、肾等),X线胸片、CT、MRI。

(3)组织学诊断:在子宫肌层内或子宫外转移灶组织中若见到绒毛或退化的绒毛阴影,则诊断为侵蚀性葡萄胎;若仅见成片滋养细胞浸润及坏死出血,未见绒毛结构者则诊断为绒癌。

四、治疗

以化疗为主,手术和放疗为辅。年轻未生育者尽可能不切除子宫,以保留生育功能,如不得已切除子宫者仍可保留正常卵巢。需手术治疗者一般主张先化疗,待病情基本控制后再手术,对肝、脑有转移的重症患者可加用放射治疗。

五、护理评估

1.健康史及相关因素

(1)健康史及相关因素:月经史、生育史、葡萄胎清宫次数及刮宫后阴道流血量、性状、持续时间;有无性生活史及避孕方法。

(2)子宫复旧情况;有无咳嗽咯血和头痛头晕史。

(3)患者及家族的既往病史,包括妊娠滋养细胞疾病史。

(4)是否已作过化疗及化疗的具体情况。

(5)生命体征:体温、脉搏、呼吸及血压等情况。

2.诊断检查

(1)体格检查:注意有无贫血貌、注意肺部听诊有无异常,有无胸痛及呼吸困难;有无腹痛,腹痛的部位,腹肌有无紧张等。

(2)妇科检查:详细检查阴道壁有无紫蓝色结节,特别注意阴道前壁及尿道周围;子宫及附件有无包块、压痛等情况。

(3)辅助检查:了解血尿常规、肝肾功能、血凝、电解质、甲状腺功能、绒毛膜促性腺激素(β-HCG)、盆腔B超、X线胸片、肺部CT、肝脏CT和磁共振等检查结果。

3.心理-社会状况

评估患者有无焦虑以及患者、家属对疾病的认知程度。

六、护理问题

1.舒适的改变

与疾病病灶和化疗毒副反应及手术后切口疼痛有关。

2.有感染的危险

与长时间阴道流血、化疗后骨髓抑制、抵抗力降低有关。

3.潜在并发症

出血。

4.焦虑、恐惧

与担心疾病的预后和治疗对生育的影响有关。

七、照护要点

(一)化疗护理

1.一般护理

向患者介绍住院环境、治疗过程、可能出现的不适及影响预后的有关因素,协助患者完成各项辅助检查;提供舒适安静的住院环境,保证充足的睡眠。

2.用药护理

低危患者首选单一药物化疗,常用化疗药有甲氨蝶呤(MTX)、氟尿嘧啶(5-FU)、放线菌素-D(Act-D)等;高危患者首选联合化疗,如 EMA-CO 方案和以 5-FU 为主的联合化疗方案。化疗前准确测量并记录体重,应在早上、空腹、排空大小便后进行测量;根据医嘱严格三查七对,正确溶解和稀释药物,并做到现配现用,如果联合用药应根据药物的性质排出先后顺序;化疗药物一般采用中心静脉给药,用药期间,严密观察病情,经常巡视患者,观察患者的用药后可能出现的不良反应,如有异常,及时报告医师对症处理。

3.化疗药物毒副反应护理

(1)骨髓抑制的护理:按医嘱定期测定白细胞计数,如低于 $3.0×10^9/L$ 应与医师联系考虑停药。白细胞或中性粒细胞计数处于Ⅰ度骨髓抑制一般不予以处理,复测血常规;Ⅱ度和Ⅲ度骨髓抑制需进行治疗,遵医嘱皮下注射粒细胞集落刺激因子;Ⅳ度骨髓抑制除给予升白细胞治疗,还需使用抗生素预防感染,同时给予保护性隔离,尽量谢绝探视。血小板计数$<50×10^9/L$,可引起皮肤或黏膜出血,应减少活动,增加卧床休息时间;血小板计数$<20×10^9/L$ 有自发性出血可能,必须绝对卧床休息,遵医嘱输入血小板浓缩液。

(2)口腔黏膜炎的护理:应保持口腔清洁,进食清淡、易消化饮食,不宜吃损伤口腔黏膜的坚果类和油炸类食品;如发现口腔黏膜充血疼痛,可局部喷洒西瓜霜等粉剂;如有黏膜溃疡,则做溃疡面分泌物培养,根据药敏试验结果选用抗生素和维生素 B_{12} 液混合涂于溃疡面促进愈合;使用软毛牙刷刷牙或用清洁水漱口,进食前后用消毒溶液漱口;给予温凉的流食或软食,避免刺激性食物;若因口腔溃疡疼痛难以进食时,可在进食前 15 分钟给予丁卡因(地卡因)溶液涂敷溃疡面;进食后漱口并用锡类散或冰硼散等局部涂抹。

(3)恶心、呕吐的护理:在化疗前 30 分钟,静脉推注昂丹司琼等 5-羟色胺受体拮抗剂以及地塞米松预防恶心、呕吐;患者呕吐严重时应补充液体,以防电解质紊乱;饮食应选择适合患者口味的食物,鼓励进食清淡、易消化饮食,少吃甜食和油腻食物,少量多餐;护士还可采用指压按摩、音乐疗法、渐进性肌肉放松训练、催眠疗法等心理行为干预方式帮助患者缓解恶心、呕吐症状。

(4)泌尿系统毒性反应的护理:嘱患者用药期间多饮水,使尿量维持在每日 2000～3000mL 以上;使用顺铂、大剂量 MTX 者需充分水化,减轻肾毒性。

(5)肝功能损害的护理:用药前检查肝功能,异常者慎用化疗药;出现肝功能损害者,及时给予保肝药物;饮食应以清淡易消化为主,避免油腻,适当增加蛋白质和维生素摄入。

(6)过敏性反应的护理:紫杉醇用药前给予地塞米松口服,预防过敏反应发生,并采用专用输液器,用药过程中做好巡视,尤其注意用药后的前 10 分钟;发生过敏反应者,根据情况减慢滴速或停药,予以心电监护,严密观察生命体征,必要时配合抢救。

4.心理护理

(1)向患者及家属讲解妊娠滋养细胞肿瘤的治疗方法,提供有关化学药物治疗及护理信息,减轻其心理压力。

(2)加强与患者及家属之间的交流与沟通,争取家属的支持与配合,评估可利用的社会支持系统,取得更多的社会支持。

(3)告知妊娠滋养细胞肿瘤的预后,并提供病友间交流平台,介绍同病种患者完全治愈的案例,增强患者的治疗信心。

(二)术前护理

(1)症状护理

①腹痛的护理:正确评估腹痛部位、性质,如病灶穿破浆膜层导致腹腔内出血、病灶感染、卵巢黄素化囊肿发生扭转或破裂都可出现急性腹痛,应立即通知医生,并做好手术准备。

②阴道流血的护理:严密观察记录阴道流血量、性状、时间,保持外阴清洁,以防感染,出血多时观察血压、脉搏、呼吸,抽血交叉、备血,及时做好手术准备,近年来,随着介入治疗在临床广泛应用,子宫动脉栓塞术逐渐成为滋养细胞肿瘤大出血的首选治疗方法。

(2)按不同的手术方式给予相应的术前护理,做好饮食、肠道、皮肤准备等。

(3)做好患者的心理护理,消除对手术的恐惧,积极配合治疗。

(三)术后护理

(1)按不同的手术方式给予相应的术后护理。

（2）化疗药物毒副反应护理：同前。

（3）导管护理：保持导尿管通畅,注意量、色、性状,如有异常及时通知医生。拔除导尿管指导多饮水同时注意观察排尿情况,有无尿路刺激症状,监测膀胱残余尿超过 100mL 时,给予诱导热敷,必要时重新插导尿管。

（4）术后活动：指导卧床患者进行床上肢体主动、被动活动,尽早下床活动,以预防下肢深静脉血栓形成。

（5）心理护理：给予情感支持,鼓励患者表达内心感受,鼓励患者及家属讨论有关疾病及治疗的疑虑,耐心解答,告知妊娠滋养细胞肿瘤的良好预后,增强治病信心。

八、健康教育

（1）按妇科恶性肿瘤化疗健康教育内容指导患者,做好宣教,正确预防与应对毒副反应,确保化疗有序进行。同时告知患者规范化疗对于治疗结局的重要性,避免擅自更改化疗方案、延迟化疗时间等,以免化疗耐药而导致严重后果。

（2）注意休息,劳逸结合,病灶有转移时应卧床休息,病情稳定后再适当活动,有阴道转移病灶者严禁性生活。

（3）PICC 置管的患者应定期做好维护,嘱患者若有不适应及时告知护士。

（4）出院指导

①注意休息,每日开窗通风,避免感冒,尽量少去人多的公共场所。

②做好化疗药物毒副反应的自我监测,定期监测血常规,1 次/3 天,若白细胞$<3.0\times10^9$/L 或血小板$<60\times10^9$/L 每日 1 次,如白细胞$<2.0\times10^9$/L 或血小板$<30\times10^9$/L 及时就医,每周监测肝肾功能,出现异常及时就诊,并采取有效的应对措施。

③遵医嘱按时进行每个疗程的化疗,不可随意延迟化疗时间,按时评估疗效。

④严密随访,第 1 次在出院后 3 个月,然后每 6 个月 1 次至 3 年,此后每年 1 次直至 5 年,以后可每 2 年 1 次,随访内容包括血清 β-HCG 监测,定期或必要时做妇科检查、盆腔 B 超、X 线胸片或 CT 等,注意月经是否规则,有无阴道流血,有无咳嗽、咯血及其他转移灶症状。

⑤随访期间应严格避孕,避孕方法首选避孕套,也可选用口服避孕药,一般化疗停止 1 年后方可妊娠。

九、风险与急救

妊娠滋养细胞肿瘤主要经血行播散,转移发生早而且广泛,最常见的转移部位是肺（80%）,其次是阴道（30%）,以及盆腔（20%）、肝（10%）和脑（10%）等,转移至肝、脑常提示预后不良。

1.肺转移的护理

（1）卧床休息,减轻患者耗氧量,观察患者有无咳嗽、咯血、呼吸困难,有呼吸困难者给予半卧位并吸氧。

(2)遵医嘱给予镇静药及化疗药。

(3)大量咯血时有窒息、休克甚至死亡的危险,应严密观察生命体征及病情变化,发现异常立即通知医师,同时要保持头低、患侧卧位并保持呼吸道的通畅,轻叩背部,排出积血,配合医师进行抗休克止血治疗。

2.阴道转移症状的护理

(1)卧床休息,密切观察阴道病灶有无破溃出血,保持大便通畅,避免使用腹压,禁性生活,禁止做不必要的妇科检查,如必须检查,应注意动作轻柔。

(2)准备好各种抢救物品(抽血交叉、备血、备输液用物、长纱条、止血药物、照明灯及氧气等)。

(3)如发生病灶破溃大出血时,应立即通知医师并配合抢救,同时给予氧气吸入,开放静脉通路,监测生命体征,遵医嘱输液、输血、使用抗生素等。

(4)协助医生用长纱条填塞阴道压迫止血,填塞的纱条必须在24~48小时内取出,如出血未止者再用无菌纱条重新填塞。

(5)严密观察阴道流血情况及生命体征变化,同时观察有无感染及休克症状。

3.脑转移症状的护理

(1)严密观察生命体征及病情变化,观察有无头痛、暂时性失语、失明、喷射样呕吐、抽搐等症状。

(2)开放静脉通路,遵医嘱给予降颅压治疗,严格控制补液总量和补液速度,记24小时出入量。

(3)采取必要的护理措施预防跌倒、咬伤、吸入性肺炎等发生。

(4)留取血标本,做好腰穿、CT等检查项目的配合工作。

(5)昏迷、偏瘫者按相应的护理常规实施护理,预防并发症发生。

十、拓展

胎盘部位滋养细胞肿瘤(PSTT)指起源于胎盘种植部位的一种特殊类型的滋养细胞肿瘤。临床罕见,占妊娠滋养细胞肿瘤的1‰~2‰。多数不发生转移,预后良好。但少数病例可发生子宫外转移,常预后不良。该病好发于育龄期,平均发病年龄31~35岁。

临床分期参照FIGO制定的妊娠滋养细胞解剖学分期,但预后评分系统不适用。一般认为,当出现下列情况之一者为高危PSTT,预后不良:①有丝分裂指数>5个/10个HPF;②距先前妊娠时间>2年;③有子宫外转移病。

病理大体检查见肿瘤为突向宫腔的息肉样组织,也可局限于子宫肌层内,与子宫肌层界限清楚,也可呈弥漫性浸润至深肌层甚至达浆膜层或子宫外扩散,与子宫肌层界限不清。肿瘤切面呈黄褐色或黄色。镜下见肿瘤几乎完全由中间型滋养细胞组成,无绒毛结构,肿瘤细胞呈单一或片状侵入子宫肌纤维之间,仅有局灶性坏死和出血。

手术是首选的治疗方法,原则是切除一切病灶,手术范围为全子宫切除及双侧附件切除,年轻妇女若病灶局限于子宫,卵巢外观正常可保留卵巢,不推荐保留生育功能,但对年轻希望生育、Ⅰ期且病灶局限者,可采用刮宫、宫腔镜或局部病灶切除等方法,并予以化疗。保守性治疗后若出现持续性子宫病灶和 HCG 水平异常,则应考虑子宫切除术。非高危的 PSTT 患者术后一般不主张辅助性化疗,高危 PSTT 患者术后应给予辅助性化疗。PSTT 对化疗不敏感,应选择联合化疗,首选的化疗方案为 EMA-CO,实施化疗的疗程数同高危 GTN。

随访:内容基本同滋养细胞肿瘤,但由于 β-HCG 水平常常不高,影像学检查更为重要。有条件的医疗单位可选择 MRI。

第五章 儿科护理

第一节 新生儿的护理

一、概述

新生儿是指从脐带结扎到出生后 28d 的婴儿。围生期是指自妊娠 28 周(此时胎儿体重约 1000g)至生后 7d 的特定时间范围,是产前、产时和产后的一个特定时期,围生期的婴儿称围生儿。由于经历了宫内迅速生长、发育,以及从宫内向宫外环境的转换阶段,其死亡率和发病率居于人的一生之首,尤其是生后 24h 以内。因此,加强围生儿、新生儿的保健和医疗护理工作、降低死亡率,是卫生保健水平的重要指标,也是儿科护理人员工作的重点。新生儿分类有以下几种。

(一)根据胎龄分类

1.足月儿

足月儿指胎龄满 37 周至未满 42 周(259～293d)的新生儿。

2.早产儿

早产儿指胎龄满 28 周至未满 37 周(196～259d)的新生儿。

3.过期产儿

过期产儿指胎龄超过 42 周(294d)以上的新生儿。

(二)根据出生体重分类

出生体重是指胎儿出生 1h 内的体重。

1.正常出生体重儿

正常出生体重儿指出生体重在 2500～4000g 之间的新生儿。

2.低出生体重儿

低出生体重儿指出生体重小于 2500g 的新生儿。其中,出生体重小于 1500g 者称极低出生体重儿,出生体重小于 1000g 者称超低出生体重儿。低出生体重儿中大多是早产儿,也有足月儿或过期产儿。

3.巨大儿

巨大儿指出生体重超过 4000g 的新生儿。

(三)根据出生体重和胎龄的关系分类

1.适于胎龄儿

适于胎龄儿指出生体重在同胎龄平均体重的第 10 至第 90 百分位之间的新生儿。

2.小于胎龄儿

小于胎龄儿指出生体重在同胎龄平均体重的第 10 百分位以下的新生儿。

3.大于胎龄儿

大于胎龄儿指出生体重在同胎龄平均体重的第 90 百分位以上的新生儿。

(四)根据生后周龄分类

1.早期新生儿

早期新生儿指生后 1 周以内的新生儿,也属于围生儿。其发病率和死亡率在整个新生儿期最高,需要加强监护和护理。

2.晚期新生儿

晚期新生儿指出生后第 2 周至第 4 周末的新生儿。此时新生儿已逐渐适应外界环境,但发育上不完全成熟,护理仍很重要。

(五)高危新生儿

高危新生儿指已经发生或可能发生危重疾病而需要监护的新生儿。常见以下四种情况。①母亲疾病史:母亲有糖尿病、感染、慢性心肺疾患、吸烟、吸毒或酗酒史,母亲为 Rh 阴性血型,过去有死胎、死产或性传播病史等。②母孕史:母亲年龄>40 岁或<16 岁,孕期有阴道流血、妊娠高血压、先兆子痫、子痫、羊膜早破、胎盘早剥、前置胎盘等现象。③分娩史:难产、手术产、急产、产程延长、分娩过程中使用镇静或止痛药物等。④新生儿:窒息、多胎儿、早产儿、小于胎龄儿、巨大儿、宫内感染和先天性畸形等。

二、正常足月新生儿的特点与护理

正常足月新生儿是指胎龄在 37～42 周出生,体重在 2500～4000g 之间,无任何畸形和疾病的活产婴儿。

(一)正常足月新生儿的特点

1.外观特点

正常足月新生儿哭声响亮,肌肉有一定张力,四肢屈曲,皮肤红润,皮下脂肪丰满,胎毛少,头发分条清楚,耳壳软骨发育好,乳晕清楚,乳头突起,乳房可扪及结节,指(趾)甲超过指(趾)端,足纹遍及整个足底,女婴大阴唇完全遮盖小阴唇,男婴双侧睾丸已降入阴囊。

2.生理特点

(1)呼吸系统:胎儿肺内充满液体,分娩时肺液分泌减少,出生时经产道挤压由口、鼻排出部分肺液,其余肺液在呼吸建立后由肺间质毛细血管和淋巴管吸收。新生儿呼吸中枢发育不成熟,呼吸节律常不规则,呼吸频率较快,40～45 次/分。胸廓呈圆桶状,肋间肌薄弱,呼吸主要靠膈肌升降,呈腹式呼吸。呼吸道管腔狭窄,黏膜柔嫩,血管丰富,纤毛运动差,易出现气道阻塞、感染、呼吸困难及拒乳。

(2)循环系统:出生后血液循环系统发生巨大变化,如脐带结扎,肺循环阻力下降、肺血流量增加,卵圆孔和动脉导管功能上关闭等。新生儿心率波动范围较大,通常为 100～150 次/分,血压平均为 70/50mmHg(9.3/6.7kPa)。

(3)消化系统:出生时吞咽功能已完善,因食管下部括约肌松弛,胃呈水平位,幽门括约肌发达,易发生溢乳或呕吐。消化道面积相对较大,管壁薄、通透性高,有利于营养物质吸收,但毒素和消化不全物也易进入血液引起中毒症状。除淀粉酶外,消化道已能分泌充足的消化酶。胎便由胎儿肠道分泌物、胆汁及咽下羊水等组成,呈墨绿色,为糊状。胎便于出生 12h 内开始排出,2～3d 排完,若生后 24h 未排便,应检查有无消化道畸形。肝内葡萄糖醛基转移酶量和活力不足,是生理性黄疸产生的主要原因,同时肝对多种药物处理能力低下,易出现药物中毒。

(4)泌尿系统:出生时肾功能仍不成熟,肾小球滤过率低,浓缩功能差,不能有效地处理过多的水和溶质,易发生水肿和脱水。一般生后 24h 内开始排尿,少数在 48h 内排尿,1 周内每天排尿达 20 次。新生儿出生后前几天尿液色较深,放置后有红褐色沉淀为尿酸盐结晶,是正常现象。

(5)血液系统:出生时血红蛋白为 170g/L(140～200g/L),胎儿型占 70%～80%,以后被成人型替代。新生儿出生后第 1d 白细胞为(15～20)×10⁹ 个/L,3d 后下降,5d 后接近婴儿值。血小板与成人相似。胎儿肝内维生素 K 储量少,凝血因子 Ⅱ、Ⅶ、Ⅸ、Ⅹ 活性低,易发生出血现象。

(6)神经系统:脑相对较大,但脑沟、脑回未完全形成。大脑皮质兴奋性低,睡眠时间长。大脑对下级中枢抑制较弱,常有不自主和不协调动作。脊髓相对较长。出生后可出现觅食反射、吸吮反射、拥抱反射、握持反射等原始反射,出生数月后自然消失,在新生儿期这些反射减弱或消失,若数月后仍不消失,常提示神经系统病变。正常足月儿也可出现病理性反射,如克氏征(Kernig 征)、巴宾斯基征(Babinski 征)和佛斯特征(Chvostek 征)等,腹壁反射和提睾反射不稳定,偶可出现阵发性踝阵挛。

(7)体温调节:体温调节功能不完善,皮下脂肪薄,体表面积相对较大,容易散热。寒冷时无寒战反应而依赖棕色脂肪产热。生后由于环境温度低于宫内温度,若不及时保温,可发生低体温、低氧血症、低血糖、代谢性酸中毒或寒冷损伤综合征。正常体表温度为 36.0～36.5℃,正常核心(直肠)温度为 36.5～37.5℃。环境温度过高可致体温升高,发生脱水热。

(8)能量、水和电解质代谢:新生儿基础热量消耗约为 209kJ/kg(50kcal/kg),每天总热量为 418～502kJ/kg(100～120kcal/kg)。初生婴儿体内含水量占体重的 70%～80%,出生后第 1d 水需要量为 60～100mL/kg,以后每天增加 30mL/kg,直至每天 150～180mL/kg。钠需要量为 1～2mmol/(kg·d),出生 10d 内一般无需补钾,以后需要量为 1～2mmol/(kg·d)。

(9)免疫系统:新生儿特异性和非特异性的免疫功能均不成熟。皮肤黏膜薄嫩、易损伤;脐端未完全闭合,容易造成感染;呼吸道纤毛运动差,胃酸、胆酸少,杀菌力差;血-脑脊液屏障发育未完善,易患细菌性脑膜炎,免疫球蛋白IgG可通过胎盘。因此,不易感染一些传染病,如麻疹等。但分泌型IgA缺乏,易发生呼吸道和消化道感染;IgA、IgM不能通过胎盘,易患细菌感染,尤其是革兰阴性杆菌感染。

3.新生儿常见特殊生理状态

(1)生理性体重下降:生后数天,因进食量少、不显性失水及大小便排出等使体重下降,但一般不超过出生体重的10%,出生后10d左右恢复到出生体重。

(2)"马牙"和"螳螂嘴":部分新生儿在口腔上腭中线和齿龈部位常有黄白色小斑点,俗称"马牙",由上皮细胞堆积或黏液腺分泌物积聚所致,数周后自然消退;两侧颊部隆起的脂肪垫,俗称"螳螂嘴",有利于吸吮乳汁,不应挑破,以免感染。

(3)乳腺肿大:受母体雌激素影响,男女新生儿生后3~5d出现乳腺肿大,如蚕豆至鸽蛋大小,2~3周消退,切忌挤压,以免感染。

(4)假月经:部分女婴生后5~7d阴道流出少许血样分泌物,或大量非脓性分泌物,持续2~3d,系来自母体雌激素生后中断所致,一般不需处理。

(5)新生儿红斑或粟粒疹:生后1~2d,头、躯干、四肢出现大小不等的多形性斑丘疹,称为"新生儿红斑",1~2d后自然消退。因皮脂腺堆积在鼻尖、鼻翼、面颊部形成小米粒大小的黄白色皮疹,称为"新生儿粟粒疹",脱皮后自然消失。

(二)护理问题

1.有体温改变的危险

与体温调节中枢发育不完善有关。

2.有窒息的危险

与呛奶、呕吐有关。

3.有感染的危险

与新生儿免疫功能不足及皮肤黏膜屏障功能差有关。

4.知识缺乏

家长缺乏正确喂养及护理新生儿的知识。

(三)护理目标

(1)新生儿体温维持正常。

(2)新生儿不发生窒息。

(3)新生儿不发生感染。

(4)家长能说出喂养和护理新生儿的要点。

(四)护理措施

1.保暖

新生儿病室安置在阳光充足、空气流通的朝南区域,最好备有空调和空气净化设备,保持在室温 22～24℃,相对湿度 55%～65%。出生后用温暖毛巾擦干身上羊水,采取各种保暖措施使婴儿处于适中温度里。保暖方法有戴帽,用热水袋、电热毯、婴儿暖箱和远红外辐射床等。护理时不要过分暴露新生儿,接触新生儿的手、仪器、物品等均应预热,以免传导散热。

2.保持呼吸道通畅

出生时清理呼吸道最为重要,应在建立呼吸前迅速清除口、鼻腔的黏液及羊水,保持呼吸道通畅,以免引起窒息或吸入性肺炎。适宜体位为右侧卧位;仰卧时应避免颈部前屈或过度后仰;俯卧时头应偏向一侧,须专人看护,防止窒息。经常检查清除鼻腔内的分泌物,保持鼻腔通畅。

3.防治感染

(1)建立消毒隔离制度:病室日常清洁使用湿式法,每天用紫外线照射 30min 或用空气净化器进行空气消毒,定期进行全面清洁消毒。工作人员在接触新生儿前应严格洗手,进行护理操作时严格确保无菌;若工作人员或新生儿患感染性疾病应立即隔离,防止交叉感染;避免室内过分拥挤,杜绝乳制品污染。

(2)皮肤黏膜护理:新生儿出生后可用消毒植物油轻轻拭去皱褶处过多的胎脂。体温稳定后,每天定时洗澡,尤其要勤洗头、颈、腋窝、会阴及其他皮肤皱褶处,以达到清洁皮肤和促进血液循环的目的,同时检查脐带皮肤完整性及有无感染等。每次大便后用温水清洗会阴及臀部,勤换尿布,尿布应柔软、吸水性强。衣服宽大、质软,不用纽扣。

(3)脐部护理:一般在新生儿娩出后 1～2min 内无菌结扎脐带,脐带脱落前应注意脐部纱布有无渗血,保持脐带残端清洁和干燥。脐带脱落后应注意脐窝,如有黏液或渗血时,应用碘伏消毒后重新结扎;如有肉芽组织,可用硝酸银烧灼局部;如有脓性分泌物,用 3%过氧化氢溶液清洗,再涂 0.2%～0.5%碘伏。

(4)预防接种:出生后 3d 接种卡介苗;生后第 1d、1 个月、6 个月时各接种乙型肝炎疫苗 1 次。

4.合理喂养

提倡母乳喂养,生后半小时内哺乳,按需哺乳。无母乳者可给予配方乳。

5.日常观察和记录

严密观察新生儿的反应、哭声、皮肤、体温、呼吸、心率、奶量、睡眠及大小便等情况,如有异常,及时报告医生。

6.新生儿筛查

应开展先天性甲状腺功能减低症和苯丙酮尿症等先天性代谢缺陷病的筛查。

(五)健康教育

1.促进母婴感情的建立

提倡母婴同室和母乳喂养。在情况允许的条件下,尽早将新生儿安放在母亲身边,给予皮肤接触,鼓励早吸吮,促进感情交流,使新生儿得到良好的身心照顾。

2.宣传育儿保健知识

指导家长正确的喂养、护理和预防接种等知识。

三、早产儿的特点及护理

早产儿又称未成熟儿,指胎龄未满 37 周的活产新生儿。由于提早娩出,各器官功能均不成熟,生活能力及抵抗力均低,对外界环境的适应能力更差,患病率及死亡率相对更高。因此,应加强对早产儿的护理。

(一)早产儿的特点

1.外观特点

早产儿体重大多在 2500g 以下,身长不到 47cm,哭声弱,四肢肌张力低下,皮肤绛红,皮下脂肪少,胎毛多,头发细而乱,耳壳软,乳腺无结节或结节<4mm,指(趾)甲多未超过指(趾)端,足底纹少,女婴大阴唇不能遮盖小阴唇,男婴阴囊皱襞少,睾丸未降。

2.生理特点

(1)呼吸系统:呼吸浅表不规则,可呼吸暂停(呼吸停止>20s,伴心率<100 次/分,并出现发绀及四肢肌张力下降)。肺发育不成熟,缺乏肺泡表面活性物质,易发生呼吸窘迫综合征。

(2)循环系统:心率更快,血压较低,部分可伴动脉导管开放。因毛细血管脆弱,缺氧时易导致出血。

(3)消化系统:吸吮能力差,吞咽反射弱,易呛奶。各种消化酶不足、胆酸分泌少,对脂肪消化吸收差,缺氧或喂养不当易引起坏死性小肠结肠炎。胎便形成少,肠蠕动乏力,易出现胎便排出延迟。肝功能更不完善,生理性黄疸较重且持续时间长,易发生胆红素脑病。肝合成蛋白的能力差,糖原储备少,易发生低蛋白血症、水肿和低血糖;合成凝血因子少,容易出现出血。

(4)血液系统:早产儿白细胞和血小板略低于足月儿。维生素 K、铁和维生素 D 储存不足,更易发生出血、贫血和佝偻病。

(5)泌尿系统:肾功能更不成熟,易发生水肿、低钠血症、代谢性酸中毒。葡萄糖阈值低,易发生糖尿。

(6)神经系统:神经系统的功能和胎龄有密切的关系,胎龄越小,反射越差。原始反射不易引出或反射不完全,易发生缺氧缺血性脑病和颅内出血。

(7)体温调节:中枢调节能力更差,棕色脂肪少,体表面积大,皮下脂肪薄,散热快易致低体温,甚至硬肿症。环境温度过高时体温又易升高。

(8)能量及体液代谢:糖原、蛋白质储存不足,极易导致低血糖和低蛋白血症;早产儿生长发育的速度较足月儿快,对钙、铁等矿物质及维生素 D、维生素 C、维生素 A 等的需要量相对增多,易发生佝偻病和贫血;酸碱调节功能差,易发生水、电解质紊乱。

(9)免疫系统:免疫功能低下,极易发生各种感染。

(二)护理问题

1.体温过低

与体温调节功能差有关。

2.自主呼吸受损

与呼吸中枢和肺发育不成熟有关。

3.营养失调:低于机体需要量

与吸吮、吞咽、消化吸收功能差有关。

4.有感染的危险

与免疫功能低下及皮肤黏膜屏障功能差有关。

(三)护理目标

(1)早产儿体温维持在正常范围。

(2)发生呼吸暂停时能被及时发现。

(3)获得足够的营养和水分,使体重逐渐增加。

(4)不发生感染,或出现感染时能被及时处理。

(四)护理措施

1.维持体温

一般体重小于 2000g 者,应尽早用温箱保暖。温箱温度根据婴儿出生体重及日龄大小决定,体重越轻、日龄越小,温箱温度越高。暖箱应提前预热到需要温度,相对湿度 55%～65%。如能保持体温 36.5℃,则可出温箱。出箱前宜逐步降低温箱温度,逐步过渡到穿衣,并在身旁加暖瓶。暴露操作应在有远红外辐射床保暖的条件下进行,维持室温在 24～26℃,相对湿度在 55%～6s%。

2.维持有效呼吸

保持呼吸道通畅,早产儿仰卧时可在肩下放置小的软枕,避免颈部弯曲、呼吸道梗阻。发绀时给予吸氧,一般主张间断低流量给氧,以维持动脉氧分压 50～70mmHg(6.7～9.3kPa)或经皮血氧饱和度 90%～95% 为宜。吸氧时间不宜过长、浓度不宜过高,否则易引起晶体后纤维组织增生而导致失明。呼吸暂停时可借助轻弹、拍打足底或托背等方式,以帮助恢复呼吸。

3.合理喂养

尽早开奶以防止低血糖。提倡母乳喂养,无法母乳喂养者,可开始先试喂 5% 葡萄糖溶液,耐受后用早产儿配方乳。喂养量应因人而异,原则上胎龄越小、出生体重越低,则每次哺乳量越少、喂奶间隔时间越短。奶量的调整根据奶后有无腹胀、呕吐、胃内残留(鼻饲喂养者)和体重增长情况加以调整,理想的体重每天增长为 10～15g。吸吮力差和吞咽不协调者,可用鼻饲喂养;能量不足者用静脉高营养补充:生后第 2 周加服鱼肝油。出生后应连续 3d 肌内注射维生素 K,剂量 0.5～1mg/d,以预防出血。

4.预防感染

严格执行消毒隔离制度,应给予保护性隔离,空气净化,工作人员严格执行无菌操作,接触早产儿前严格洗手,室内物品定期更换消毒,防止交叉感染,医疗器械使用前后必须严格消毒。早产儿更应加强皮肤、脐带的护理,注意保持皮肤的完整性和清洁。

5.密切观察病情

早产儿病情变化快,易出现呼吸暂停,故应监护体温、脉搏、呼吸等生命指征,观察精神反应、进食情况、哭声、面色、皮肤颜色、神经反射、肢体末梢的温度及大小便等情况。输液时一定要注意控制速度,最好使用输液泵,配制液体量要精确,做到补液与喂乳时间交叉,尽量减少血糖波动。

(五)健康教育

(1)鼓励母乳喂养,特别注意保暖,加强体温的监测并注意预防感染。指导家长必要的卫生常识,护理早产儿前后应洗手,减少探视,家中有感染者应与早产儿隔离,按时进行预防接种。

(2)指导育儿知识,早产儿生后10d加维生素 A、维生素 D,4 周后加铁剂,注意预防佝偻病和贫血。

(3)早产儿出院后应定期随访,定期检查智力及生长发育情况,院内有吸氧史的患儿一定要定期检查眼底。

四、新生儿黄疸患儿的护理

新生儿黄疸又称新生儿高胆红素血症,是因胆红素在体内积聚引起皮肤或其他器官黄染的现象。当血中胆红素超过 $5\sim7mg/dL$(成人超过 $2mg/dL$)时,即可出现肉眼可见的黄疸。新生儿黄疸分为生理性黄疸和病理性黄疸。部分高非结合胆红素血症可引起胆红素脑病(核黄疸),严重者可导致死亡或严重后遗症。

(一)新生儿胆红素代谢特点

1.胆红素产生过多

新生儿胆红素约80%来源于血红蛋白,约20%来源于肝和其他组织中的血红素及骨髓中红细胞前体。新生儿每天生成的胆红素明显高于成人(新生儿 8.8mg/kg,成人 3.8mg/kg),其原因如下:①胎儿在宫内处于血氧含量偏低的环境,红细胞代偿性增多,出生后血氧分压升高,大量红细胞被破坏;②新生儿红细胞寿命短(早产儿低于 70d,足月儿约 80d,成人 120d),且血红蛋白分解速度快,为成人的两倍;③肝和其他组织中的胆红素及骨髓红细胞前体较多。

2.血浆白蛋白联结胆红素的能力差

胆红素进入血液,与血浆白蛋白联结后运送至肝进行代谢。新生儿胎龄愈小,清蛋白含量愈低,联结的胆红素含量愈少,运转胆红素的能力不足。刚出生的新生儿常伴有不同程度的酸中毒,可影响胆红素与清蛋白的联结。

3.肝细胞处理胆红素能力差

肝细胞内摄取胆红素所必需的 Y、Z 蛋白含量低(生后 5~10d 达正常),使肝细胞对胆红素摄取能力降低;肝细胞内尿苷二磷酸葡萄糖醛酸转移酶含量低(生后 1 周接近正常)且活性不足,形成结合胆红素功能差,导致非结合胆红素水平高。出生时肝细胞排泄胆红素的能力差

（尤其是早产儿），可出现暂时性肝内胆汁淤积。

4.肠肝循环增加

出生时肠道菌群尚未建立，不能将进入肠道内的胆红素转化为尿胆原和粪胆原；而肠道内β-葡萄糖醛酸苷酶活性较高，可将结合胆红素水解成非结合胆红素和葡萄糖醛酸，非结合胆红素又被肠壁重吸收，经门静脉入血到达肝，导致非结合胆红素产生和重吸收增加。此外，胎粪排泄延迟，亦可使重吸收增加。

（二）新生儿黄疸分类

1.生理性黄疸

由于新生儿的特殊代谢特点，50%～60%的足月儿和80%的早产儿可出现生理性黄疸，其特点如下：①一般情况好；②足月儿生后2～3d出现黄疸，4～5d达高峰，5～7d消退，最迟不超过2周；早产儿黄疸多于生后3～5d出现，5～7d达高峰，7～9d消退，最长可延迟到3～4周；③每天胆红素上升量$<85\mu mol/L(5mg/dL)$；④血清胆红素足月儿$<221\mu mol/L(12.9mg/dL)$，早产儿胆红素$<257\mu mol/L(15mg/dL)$。但要注意较小的早产儿血清胆红素$<171\mu mol/L(10mg/dL)$也可发生胆红素脑病。

2.病理性黄疸

病理性黄疸特点如下：①黄疸在生后24h内出现；②黄疸程度重，血清胆红素足月儿$>221\mu mol/L(12.9mg/dL)$，早产儿$>257\mu mol/L(15mg/dL)$，或每天上升量$>85\mu mol/L(5mg/dL)$；③黄疸持续时间长，足月儿>2周，早产儿>4周；④黄疸退而复现；⑤血清结合胆红素$>34\mu mol/L(2mg/dL)$。

（三）引起病理性黄疸的病因

1.非感染性

(1)新生儿溶血病：为母婴血型不匹配引起的新生儿同种免疫性溶血，主要由于母体存在与胎儿血型不相容的血型抗体(IgG)。这种IgG血型抗体可经胎盘进入胎儿循环，引起胎儿红细胞破坏，出现溶血。

(2)新生儿胆道闭锁：因宫内感染引起进行性胆管炎、胆管纤维化等，导致胆汁排泄不畅。

(3)母乳性黄疸：可能是母乳中含较多β-葡萄糖醛酰苷酶所致。

(4)其他：遗传性疾病，如红细胞6-磷酸葡萄糖脱氢酶(G-6-PD)缺陷、球形红细胞增多症、半乳糖血症等；药物性黄疸，由维生素K、新生霉素等引起。

2.感染性

(1)新生儿肝炎综合征：新生儿肝炎综合征(TORCH综合征)主要因宫内病毒感染所致，如乙型肝炎病毒、巨细胞病毒、风疹病毒、EB病毒等。

(2)新生儿败血症：由于细菌毒素加快、红细胞破坏及肝功能受损导致黄疸。

生理性黄疸不需治疗，早开奶，母乳喂养，必要时多喝糖水。病理性黄疸应积极治疗原发病；采用蓝光疗法降低血清胆红素，必要时换血；保护肝，禁用对肝有损害和可致溶血、黄疸的药物;控制感染,加强保暖、营养,纠正酸中毒和缺氧;适当应用酶诱导剂、输血浆或清蛋白,减少游离胆红素。

(四)护理评估

1.健康史

询问母亲既往有无原因不明的流产、早产及死胎或重度黄疸患儿分娩史等,了解母亲产前、产时用药和新生儿用药情况,以及新生儿有无宫内和生后的感染史等。

2.身体状况

(1)新生儿溶血病:以 ABO 血型不合最为常见,其次是 Rh 血型不合。ABO 溶血病主要发生在母亲 O 型,而婴儿 A 型或 B 型。该病可发生于怀孕第一胎,表现为生后 2~3d 出现黄疸,但贫血和肝、脾大不明显。Rh 溶血病发生在母亲 Rh 阴性,胎儿 Rh 阳性,一般不会发生在第一胎,表现为生后 24h 内出现黄疸并迅速加重,伴有严重贫血、心力衰竭、水肿、肝或脾大等,易并发胆红素脑病。其临床分为四期:①警告期,表现为嗜睡、反应低下、肌张力下降及各种反射减弱,持续 12~24h;②痉挛期,出现双眼凝视、尖叫、肌张力高、角弓反张、前囟隆起、惊厥等,持续 12~48h;③恢复期,反应好转,肌张力逐渐恢复,持续约 2 周;④后遗症期,常在生后 2 个月或更晚出现,表现为手足徐动、眼球运动障碍、听力障碍、牙釉质发育不良,此外还可留有脑瘫、智力落后、抽搐等后遗症。

(2)新生儿胆道闭锁:常在出生 2 周后出现黄疸并进行性加重,大便颜色由浅黄转为灰白色,肝进行性增大,肝功能损害,结合胆红素增高。3 个月后可逐渐发展成肝硬化。

(3)母乳性黄疸:一般在母乳喂养 4~5d 出现,2~3 周达高峰,4~12 周后消退。患儿一般状态良好,停止喂母乳 24~72h 黄疸即下降。

(4)新生儿肝炎综合征:常在生后 1~3 周后出现黄疸,严重者大便颜色变浅,尿色深黄,伴食欲缺乏、呕吐、体重不增,肝轻至中度增大。

3.心理社会状况

家长对本病病因、病情及可能出现的预后认识不足,可产生焦虑、恐惧等心理。

4.辅助检查

红细胞、血红蛋白降低,以及网织红细胞、有核红细胞增多;血清胆红素增高;血清结合胆红素增高;母婴血型不合;患儿红细胞直接抗人球蛋白试验阳性;患儿红细胞抗体释放试验阳性;患儿血清游离抗体阳性;肝功能检查异常;必要时可行 CT 检查。

(五)护理诊断

1.潜在并发症

胆红素脑病、心力衰竭。

2.知识缺乏

家长缺乏新生儿黄疸的相关知识。

(六)护理目标

(1)不出现胆红素脑病、心力衰竭等严重并发症。

(2)家长能了解病情,掌握黄疸的护理,并积极配合治疗。

（七）护理措施

1.合理喂养

早开奶可诱导建立正常菌群,通畅大便,减少胆红素肠肝循环,同时避免低血糖的发生,有助黄疸程度的减轻。

2.观察病情

观察皮肤黏膜、巩膜色泽,注意黄疸进展。注意神经系统表现,如拒食、嗜睡、肌张力减退、拥抱反射消失或减弱,应通知医生并做好抢救准备。

3.预防胆红素脑病

(1)蓝光疗法:血清总胆红素＞205μmol/L 时,采用波长 425～475nm 的蓝光照射,使非结合胆红素转变为水溶性异构体,经胆汁和尿液排出。光疗时用黑色眼罩保护双眼,用尿布遮盖外阴,持续照射时间以不超过 3d 为宜。

(2)协助换血疗法:适用于严重新生儿溶血病所致高胆红素血症。清除血清中特异的血型抗体、致敏红细胞,减轻溶血;降低血清胆红素浓度,防止胆红素脑病的发生。

(3)遵医嘱用药:血浆或清蛋白可与游离胆红素结合,减少胆红素脑病的发生;肝酶诱导剂(苯巴比妥等)可诱导葡萄糖醛酸转移酶的活性,加速结合胆红素的转换和排泄。

(4)协助医生做好预防缺氧、感染、脱水、低血糖、酸中毒的护理,有利于胆红素与清蛋白结合,减少胆红素脑病的发生。

4.预防心力衰竭

(1)密切观察患儿面色及精神状态,监测体温、脉搏、呼吸、心率、尿量的变化,注意肝、脾大等情况。

(2)保持室内安静,减少不必要的刺激;耐心喂养,缺氧时给予吸氧;控制输液量及输液速度,禁止快速输入高渗性药物,以免进入血一脑脊液屏障,导致胆红素脑病。

(3)出现心力衰竭表现时,遵医嘱给予利尿剂和强心药物,并密切观察药物反应,随时调整剂量,以防中毒。

（八）健康教育

(1)向家长介绍由于本症的病因不同,其预后亦不同,使家长有充分心理准备,消除家长的担心心理,积极配合治疗、护理。

(2)宣传孕期保健知识,指导孕妇预防和治疗感染性疾病,避免新生儿肝炎、胆道闭锁、败血症的发生。对于有新生儿溶血病病史的孕妇,做好产前咨询及孕妇预防性治疗。

(3)母乳性黄疸者可从隔次母乳喂养逐步过渡到正常母乳喂养,黄疸严重时,暂停母乳喂养(暂停期间用吸乳器吸出乳汁),待黄疸消退后再恢复母乳喂养。

(4)发生胆红素脑病者,指导家长及早进行康复治疗和护理。

五、新生儿寒冷损伤综合征患儿的护理

新生儿寒冷损伤综合征简称新生儿冷伤,又称新生儿硬肿症,由寒冷和(或)多种疾病所致,主要表现为低体温和皮肤硬肿,重症并发多器官功能衰竭。

本病常见的易患因素有以下几点:①小儿体温调节中枢发育不完善,特别是早产儿;②皮肤表面积相对较大,血流丰富,易于散热;③能量储备少,产热不足,尤以早产儿和低出生体重儿明显;④以棕色脂肪组织的化学产热方式为主,缺乏寒战等物理产热方式,早产儿体内棕色脂肪含量不足,产热少;⑤皮下脂肪以饱和脂肪酸为主,低体温时易于凝固而硬化。

本病常见的致病因素是寒冷或保温不当使新生儿散热增加,体温下降,随即出现寒冷损伤和皮肤及皮下脂肪硬肿,导致血流缓慢、微循环障碍。微循环障碍可致组织缺氧、代谢性酸中毒、凝血机制障碍和脏器功能损伤;严重感染、缺氧、心力衰竭和休克等使得能源物质消耗增加而摄入热能不足、产热能力减弱,使患儿在正常散热条件下出现低体温和硬肿。颅脑的严重疾病甚至还会抑制体温调节中枢,从而导致低体温和皮肤硬肿。

治疗的关键是复温,同时加强支持疗法、对症处理,注意合理用药。

(一)护理评估

1.健康史

本病主要发生在早产儿、寒冷季节或严重感染时,多于生后 1 周内发病。了解新生儿胎龄、分娩方式、出生体重、Apgar 评分、喂养及保暖等情况;了解有无感染、损伤等病史。

2.身体状况

早期表现为体温降低、反应低下、吸吮差或拒乳、哭声弱,也可出现呼吸暂停等症状。严重者出现低体温、皮肤硬肿和多器官功能损害三大特征。

(1)低体温:指体温<35℃。轻度低体温为 30～35℃,重度低体温<30℃,可出现四肢甚至全身冰冷,常伴有心率减慢。

(2)皮肤硬肿:皮肤紧贴皮下组织而不能移动,按之有橡皮样感觉,呈暗红色或青紫色;伴水肿者有指压凹陷。硬肿常呈对称性,发生顺序如下:小腿→大腿外侧→整个下肢→臀部→面颊→上肢→全身。硬肿面积按头颈部 20%、双上肢 18%、前胸及腹部 14%、背及腰骶部 14%、臀部 8%、双下肢 26%计算。严重硬肿可使患儿活动受限、呼吸功能发生障碍。

(3)多器官功能损害:严重者可出现休克、DIC、急性肾功能衰竭和肺出血等多器官功能衰竭症状。

3.心理社会状况

家长由于家庭居住环境及经济状况不佳,对本病的了解程度不足而产生忽视心理;住院后患儿病情严重,家长难免产生内疚、焦虑、恐慌心理。

4.辅助检查

血常规、血气分析、血小板、凝血时间、凝血酶原时间、纤维蛋白原、血糖、血肌酐、尿素氮等

检查有助于疾病的分析,胸片检查可判断肺炎、水肿、出血等。

(二)护理诊断

1.体温过低

与新生儿体温调节功能不完善、早产、寒冷、感染等因素有关。

2.皮肤完整性受损

与皮肤硬化、水肿、局部血液供应不良有关。

3.有感染的危险

与免疫、皮肤黏膜功能低下有关。

4.营养失调:低于机体需要量

与吸吮无力、热量摄入不足有关。

5.潜在并发症

肺出血、DIC等。

6.知识缺乏

与家长缺乏保暖等育儿知识有关。

(三)护理目标

(1)体温在12~24h内恢复正常。

(2)患儿皮肤硬肿逐渐消失。

(3)患儿住院期间不发生继发感染和并发症。

(4)患儿获得所需的能量,体重开始增长。

(5)患儿家长能正确采取保暖措施,正确喂养和护理患儿。

(四)护理措施

1.复温

复温是护理低体温患儿的关键。目的是在体内产热不足的情况下,通过提高环境温度以恢复和保持正常体温。复温的原则是逐步升温、循序渐进。

(1)肛温30~34℃,肛-腋温差≥0℃,提示体温虽低,但棕色脂肪产热较好,通过减少散热,使体温回升。新生儿置于25~26℃的室温环境中,加用热水袋保暖;早产儿置于30℃的温箱中,每小时监测肛温1次,根据患儿体温恢复情况调节温箱温度在30~34℃范围内。一般在6~12h内可恢复正常体温。

(2)肛温<30℃,肛-腋温差<0,提示体温很低,棕色脂肪被耗尽,很容易造成多器官功能损害。应先将患儿置于比其肛温高1~2℃的温箱中,以后每小时提高温箱温度0.5~1℃,温箱温度最高不超过34℃,使患儿体温于12~24h恢复正常。亦可用远红外辐射式保暖床,从30℃开始,随患儿体温升高逐渐提高床温,但不超过34℃。恢复正常体温后置患儿于预热到中性温度的温箱中。

(3)无条件者可采用母亲怀抱、热水袋、热炕、电热毯等保暖方式复温,要注意防止烫伤。

2.补充热量和液体

保证热量供给有助于复温和维持正常体温。能量供给从每天 210kJ/kg(50kcal/kg)开始，随体温上升逐渐增加至每天 419～502kJ/kg(100～120kcal/kg)。能吸吮的患儿可经口喂养，吸吮无力者则用滴管、鼻饲或静脉营养。液体入量按 0.24mL/kJ(1mL/kcal)计算，心、肾功能损害者，应严格控制补液速度及液体入量。

3.控制感染

(1)做好消毒隔离，严格遵守无菌操作规程。

(2)加强皮肤护理，经常变换体位，防止体位性水肿和坠积性肺炎；防止皮肤受压；经常更换尿布，注意臀部等处的清洁；尽量不采用肌内注射，防止皮肤破损而致感染。

(3)遵医嘱给予抗生素治疗感染。

4.密切观察病情

注意体温、脉搏、呼吸、硬肿范围及程度变化；记录尿量；备好抢救药物和设备(氧气、吸引器、复苏囊、呼吸机等)。观察有无出血征象，如面色突然青灰、呼吸增快、肺部湿啰音增多提示肺出血，应立即将患儿头偏向一侧，保持呼吸道通畅，及时向医生汇报，积极抢救。

(五)健康教育

(1)宣传对新生儿保暖、喂养、防感染知识，指导对早产儿及寒冷季节出生的新生儿采用保暖的措施和方法。

(2)指导家长加强护理，注意保暖，保持适宜的环境温度和湿度。

(3)鼓励母乳喂养，保证足够的能量。

六、新生儿败血症患儿的护理

新生儿败血症是指病原菌侵入新生儿血液，并在其中生长、繁殖，产生毒素而造成的全身感染的病症。目前，它仍是新生儿期的主要感染性疾病之一，其发病率和死亡率都较高。

由于新生儿免疫功能不完善，屏障功能差，血中补体少，白细胞杀菌力低，T 细胞对特异抗原反应差，因此，新生儿容易患全身感染。致病菌中以葡萄球菌最常见，其次为大肠埃希菌。近年来，随着新生儿重症监护室(NICU)的发展，静脉留置针、气管插管和广谱抗生素的广泛应用，以及极低出生体重儿存活率的明显提高，使得金黄色葡萄球菌、克雷伯杆菌、铜绿假单胞菌等条件致病菌也较为多见。新生儿败血症可发生在产前、产时和产后。产前感染与母亲孕期感染有关，尤其是羊膜腔的感染；产时感染与胎儿经过产道时被细菌感染有关，如胎膜早破、产程延长等；产后感染是最常见的感染途径，细菌从皮肤、黏膜、呼吸道、消化道、泌尿道等途径侵入，而脐部是最易侵入的部位，致病菌以葡萄球菌为主。

新生儿败血症治疗原则如下。①早期、联合、足量、静脉给药、足疗程(10～14d)，选用合适的抗生素控制感染。②加强对症治疗，如清除局部感染病灶、处理严重并发症等。③积极支持治疗，保证能量及水的供给，必要时注入新鲜血液、免疫球蛋白、粒细胞等。

（一）护理评估

1.健康史

了解母亲有无生殖系统、呼吸系统感染史；了解有无宫内窘迫、产时窒息、胎膜早破等病史；了解出生情况、脐部情况及育儿情况等。

2.身体状况

新生儿败血症无特异性表现。产前、产时感染多在出生 3d 内发病；产后感染常在出生 3d 以后发病。早期症状、体征常不典型，一般表现为反应差、嗜睡、体温不升或发热、不吃、不哭、体重不增等症状。若出现下列症状，应高度怀疑为败血症：①黄疸迅速加深，或退而复现；②皮肤黏膜出现淤点、淤斑、针刺处渗血不止，消化道出血，肺出血等；③面色青灰、皮肤呈大理石样花纹、血压下降、尿少或无尿等休克征象；④肝、脾大，腹胀，呕吐，中毒性肠麻痹等，以及合并脑膜炎、肺炎、化脓性关节炎等。

3.心理社会状况

病情轻者，家长易忽视；重者可引起死亡，且时间治疗长、费用高，家长会产生自责、恐惧和焦虑心理。

4.辅助检查

（1）血常规：白细胞总数 $<5\times10^9$ 个/L 或 $>20\times10^9$ 个/L，有核左移和中毒颗粒。

（2）细菌培养：血培养阳性可以诊断。脑脊液检查、尿培养、局部分泌物培养等也有助于诊断。

（3）病原菌抗原检测。

（二）护理诊断

1.体温调节无效

与感染有关。

2.皮肤完整性受损

与脐炎、脓疱疮等病灶有关。

3.营养失调：低于机体需要量

与摄入不足、消耗增多有关。

4.潜在并发症

化脓性脑膜炎、休克等。

（三）护理目标

（1）患儿体温保持在正常范围。

（2）患儿皮肤恢复正常，喂养合理，能获得足够的能量和水分。

（3）无并发症发生。

（四）护理措施

1.维持体温正常

当体温偏低或体温不升时，及时给予保暖措施；当体温过高时，可除去包被、多喂开水或物理降温。新生儿不宜用退热剂、乙醇擦浴等刺激性强的降温方法,否则易出现体温不升。保证抗菌药物有效进入体内。

2.清除局部病灶

发生脐炎、口炎、脓疱疮、皮肤破损等时应注意清除病灶,促进皮肤早日愈合,防止感染扩散。脐炎用 3%过氧化氢局部清洗后涂以 2%碘酊,每天 2 次;皮肤小脓疱可先用 75%乙醇消毒,再用无菌针头刺破,拭去脓性分泌物,局部涂抹抗生素软膏;口腔溃烂时用 4%硼酸水冲洗,并多喂开水。

3.保证营养供给

因患儿感染后消化功能减弱,加之代谢消耗增多,易出现蛋白质代谢紊乱,因此要尽量母乳哺喂,少量多次,细心喂养。不能吸吮者应鼻饲或静脉内营养,必要时输入血浆或新鲜血液,以改善营养状态。

4.密切观察病情

严密观察生命体征的变化,每 4h 测 1 次体温、脉搏、呼吸、血压等项目。如患儿出现面色青灰、呕吐、脑性尖叫、前囟饱满、两眼凝视,提示有脑膜炎的可能;如患儿面色青灰、皮肤发花、四肢厥冷、脉搏细弱、皮肤有出血点,应考虑伴有感染性休克或 DIC 的可能,应立即向医生报告,积极处理,必要时专人看护。

(五)健康教育

(1)向家长讲述疾病的有关知识和护理常识,让家长及时了解患儿的病情。

(2)及时治疗孕期感染。指导家长正确喂养和护理患儿,接触新生儿时应先洗手,做好新生儿皮肤、黏膜的护理。

(3)指导家长尽量避免带幼儿到人员密集的场所,天气变化时注意增减衣服,以防呼吸道感染。

七、新生儿颅内出血患儿的护理

新生儿颅内出血主要由缺氧或产伤引起,是新生儿期最严重的脑损伤,早产儿多见,病死率高,预后较差,存活者常留有神经系统后遗症。

早产儿(胎龄 32 周以下)脑室周围留有胚胎生发基质,该组织是未成熟的毛细血管网,其管壁薄、血管壁内皮细胞富含线粒体,耗氧量大,对缺氧十分敏感,所以缺氧和酸中毒可直接或间接损伤毛细血管,使其破裂出血。足月儿可因分娩时产伤使得头部过度挤压、牵拉导致硬脑膜下出血和蛛网膜下腔出血。新生儿生后因输液不当、机械通气不当均可致血压上升而发生颅内出血;凝血因子缺乏、出血性疾病等因素也可引发颅内出血。

本病目前无特效治疗方法,应着重预防。治疗原则主要是止血、控制惊厥、降低颅内压等对症处理,以及使用脑代谢激活剂加强支持疗法。

（一）护理评估

1.健康史

了解母亲在孕母期的健康状况,如有无严重贫血、心力衰竭、妊娠高血压等病史,以及分娩是否有难产、急产、窒息等缺氧病史。有无胎头过大、胎位异常、产程过长,以及使用高位产钳、负压吸引等可造成产伤的病史。

2.身体状况

临床表现主要与出血部位和出血量有关。轻者可无症状,大量出血者可在短期内死亡。一般于生后1～2d内出现,主要为神经系统的兴奋或抑制症状及神经系统定位体征。

(1)意识改变:激惹、过度兴奋或表情淡漠、嗜睡、昏迷等。

(2)眼症状:凝视、斜视、眼球震颤等。

(3)颅内压增高:呕吐、脑性尖叫、前囟隆起、惊厥等。

(4)呼吸改变:呼吸快或慢、不规则或暂停。

(5)肌张力:早期增高,以后减低。

(6)瞳孔:不对称,对光反应差或消失。

(7)其他:出现不明原因的苍白、贫血和黄疸等症状;并发症如脑疝、硬脑膜下积液、脑腔积液及神经系统后遗症。

3.心理社会状况

家长因对本病的认识不足,对其严重性、预后及可能留有的后遗症缺乏了解,可能会出现焦虑情绪;因病情严重感到悲伤、失望。

4.辅助检查

头颅B超、CT和MRI可用于确诊。脑脊液镜下可见皱缩红细胞,蛋白含量明显增高。

（二）护理诊断

1.潜在并发症

颅内压增高。

2.低效性呼吸型态

与呼吸中枢受损有关。

3.有窒息的危险

与惊厥、昏迷有关。

4.体温调节无效

与体温调节中枢受损有关。

5.恐惧(家长)

与预后不良有关。

（三）护理目标

(1)患儿临床症状减轻,无颅内压增高的表现。

（2）患儿呼吸正常,无呼吸暂停现象发生。

（3）患儿不发生窒息。

（4）患儿住院期间体温稳定,不发生感染。

（5）家长对患儿康复树立信心,正确应对,积极配合治疗。

（四）护理措施

1.密切观察病情,降低颅内压

（1）严密观察生命体征、意识、眼症状、囟门、呼吸、肌张力和瞳孔变化,注意有无尖叫、呕吐、呼吸节律改变,注意抽搐发生时间、性质,定期测量头围,记录阳性体征。

（2）保持绝对静卧至病情稳定:抬高患儿头部(头肩抬高 15°～30°),以利于头部血液回流,从而降低颅内压;需要头偏向一侧时整个身躯也应当取同向侧位,以保持头正中位,避免颈动脉受压;尽量减少对患儿的刺激和搬动,如护理和治疗应集中进行,动作要轻、稳、准;哺乳时不能抱起患儿;静脉穿刺最好用留置针,减少反复穿刺,以免患儿因烦躁、哭闹而加重缺氧和出血。

（3）遵医嘱给予降颅压药物:颅内压增高者用呋塞米,中枢性呼吸衰竭者可用小剂量甘露醇(不主张使用糖皮质激素)。避免输液过量是预防脑水肿发生的基础,每天液体总量不超过 60～80mL/kg。

2.改善呼吸功能

（1）及时清除呼吸道分泌物,避免因外在因素(如奶瓶、被子遮盖等)压迫患儿,引起窒息。

（2）合理用氧,根据缺氧程度给氧,注意用氧方式、氧浓度,维持血氧饱和度在 85%～95%。维持 PaO_2、$PaCO_2$、pH 值、渗透压及灌注压。遇呼吸暂停时可刺激患儿皮肤及采取人工辅助呼吸。病情好转后及时停止吸氧。

3.保持体温稳定

体温过高时用物理方法降温;体温过低时用远红外辐射床、温箱或热水袋保暖。

（五）健康教育

（1）向家长解释疾病的严重程度、治疗效果及预后,给予家长及患儿支持和安慰,使其有治疗疾病的信心。

（2）建议家长尽早去有条件的医院进行新生儿行为神经测评,有吸氧史的早产儿出院后应定期检查眼底。

（3）鼓励并指导家长对有后遗症的患儿尽早进行肢体功能训练和智力开发,促进各项功能的恢复。

（4）加强围生期保健工作,做好孕期保健,避免早产,提高产科技术,减少产伤和窒息。

八、新生儿窒息患儿的护理

新生儿窒息是指胎儿因缺氧发生宫内窘迫或在娩出过程中引起的呼吸、循环障碍,是引起新生儿死亡和儿童伤残的重要原因之一。

窒息的本质是缺氧,凡能使胎儿或新生儿血氧浓度降低的任何因素都可引起窒息。这主要与胎儿在宫内的环境及分娩过程密切相关:①孕母因素,如心肺功能不全、糖尿病、高血压、严重贫血,妊娠高血压综合征,孕母吸毒、吸烟或被动吸烟,孕母年龄≥35岁或<16岁等;②分娩因素,如头盆不称、臀位、宫缩乏力,使用高位产钳、胎头吸引,产程中麻醉药、镇静药或催产药使用不当等;③胎盘和脐带因素,如前置胎盘、胎盘老化、胎盘早剥等,脐带绕颈、脱垂、打结、过短或牵拉等;④胎儿因素,如早产儿、巨大儿、宫内发育迟缓、宫内感染、羊水或胎粪吸入、先天性畸形如肺发育不全等。

治疗原则是争分夺秒,及时复苏并做好复苏后期处理。

(一)护理评估

1.健康史

询问孕母的健康史,有无影响胎盘血流的疾病;了解分娩过程、胎盘和脐带情况,以及母亲用药情况和胎儿情况,判断是否存在窒息因素。

2.身体状况

(1)胎儿宫内窒息:早期胎动增加,胎心率加快(≥160次/分);晚期胎动减少或消失,胎心率减慢(<100次/分);肛门括约肌松弛,羊水被胎粪污染。

(2)新生儿窒息:新生儿娩出时因窒息程度不同而表现不一。临床上根据出生后1minApgar评分将新生儿分为正常儿和窒息儿;窒息又分为轻、重两度。Apgar评分8~10分为正常,4~7分为轻度(青紫)窒息,0~3分为重度(苍白)窒息。对窒息经即刻处理后必须于出生后5min再评分,如5min后评分低于6分者,则影响神经系统的可能性较大,预后较差。

(3)各器官受损的表现:大多数新生儿经抢救能恢复自主呼吸,肤色转红,哭声响亮;少数因缺氧缺血造成器官受损。①中枢神经系统:缺氧缺血导致缺氧缺血性脑病。②心血管系统:缺氧缺血性心肌损害,表现为心律失常、心力衰竭、心源性休克等。③呼吸系统:缺氧缺血导致羊水或胎粪吸入综合征、持续性肺动脉高压及肺出血等。④泌尿系统:肾功能不全等。⑤消化系统:应激性溃疡、坏死性小肠结肠炎、黄疸加重或持续时间延长等。⑥代谢:高血糖或低血糖,低钙及低钠血症等。

3.心理社会状况

由于本病死亡率高,家长担心预后而产生恐惧和担忧心理;可能出现后遗症,但对康复护理知识和方法的了解程度不足,易产生焦虑心理。

4.辅助检查

(1)血气分析:$PaCO_2$升高,PaO_2降低,pH值下降。

(2)血生化检查:血钾、血钠、血钙、血镁及血糖降低。

(3)胸片检查:可显示肺炎、肺不张或肺气肿。

(4)颅脑B超、CT检查:可显示脑水肿或颅内出血。

(5)其他:可行磁共振或脑电图检查,并注意检测心、肝、肾等器官的功能。

(二)护理诊断

1.不能维持自主呼吸

与缺氧致低氧血症和高碳酸血症有关。

2.体温过低

与缺氧、环境温度低下有关。

3.有感染的危险

与患儿机体免疫功能低下、污染的羊水及胎粪的吸入有关。

4.潜在并发症

缺氧缺血性脑病、颅内出血等。

5.恐惧(家长)

与病情危重、预后不良有关。

(三)护理目标

(1)患儿恢复自主呼吸,气道通畅,呼吸功能良好。

(2)保持体温稳定。

(3)患儿住院期间无继发感染发生。

(4)患儿不出现并发症。

(5)家长对本病的病因、治疗和预后有所了解,并积极配合治疗和护理。

(四)护理措施

1.复苏

积极配合医生按 C、A、B、D、E 程序进行复苏。其中前三项最重要,A 是根本,B 是关键。

(1)通畅气道(A):①安置体位。患儿仰卧位,肩部垫高 2～3cm,使颈部稍后伸至中枕位;②清除分泌物。立即清除口、鼻、咽及气道内分泌物。

(2)建立呼吸(B):①触觉刺激。拍打或弹足底,以及摩擦患儿背部促使呼吸出现;②复苏器加压给氧。如无自主呼吸和(或)心率<100 次/分,立即用复苏器加压给氧,面罩应密闭口、鼻,通气频率为 30～40 次/分,手指压与放的时间比为 1:1.5,氧流量应≥5L/min,压力大小随患儿体重和肺部发育情况而定,胸廓起伏证明通气有效;③气管插管。如应用复苏器效果不好,仍无规律性呼吸或心率<100 次/分,需用气管插管行正压通气。

(3)建立循环(C):如果心率<100 次/分,需进行胸外心脏按压。一般用中指、食指或双拇指按压胸骨体中下 1/3 处,频率 100～120 次/分,按压深度为 1～2cm。按压有效时,可摸到颈动脉和股动脉搏动。

(4)药物治疗(D):建立有效的静脉通路,保证药物应用。若胸外心脏按压 30s 后,心率仍<80 次/分或心率为 0,应遵医嘱立即给予静脉或气管内注入 1:10000 肾上腺素,并根据医嘱扩容,纠正酸中毒、低血糖、低血压。

(5)评估(E):复苏过程中每操作一步的同时都要评估患儿的情况,以便决定下一步的操作。

2.保暖

新生儿娩出后立即用温热毛巾拭干头部和全身,并置于远红外保暖床上。在整个复苏过程中都应注意患儿的保暖,待病情稳定后置于温箱中,维持肛温 36.5～37℃。

3.预防感染

严格执行无菌操作技术,加强新生儿室的环境管理,早期预防和治疗孕母疾病。

4.密切观察病情

(1)观察呼吸频率、节律,注意有无面色青紫、呼吸困难的情况发生。

(2)观察有无脑受损的表现,如惊厥、尖叫、凝视、肌张力情况等。

(3)监测尿量、液体出入量,注意肾功能。

(4)观察心脏功能,监测心率、心音、血压、毛细血管充盈等情况。

5.复苏后的处理

复苏后仍需监测体温、呼吸、心率、血压、尿量、肤色、血氧饱和度,观察窒息可能引起的多器官功能损伤。如果并发症严重,须转运到新生儿重症监护室治疗,转运过程中应注意保暖、监测生命指标及给予必要的治疗。

6.心理支持

向家长耐心、细致地解答病情,介绍有关医学基础知识,取得家长理解,减轻家长恐惧心理。

(五)健康教育

(1)宣教有关该病的医学知识,增强家长的信心,争取家长的理解、配合。

(2)告知家长出院的患儿应定期复查,对有后遗症的患儿,教会家长对患儿进行训练,如刺激视听、做婴儿被动操等。

第二节　小儿急性支气管炎的护理

急性支气管炎是支气管黏膜的急性炎症,大多数继发于上呼吸道感染,也可见于一些急性呼吸道传染病(如麻疹、百日咳等)的早期临床表现。因气管常同时受累,故可称为急性气管支气管炎。

急性支气管炎的临床特点是发热、咳嗽,肺部可闻及干啰音和可变性粗湿啰音。控制感染和对症治疗为主要治疗原则。

一、护理评估

1.健康史

凡能引起上呼吸道感染的病原体均可引起支气管炎,常见的病原体是病毒和细菌,也可以是两者的混合感染。原有特异性体质、免疫功能失调、营养不良、佝偻病等情况的患儿常易反复发生支气管炎。询问患儿有无上呼吸道感染、湿疹等病史,既往健康状况及用药情况等。

2.身体状况

起病可急可缓,多数先有上呼吸道感染症状,主要为发热和咳嗽,以咳嗽为主要表现。发热高低不一,体温多在38.5℃左右,部分患儿可不发热。咳嗽初为干咳,以后有痰。婴幼儿全身症状较明显,常有发热、呕吐、腹泻等症状。体检时发现双肺呼吸音粗糙,有不固定的粗、中湿啰音和(或)散在干啰音。一般无气促和发绀。

特殊类型的支气管炎称为喘息性支气管炎(哮喘性支气管炎)。患儿除了一般支气管炎的症状外,主要特点如下:①多见于3岁以下,有湿疹或其他过敏史的患儿;②咳嗽频繁,并有呼气性呼吸困难伴喘息,夜间或清晨较重,或在哭闹、活动后加重,伴有发绀,肺部叩诊呈鼓音,听诊时两肺有广泛哮鸣音及少量粗湿啰音;③有反复发作倾向,但大多数患儿随年龄增长发作次数减少,至学龄期停止发作,少数患儿可发展为支气管哮喘。

3.心理社会状况

本病常反复发作,少数喘息性支气管炎患儿可发展为支气管哮喘。家长因担心患儿的疾病可能发展为哮喘而产生焦虑、烦躁等心情。患儿常因呼吸困难而烦躁、哭闹。

4.辅助检查

病毒感染者白细胞计数正常或偏低;细菌感染或并发感染者白细胞计数增高,中性粒细胞数增高。胸部X线检查可无异常改变,或有肺纹理增粗,肺门阴影增深。

二、护理诊断

1.清理呼吸道无效

与痰液黏稠不易咳出、导致气道分泌物堆积有关。

2.体温过高

与细菌或病毒感染有关。

三、护理措施

1.保持呼吸道通畅

(1)保持室内通风,空气新鲜及适宜的温、湿度(室温18～20℃,湿度55%～65%),有利于减少对支气管黏膜的刺激。湿化空气,稀释分泌物,利于排痰。

(2)休息:患儿应增加休息时间,取半卧位或舒适的体位,对干咳嗽无力的患儿应经常更换体位,定时拍背;鼓励并指导年长儿有效的咳嗽,以利于呼吸道分泌物排出,使呼吸通畅,促进炎症消散。

(3)保证充足的营养及水分:给予易消化营养丰富的饮食,发热期间进食流质或半流质饮食为宜。给患儿多喝水,以防止痰液黏稠不易咳出。

（4）超声雾化吸入以湿化气道，利于痰液排出。如果分泌物较多而影响呼吸时，用吸引器及时清除痰液，保持呼吸道通畅，有咳喘、发绀症状者可给予氧气吸入。

（5）遵医嘱给予抗生素、止咳、祛痰、平喘等药物，并观察用药反应。

2.发热护理

高热时要采取物理降温或药物降温措施，防止发生惊厥。

四、健康教育

（1）给家长及患儿介绍本病的特点及护理要点，如注意休息，多喝水，给予清淡、营养丰富、易于消化的饮食。

（2）向家长讲解患儿的预后，减轻家长焦虑的心情。

（3）预防本病的方法：加强营养，适当开展户外活动，进行体格锻炼，增强机体对气温变化的适应能力。根据气温变化增减衣服，避免受凉或过热。在呼吸道疾病流行期间，避免带小儿到公共场所，以免交叉感染。积极预防营养不良、佝偻病、贫血和各种传染病，按时预防接种，增强机体的免疫能力。

第三节　小儿腹泻的护理

小儿腹泻病或称婴儿腹泻，是由多种原因引起的以大便次数增多和大便性状改变为主的综合征，轻者以呕吐、腹泻等消化道症状为主，重者可引起脱水和电解质紊乱。本病为婴幼儿时期的常见病，1岁以内者约占半数，是我国重点防治的儿童疾病之一。

一、病因和发病机制

（一）易感因素

（1）小儿消化系统的解剖及生理特点：婴幼儿期生长发育快，所需营养物质多，消化道负担重，经常处于紧张的工作状态，而消化系统发育不成熟，胃酸和消化酶分泌少，消化酶活性低，对食物的耐受力差，加之婴儿时期神经、内分泌、循环、肝、肾功能发育不成熟，易发生消化功能紊乱。

（2）免疫系统发育不成熟：胃内酸度低，胃排空较快，对进入胃内的细菌杀灭能力弱；血液中免疫球蛋白（主要是 IgM 和 IgA）和肠道分泌型 IgA（SIgA）均较低。

（3）正常肠道菌群未建立，肠道菌群失调，正常肠道菌群可以抵抗致病菌的侵入。

（4）人工喂养：由于不能从母乳中得到免疫成分如 SIgA、乳铁蛋白、巨噬细胞、溶菌酶等，而且人工喂养的餐具和食物易被污染，故人工喂养儿的肠道感染机会高于母乳喂养儿。

（二）病因

1.感染因素

（1）肠道内感染：可由病毒、细菌、真菌、寄生虫引起，以前二者为多见。人类轮状病毒是引起小儿秋冬季腹泻的最常见病原体,其次是腺病毒、埃可病毒和柯萨奇病毒等。细菌性肠炎(不包括法定传染病)的主要病原体为致腹泻大肠杆菌属,其次为空肠弯曲菌、耶尔森菌、鼠伤寒沙门菌等。

人类轮状病毒侵入肠道后,在小肠绒毛顶端的柱状上皮细胞上复制,使细胞发生空泡变性和坏死,受累的肠黏膜上皮细胞脱落而遗留不规则的裸露病变,致使小肠黏膜回吸收水、电解质的能力下降,肠液大量积聚于肠腔而引起腹泻;同时受累的肠黏膜细胞分泌双糖酶不足及活性下降,糖类消化不完全而积滞在肠腔内,被肠道内细菌分解成短链有机酸,使肠液的渗透压升高,而双糖的不完全分解亦造成微绒毛上皮细胞钠转运功能障碍,造成水、电解质的进一步丧失而加重腹泻。

细菌感染时依病原菌不同,发病机制亦不同。如产生肠毒素的细菌(产毒性大肠杆菌等)侵入肠道后,可释放肠毒素,抑制小肠细胞吸收钠和水,同时促进氯的分泌,使小肠液总量增多,超过结肠吸收的限度,排出大量无脓血的水样便而产生分泌性腹泻;侵袭性细菌(如侵袭性大肠埃希菌、空肠弯曲菌等)可侵入肠黏膜组织,产生广泛的炎性反应,引起肠黏膜充血、水肿、炎症细胞浸润、溃疡和渗出等病变,排出含有大量白细胞和红细胞的菌痢样粪便而导致渗出性腹泻。

(2)肠道外感染:如中耳炎、上呼吸道感染、肺炎、肾盂肾炎、皮肤感染及急性传染病时可伴腹泻。可由于发热及病原体的毒素作用使消化功能紊乱,肠道外感染的某些病原体(主要是病毒)也可同时感染肠道。

2.非感染因素

(1)饮食因素:喂养不当,多发生于人工喂养儿。当摄入的食物的量和质突然改变时,消化、吸收不良的食物积滞于小肠上部,使肠内的酸度减低,肠道下部细菌上移并繁殖,产生内源性感染,食物发酵和腐败,分解产生的短链有机酸使肠腔内渗透压升高,并协同腐败性毒性产物刺激肠壁,使肠蠕动增加而引起腹泻,重者可引致脱水、电解质紊乱及中毒症状。

(2)气候因素:腹部受凉使肠蠕动增加;天气过热使消化液分泌减少,而由于口渴又吃奶过多,增加消化道负担而致腹泻。

二、临床表现

临床分期腹泻病程在2周以内的急性腹泻;病程2周~2月为迁延性腹泻;病程在2个月以上为慢性腹泻。

1.轻型腹泻

多为饮食因素或肠道外感染引起,以消化道症状为主,无明显中毒症状及水、电解质和酸碱平衡紊乱。表现起病可急可缓,主要表现为食欲不振,偶有恶心、呕吐、溢乳,每天大便多在10次左右,呈黄色或黄绿色,稀糊状或蛋花样,有酸臭,可有少量黏液及未消化的奶瓣(皂块)。精神尚好,偶有低热,无明显水、电解质紊乱及全身中毒症状。患儿排便前常因腹痛而哭闹不安,排便后安静。多在数日内痊愈。

　　2.重型腹泻

　　多由肠道内感染所致或由轻型腹泻发展而来,除有较重的消化道症状外,还伴有明显的水、电解质和酸碱平衡紊乱和全身中毒症状。

　　(1)消化道症状及全身中毒症状:表现为严重的消化道症状,腹泻频繁,每日大便10次以上,多者可达数十次,大便水样或蛋花样,有黏液,量多,可使肛周皮肤发红或糜烂;伴有呕吐,甚至吐出咖啡渣样物;全身中毒症状明显,高热或体温不升,烦躁不安,精神萎靡,嗜睡,甚至昏迷、惊厥。

　　(2)水、电解质、酸碱平衡紊乱表现

　　①脱水:是指由于丢失体液过多和摄入量不足使体液总量尤其是细胞外液量的减少。除丢失水分外,还有电解质丢失。

　　营养不良患儿因皮下脂肪少,皮肤弹性较差,容易把脱水程度估计过高;而肥胖小儿皮下脂肪多,脱水程度常易估计过低,临床上应予注意,不能单凭皮肤弹性来判断,应综合考虑。

　　根据脱水时水与电解质丢失比例的不同,将脱水性质分为等渗性、低渗性、高渗性脱水三种,其中以等渗性脱水最常见。

　　②代谢性酸中毒:腹泻引起代谢性酸中毒的原因有:腹泻丢失大量碱性物质;进食少和肠吸收不良,热量不足,体内脂肪分解增加,酮体生成增多;脱水致血容量减少,血液浓缩,血流缓慢,组织缺氧,无氧代谢增加而乳酸堆积;肾血流量不足,尿量减少,排酸减少致酸性代谢产物堆积体内。酸中毒的表现为呼吸深快、精神萎靡、口唇樱红、恶心、呕吐、呼吸有丙酮味等,新生儿和小婴儿酸中毒时临床表现可不典型,往往仅有精神萎靡、拒食和面色苍白等。

　　③低钾血症:发生原因有:呕吐和腹泻导致钾大量丢失;进食少,钾的入量不足;肾保留钾的功能比保留钠为差,血钾虽低,而尿中仍有一定量的钾继续排出。久泻和营养不良的患儿低钾表现更为明显。当低钾伴有脱水、代谢性酸中毒时,由于血液浓缩,尿少而致钾排出量减少,且酸中毒时钾由细胞内转移至细胞外等原因,体内钾总量虽然降低但血清钾浓度多可正常,低钾症状也不明显;而当脱水、代谢性酸中毒被纠正后,排尿后钾排出量增多、大便继续失钾、输入葡萄糖合成糖原时消耗钾等原因使血钾降低,可出现不同程度的低钾症状。表现为精神萎靡、反应低下、肌肉无力、腱反射减弱、腹胀、肠鸣音减弱、心率增快、心音低钝、心律不齐,心电图改变有T波低平或倒置、Q-T间期延长、ST段下降、出现U波。

　　④低钙血症和低镁血症:腹泻患儿进食少,吸收不良,从大便丢失钙、镁,可使体内钙、镁减少,但一般多不严重,腹泻较久、营养不良或有活动性维生素D缺乏病的患儿更多见。多在脱水和酸中毒纠正后,出现低钙症状如手足搐搦或惊厥;长期腹泻和营养不良患儿经补钙后症状仍不见好转者,应考虑可能有低血镁,其表现为烦躁不安、震颤、惊厥等。

　　3.不同病原体所致肠炎的临床特点

　　(1)轮状病毒肠炎:为小儿秋、冬季腹泻的最常见的病原,多见于6个月至2岁小儿。起病急,常伴发热和上呼吸道感染症状,多先有呕吐,每日大便次数多,量多,水样或蛋花汤样,黄色或黄绿色,无腥臭味,常出现脱水及电解质紊乱,可引起惊厥、心肌受累等。本病为自限性疾病,自然病程一般 3～8 天,预后良好。

（2）大肠埃希菌肠炎:多发生在 5～8 月气温较高季节,主要表现为发热、呕吐、腹泻稀水便,重者可有脱水、酸中毒及电解质紊乱。产毒性大肠埃希菌肠炎多无发热和全身症状,侵袭性大肠埃希菌肠炎可引起细菌性痢疾类似的症状。

4.迁延性腹泻和慢性腹泻

多与营养不良和急性期未彻底治疗有关,以人工喂养儿多见。表现为腹泻迁延不愈,病情反复,大便性状和次数极不稳定,严重时可出现水及电解质紊乱。

三、辅助检查

1.血常规

白细胞总数及中性粒细胞增多提示细菌感染;病毒感染时白细胞总数多在正常范围或降低;嗜酸粒细胞增多属寄生虫感染或过敏性病变。

2.大便检查

轻型腹泻大便常规检查可见大量脂肪球或少量白细胞和不消化的食物残渣;发现白细胞、红细胞者,大便培养可检出致病菌;真菌性肠炎时大便涂片可发现念珠菌孢子及假菌丝;疑为病毒感染者应作病毒学相关检查。

3.血液生化检查

血电解质（血钠）测定可提示脱水性质,血钾测定可反应体内缺钾的程度,血气分析及测定二氧化碳结合力可了解体内酸碱平衡的性质。

四、治疗要点

腹泻治疗原则调整饮食;合理用药,控制感染;预防及纠正水、电解质和酸碱平衡紊乱;预防并发症。

1.控制感染

细菌性肠炎需用抗菌素治疗,应根据不同病原菌选用敏感、有效的抗菌素,病毒性肠炎不可滥用抗菌素。

2.微生态制剂

如双歧杆菌、嗜酸乳杆菌等有利于恢复肠道正常菌群的生态平衡,抑制病原菌定植与侵袭。

3.肠黏膜保护剂

如蒙脱石粉可能吸附病原体和毒素,增强肠黏膜的屏障功能,阻止病原体的攻击。早期避免用止泻剂,延缓了腹泻病原体的排出可增加细菌繁殖和毒素的吸收。

4.腹泻患儿能进食后即予补锌治疗,可应用硫酸锌,葡萄糖酸锌。

五、护理评估

1.健康史

评估患儿有无喂养不当、不洁饮食史,食物过敏史,腹部着凉史及其他疾病史和长期服用广谱抗生素历史等。

2.身体状况

注意呕吐和腹泻的次数、性状、量,有无腹痛,里急后重,记录 24 小时出入量,评估脱水的程度和性质,观察患儿生命体征。了解血常规,血液生化检查,大便检查结果。

3.心理社会状况

家长缺乏喂养及卫生知识是导致小儿易患腹泻的重要原因。故应注意评估患儿家庭的经济状况、居住条件、卫生习惯、家长的文化程度。由于家长对本病缺乏知识,常可表现出焦虑、怀疑或抱怨。

六、护理诊断及合作性问题

1.体液不足

与丢失体液过多和摄入量不足有关。

2.腹泻

与喂养不当、感染等因素有关。

3.体温过高

与感染有关。

4.有皮肤黏膜完整性受损的危险

与大便次数增多刺激肛周皮肤有关。

5.知识缺乏

与患儿家长缺乏喂养知识、卫生知识及护理腹泻患儿的相关知识有关。

七、护理目标

(1)患儿腹泻、呕吐次数逐渐减少至停止,脱水、电解质紊乱纠正,体重恢复正常,尿量正常。

(2)患儿大便次数、性状正常。

(3)患儿体温逐渐恢复正常。

(4)住院期间患儿保持皮肤完整,无红臀发生。

(5)家长能说出小儿腹泻的预防措施和护理要点。

八、护理措施

1.调整饮食

除对严重呕吐者可暂禁食4~6小时(不禁水),腹泻患儿应继续进食,食用有营养和易消化的日常食物,少量多次。避免含粗纤维的蔬菜和水果,高糖食物会加重腹泻。母乳喂养者继续喂哺母乳,可增加喂奶次数和时间,暂停或减少辅食;人工喂养儿6个月以内者牛奶应加米汤或水稀释,或用发酵奶(酸奶);6个月以上的婴儿可用平常已经习惯的饮食,选用稀粥、面条、并加些熟的植物油、蔬菜、肉末等,但需由少到多,并逐渐过渡到正常饮食;病毒性肠炎多有继发性双糖酶(主要是乳糖酶)缺乏,可暂停乳类喂养,改喂豆制代乳品或酸奶,以减轻腹泻缩短病程;对牛奶和大豆过敏者应改用其他饮食;腹泻停止后逐渐恢复营养丰富的食物,每天加餐1次,持续1周。

2.严格消毒隔离

护理患儿前后要认真洗手,防止交叉感染。食物应新鲜、清洁。患儿的餐具、奶具要认真清洗,严格消毒。

3.严密观察病情

观察记录大便次数、颜色、性状、量,及时送检,注意采集黏液脓血部分。观察患儿有无脱水、电解质紊乱及代谢性酸中毒等表现,遵医嘱进行相应治疗。

4.发热的护理

密切观察患儿体温变化,体温过高应给予头枕冰袋、乙醇擦浴、温水擦浴等物理降温措施或遵医嘱给予药物降温。鼓励患儿多喝水,做好口腔及皮肤护理。

5.维持皮肤完整性

由于腹泻频繁,大便呈酸性或碱性,含有大量肠液及消化酶,臀部皮肤常处于被大便腐蚀的状态,容易发生肛门周围皮肤糜烂,严重者引起溃疡及感染。每次便后须用温水清洗臀部并拭干,局部皮肤发红处涂以5%鞣酸软膏或40%氧化锌油并按摩片刻,促进血液循环;应选用消毒软棉尿布并及时更换;避免使用不透气塑料布或橡皮布,防止尿布皮炎发生。

6.健康教育

(1)向家长介绍患儿腹泻的原因及表现治疗和护理,指导如何调整饮食。

(2)指导如何预防小儿腹泻,合理喂养,提倡母乳喂养,指导喂养方法等。培养良好卫生习惯,注意饮食卫生,食物要新鲜,食具、奶具应定期煮沸消毒。培养儿童饭前便后洗手。增强体质,适当进行户外活动,气候变化时防止受凉或过热。避免长期滥用广谱抗菌素。

九、护理评价

患儿腹泻、呕吐是否逐渐减少至停止,脱水、电解质紊乱是否纠正,患儿体温是否逐渐恢复正常。患儿皮肤是否保持完整,有无红臀发生。家长能否说出小儿腹泻的预防措施和护理要点。

第六章 急诊科护理

第一节 急诊科护理工作

一、急诊护理学

急诊护理学是一门以现代医学科学、护理学专业理论为基础,研究各种急症、各种急性创伤、中毒、慢性病急性发作及危重症患者的抢救、检测、护理与管理的综合性应用学科。其目的是挽救患者生命、减轻患者痛苦、促进患者康复、减少伤残率、提高抢救成功率及患者的生命质量。

二、急诊科护理工作特点

1.病情急

急诊患者发病突然,病情变化快,所以一切工作都要突出"急"字,分秒必争,迅速处理。

2.任务重

急诊患者就诊时间、人数及危重程度难以预料,尤其是遇到大的灾难事故时,要承担大批伤病员的救护工作,工作十分繁忙。因此,急救工作既要分工明确,又要密切合作。

3.病种复杂

急诊患者病谱广泛复杂,几乎涉及临床各学科,且存在着交叉重叠现象,有时还常遇到传染病患者及无主患者,也有涉及法律与暴力事件的患者,工作要复杂得多。因而,急诊护士要有管理协调能力,才能使复杂的工作有条不紊。

4.协作多

急诊患者往往需要多个专业的医务人员协助救治,有时需要统一的组织指挥、协调,全院各科通力协作,才能保证抢救工作的顺利进行。

三、急诊科护理工作程序

急诊科的工作程序包括接诊、分诊、处理3个环节,既是急诊医疗服务体系的一项重要内容,又构成急诊护理工作的基本程序。快速、准确、高效的工作流程,可使患者在短时间内获得专科确定性治疗,能最大限度地降低患者的死亡率、伤残率和减少医疗纠纷。

1.接诊

接诊是指医护人员对到达医院急诊科的患者,迅速对伤、病情做出较准确的判断。急诊科医护人员的行为、姿态、语言及技术水平直接影响接诊工作的全过程。接诊护士能否熟练掌握接诊方法并灵活调配,直接反映其业务水平。常用的接诊方法:视、触、叩、听、嗅检查法,询问法,心理调控法等。接诊的医护人员应及时了解患者的心理状况和需求,运用医学及人文社会科学知识,达到满意的接诊效果。急诊科的接诊范围如下。

(1)内科疾病:①呼吸、心搏骤停。②各种危象,如甲状腺危象、糖尿病酮症酸中毒等。③急性心力衰竭、心肌梗死、心绞痛、严重心律失常。④急性内出血,如大咯血、呕血、便血。⑤急性发热,体温(腋温)高于38℃;中暑。⑥急性呼吸困难、哮喘、发绀、窒息等。⑦急性炎症,如肺炎、急性胰腺炎、急性肾炎、急性胃肠炎等。⑧各种中毒,如食物中毒、药物中毒、有毒气体中毒、其他有害物质中毒等。⑨脑血管意外(脑卒中)、高血压脑病、昏迷、晕厥、癫痫发作、不明原因的抽搐、休克等。⑩重症的血液病及其并发症。

(2)外科疾病:①各种急腹症。②各种创伤,如开放伤、生命体征不稳定的闭合伤、骨折或疑似骨折、挤压伤;烧伤、咬蜇伤、电损伤等。③急性感染,如急性胆囊炎、急性乳腺炎、脓性指头炎、急性膀胱炎等。④急性梗阻,如胆道梗阻、肠梗阻、尿路梗阻、血管的急性栓塞等。⑤血尿。

(3)妇产科疾病:①阴道出血,见于功能性子宫出血、前置胎盘、葡萄胎、流产等。②急腹症,如异位妊娠、卵巢囊肿蒂扭转、黄体破裂。③损伤,如外阴、阴道创伤及子宫穿孔等。④感染,如产褥感染、子宫炎、附件炎、阴道炎等。⑤产科疾病,常见有急产、胎盘早剥、脐带脱垂、子宫破裂等。

(4)儿科疾病:①参照内科疾病中的一些儿科多发病。②频繁呕吐、腹泻导致的脱水。③突起的剧烈腹痛。④新生儿体温不升等。

(5)五官科疾病:①眼的创伤、红眼、急性视力丧失、眼内出血。②耳鼻喉疾病,如口腔颌面部创伤、颞下颌关节脱位、鼻窦炎、鼻出血、咽痛、耳痛、急性喉阻塞、眩晕等。

(6)皮肤性病科疾病:急性皮炎、荨麻疹、带状疱疹、有害昆虫的咬蜇、急性过敏性疾病、急性淋病等。

(7)其他疾病如传染科的急性病等。

2.分诊

分诊是根据急诊患者就诊时的主要症状和体征,按疾病的轻重缓急和所属科别,进行初步分类,以便安排救治程序及分配专科就诊的工作总称。所有前来急诊科就诊患者均要先经过分诊室护士分诊后,才能得到专科医生的诊治。若分诊有误,则有可能延误抢救时机,甚至危及患者的生命。所以,分诊护士要通过询问、护理体检及其他检查方法,收集患者的资料,了解此次发病经过和当时的病情等。然后对收集到的资料进行分析,判断病种及其程度,以便进一步确定就诊顺序、救治程序和科别。遇有危重症患者,应先进行抢救再挂号,争取最佳时机。根据病情的轻重缓急进行分级,并以此来安排患者的就诊次序。

Ⅰ级:急危。正在或即将发生的生命威胁或病情恶化,需要立即进行积极干预。如心博/呼吸停止或节律不稳定、气道不能维持、休克、明确心肌梗死、急性意识障碍/无反应或仅有疼痛刺激反应(GCS<9)、癫痫持续状态、复合伤(需要快速团队应对)、严重的精神行为异常,正在进行的自伤或他伤行为,需立即药物控制者、急性药物过量、严重休克的儿童/婴儿、小儿惊厥等。

Ⅱ级:急重。病情危重或迅速恶化,如短时间内不能进行治疗则危及生命或造成严重的器官功能衰竭;或者短时间内进行治疗可对预后产生重大影响,比如溶栓、解毒等如严重呼吸困难/气道不能保护、循环障碍,皮肤湿冷花斑,灌注差/怀疑脓毒症、昏睡(强烈刺激下有防御反应)、急性脑卒中、类似心脏因素的胸痛、不明原因的严重疼痛伴大汗、活动性或严重失血等。

Ⅲ级:急症。存在潜在的生命威胁,如短时间内不进行干预,病情可进展至威胁生命或产生十分不利的结局,如急性哮喘,但血压、脉搏稳定、嗜睡(可唤醒,无刺激情况下转入睡眠)、间断癫痫发作、中等程度的非心源性胸痛、任何原因导致的中度失血、头外伤等。

Ⅳ级:亚急症。存在潜在的严重性,如患者一定时间内没有给予治疗,患者情况可能会恶化或出现不利的结局;以及症状将会加重或持续时间延长,如吸入异物,无呼吸困难,吞咽困难,无呼吸困难、呕吐或腹泻,无脱水、非特异性轻度腹痛、轻微出血等。

非急症:慢性或非常轻微的症状,即便等待一段时间再进行治疗也不会对结果产生大的影响,病情稳定,症状轻微、低危病史且目前无症状或症状轻微无危险特征的微疼痛等。

3.处理

医护人员根据分诊了解到的情况确定进一步处理措施,急诊处理原则如下。

(1)对一般急诊,可在通知专科医生的同时办理就诊手续。对病情复杂、难以确定科别的,由护士安排就诊科室,按首诊负责制处理。对由院外急救出诊或"120"救护车转入医院的患者,立即通知医护人员接诊。

(2)对于因交通事故、吸毒、自杀等涉及法律问题者,医护人员应积极救治,同时应增强法治意识和社会责任感,预检护士立即通知急诊科主任、医务部,并上报治安部门。病历书写实事求是、准确清楚,检查仔细全面,注意保管病历,切勿遗失或被涂毁。

(3)对服毒患者,需将其呕吐物、排泄物留下送毒物鉴定。若为昏迷患者,需与陪送者共同检查其财物,有家属在场时交给家属(要有第三者在场),若无家属则由值班护士代为保管,但应有两人签写财物清单。

(4)涉及法律问题的患者,在留观期间应有家属或公安人员陪守。

(5)对危重症患者,应立即通知相关科室医生先进行紧急处理,然后再办理就诊手续。在医生来到之前,护士可酌情予以急救处理,如吸氧、建立静脉通路、人工呼吸、胸外按压、吸痰、止血等。同时密切观察病情变化。

(6)经抢救病情平稳允许移动时,要迅速转入病房。如需继续抢救或进行手术治疗者,应通知病房或手术室做准备。不能推动的急需手术者,应在急诊手术室进行手术,在留观察室或监护室继续抢救治疗,待病情平稳后再转入病房。所有抢救患者都应有详细的病历和抢救记录。

(7)病情需要时可邀请专科会诊。遇有成批伤员就诊急需要多专科合作抢救的患者,应通知门诊部和医务处值班人员,协助调配医护人员参加抢救。复合伤患者涉及两个专科以上的,应由患者病情最严重的处理科室首先负责治疗,其他科室密切配合。

(8)严格执行交接班及查对制度,避免将未处理完的工作交由他人处理,特殊情况需离开时,必须床边交接清楚。

第二节 急诊科的护理管理

急诊科的护理管理工作应根据卫生部下发的《急诊科建设与管理指南(试行)》,结合本单位急诊科工作实际,建立急诊科组织管理体制,抓好急救的关键环节,制定出各种急救预案和程序,做好人员综合素质的培养,建立健全各级各类急诊工作的岗位职责、规章制度和切实可行的技术操作规范,保证急诊医疗、护理工作质量。

急诊科应设有独立编制的护理单元,其护理组织系统是医院护理组织系统的一部分,组织系统包括医院的业务副院长、护理部主任、急诊科主任、急诊科护士长、急诊病房护士长及有一定的专业护理观察能力和知识基础的急诊科护士,并应接受重症监护技术的训练。

一、急诊科护理人员的基本要求

1.急诊科护理人员配备标准

①急诊科应当有固定的急诊护士,护士结构梯队合理。急诊护士应当具有3年以上临床护理工作经验,经规范化培训合格,掌握急危重症患者的急救护理技能、常见急救操作技术的配合及急诊护理工作内涵与流程,并定期接受急救技能的再培训。②三级综合医院急诊科护士长应当由具备主管护师以上任职资格和2年以上急诊临床护理工作经验的护士担任。二级综合医院的急诊科护士长应当由具备护师以上任职资格和1年以上急诊临床护理工作经验的护士担任。护士长负责本科室的护理管理工作,是本科室护理质量的第一责任人。

2.急诊护士技术和技能要求

①掌握急诊护理工作内涵及流程,能够进行急诊分诊。②掌握急诊科内的医院感染预防与控制原则。③掌握常见急危重症的急救护理。④掌握创伤患者的急救护理。⑤掌握急危重症患者的监护技术及急救护理操作技术。⑥掌握急诊各种抢救设备、物品及药品的应用和管理。⑦掌握急诊患者心理护理要点及沟通技巧。⑧掌握突发事件和群伤的急诊急救配合、协调和管理。

二、急诊科各医疗单元的护理管理

急诊科的护理管理直接影响着患者救治的成功与否,其管理的原则如下:制定并不断完善急诊科的各项规章制度、工作流程、抢救护理常规、急救物品及仪器设备的保障制度,注重医护人员理论知识、技术水平和品质的培养,保证及时、迅速、准确地对危重症患者进行有效的救治,不断提高急诊救治护理质量。

1.预检分诊室的管理

(1)急诊预检分诊工作必须由熟悉业务、责任心强的护士担任。护士要热情接待每一位前来就诊的患者,简要了解病情,重点观察体征,进行必要的初步检查及化验并记录,做到快速、准确分诊。遇有分诊困难时,可请有关医生协助。

(2)掌握急诊就诊范围,做好解释工作。根据病情轻重缓急,安排就诊顺序,对危重症患者优先诊治。遇有严重工伤事故或成批伤病员时,应及时通知科主任及医务处,组织抢救工作。对涉及刑事的伤病员,及时向有关部门报告。

2.急诊室管理

(1)急诊室的工作人员对急诊患者的诊断、紧急处理、治疗等要有高度的责任感,必须坚守岗位,随时准备抢救患者,如需暂时离开,必须告知有关人员。

(2)护士在治疗时应严格执行查对制度。严格执行医嘱,遵守急诊医嘱执行程序,及时、准确地用药和做好各项操作。

(3)急诊室的一切用品实行"五定"制度:定品种数量,定位置,定专人管理,定期消毒灭菌,定期检查、维修。

(4)做好急诊室的各项统计记录工作,如每日急诊、抢救患者人数、留观人数、抢救记录等。

(5)遵守首诊负责制。

3.抢救室管理

(1)抢救室是抢救危重症患者的场所,应制定严格的制度,抢救仪器和药品应齐全,时刻处于应急备用状态。抢救中,各有关科室必须积极配合。患者需要转入病房时,病房应及时收容,严禁推托。

(2)各类仪器性能良好,药品齐全随时备用。急救室物品一律不外借,值班护士每班交接并记录。

(3)参加抢救的医护人员要严肃认真,动作迅速而准确。听从指挥,明确分工,密切配合。

(4)抢救工作中遇到诊断、治疗、技术操作困难时,应及时请示上级医生,迅速解决。一切抢救工作应做好记录,要求准确、清晰、扼要、完整,并且必须注明执行时间。

(5)各种急救物品使用后的安瓿、输液空瓶、输血袋等均应集中放在一起,以便统计与查对,避免医疗差错。

(6)抢救室除工作人员外,一切非工作人员未经允许禁止入内。抢救室物品用后要及时清理、补充,保持完好备用。

4.观察室管理

(1)留观对象:①病情需要住院,但无床位,一时不能转出,病情允许留观者;②不能立即确诊,离院后病情有可能突然变化者;③某些病症(如高热、哮喘、腹痛、高血压等)经治疗病情尚未稳定者;④其他特殊情况需要留观者。但传染病、精神病患者不应在此留观,以免影响其他患者的安全。

(2)留观患者必须建立留观病历,接诊医生应向观察室医护人员进行病情交接。观察室医生应及时查看患者病情,及时下医嘱并做好病情记录。值班护士应及时巡视病房,按医嘱进行治疗护理并及时记录,患者病情变化时,随时向值班医生报告。

(3)留观时间原则上不超过72h,特殊情况例外。对可以离院的患者,各级医护人员应及时动员其离院,并开具诊断证明、处方,详细交代注意事项。

5.监护室管理

(1)监护室是危重症患者的抢救场所,室内要定时进行清洁消毒,非工作人员未经允许不得进入。

(2)监护室的急救仪器、监护设备要按操作规程使用。所有监护医生要掌握仪器的性能及注意事项,能熟练操作。用后进行整理、消毒备用。

(3)贵重仪器要建立使用登记卡,由专人管理,定时维修,发生故障时要及时报告护士长及科主任,并通知专业人员进行检修。

(4)对患者进行严密监护,发现病情变化及时向医生报告;严格遵守遗嘱执行程序,及时准确地进行各项治疗。工作人员在工作时必须积极主动,要有高度的责任感。

三、院内感染的管理

1.成立急诊科感染质控小组,制定并落实消毒隔离制度

(1)环境:急诊科要有良好的通风设施,加强空气流通,保持空气清洁。各病室每日进行空气消毒。物品表面及地面用含氯消毒液进行擦拭消毒。

(2)医护人员要求:医护人员应按规定着装,严格执行各项操作规程和无菌操作原则,严格执行手消毒。对医护人员定期进行医院感染知识和预防措施的培训。在争分夺秒的抢救中,既要迅速,又要遵守各项操作规程和原则。

2.医疗器械的消毒与灭菌

所有有创操作的或与患者破损处直接接触的医疗器械,应进行严格的灭菌处理。对于仅与患者皮肤黏膜接触的医疗器械(如体温计、止血带、血压计袖带等),应当严格消毒。

3.一次性医疗物品的使用

一次性医疗物品应存放于干燥阴凉、通风良好的库房;使用时严格检查有效期、质量、密闭情况和是否清洁,一人一物,不得重复使用。用后进行销毁消毒,并根据当地卫生行政部门要求进行无害化处理。

4.其他

对于传染病患者,要严格执行消毒隔离制度。

第三节　急诊常见症状及护理

一、发热

机体在致热源的作用下或各种原因引起体温调节中枢的功能障碍时,体温调节中枢的调定点上移而引起的体温升高超过正常范围,称为发热。正常人体温一般为 36℃～37℃。

(一)病因

(1)感染性发热各种病原菌如细菌、病毒、真菌、支原体、衣原体、立克次体、寄生虫等引起的感染。

(2)非感染性发热包括结缔组织、内分泌与代谢疾病、恶性肿瘤、组织损伤、血液病、自主神经功能紊乱等。

(二)分类

1.发热程度

临床将发热的程度(以口腔为例)分为:低热(37.4℃～38℃)、中等度热(38.1℃～39℃)、高热(39.1℃～41℃)、超高热(>41℃)。

2.病程

按病程分为急性发热和长期发热。急性发热是指发热在 2～3 周内,临床极为常见。长期发热一般指发热在 4 周以上,经常规检查未能查明病因者。

(三)热型

准确掌握患者的热型,往往能够迅速指导病因的判断。常见热型主要有以下几类。

1.稽留热

体温持续 39℃～40℃达数天或数周,24 小时波动范围不超过 1℃,多见于大叶性肺炎、伤寒、斑疹伤寒、乙脑、系统性红斑狼疮等。

2.弛张热

体温在 39℃以上,24 小时体温波动在 2℃以上,体温最低时仍高于正常水平,多见于败血症、风湿热、脓毒血症、重症结核及恶性组织细胞病。

3.间歇热

高热期与低热期交替的出现,体温正常后 1～2 天再次高热,反复发作,多见于疟疾、急性肾盂肾炎、局限性化脓性感染等。

4.回归热

体温急剧升高至 39℃或以上,持续数天后又骤然下降至正常水平,高热期与无热期各持续若干天,见于回归热、霍奇金病、周期热等。

5.波状热

体温逐渐升高至 39℃或以上,数天后逐渐下降至正常水平,隔数天后又再次逐渐升高,如此反复,常见于布氏菌病、恶性淋巴瘤、腹膜炎等。

6.不规则热

发热持续时间、体温波动无一定的规律,可见于结核病,风湿热、渗出性胸膜炎、感染性心内膜炎等。

(四)诊断和鉴别诊断

1.病史

注意年龄、发病季节、流行病史、传染病接触史,起病缓急,病程长短,热型和伴随症状。

(1)冬春季以呼吸道感染,流行性脑脊髓膜炎等多见,夏秋季以急性肠炎、细菌性痢疾、乙型脑炎、伤寒等较多见。

(2)呼吸道感染、急性传染病等常起病较急,病程较短。结核病、伤寒、血液病、风湿热、细菌性心内膜炎等起病稍缓,病程较长,常超过两周。

(3)败血症、急性粟粒性肺结核、深部脓肿等呈弛张热;伤寒、副伤寒为稽留热,热型在未应用抗生素、皮质激素等特殊药物治疗时,对发热的诊断非常重要。

(4)询问发热的同时要注意各系统的特殊性以及临床表现。如呼吸道感染常有咳嗽、气急。消化道感染常有恶心、呕吐、腹痛、腹泻,泌尿系感染有尿频、尿急、尿痛等。中枢神经系统疾患多有呕吐、惊厥、昏迷等。

2.体征

(1)皮肤检查发热患者皮肤的干湿度、皮疹、出血点等改变都有重要的意义。如皮疹见于猩红热(口围苍白)、流行性出血热(醉酒貌)、伤寒(伤寒面容)、红斑狼疮(蝶形红斑)等;出血点常提示重症感染或血液病,前者包括败血症、流行性脑脊髓膜炎、感染性心内膜炎、流行性出血热等;发热伴皮肤黄染要注意肝胆道感染、重症肝炎和急性溶血等。

(2)淋巴结局部淋巴结肿大常提示有局限性急性炎症,如口腔和咽部感染常有颌下淋巴结肿大,下肢感染有腹股沟淋巴结肿。全身性淋巴结肿大可见于全身性感染疾病,如结核病、弓形虫病、HIV 感染,亦可见于原发性淋巴组织病变,如急性淋巴细胞白血病、恶性组织细胞病等。

(3)其他伴随症状和体征如心血管系统(发热伴栓塞、心脏杂音、心包摩擦音或心包积液体征等)、呼吸系统(发热伴肺部实变体征或闻及肺部干湿性啰音等)、肝脾肿大等表现对于诊断有重要参考价值。

3.辅助检查

经病史和体检不能明确发热原因者,应选择适当的辅助检查。

(1)血常规:进行白细胞计数及其分类,对于判断发热原因有重要的参考价值。

①多数病毒性感染白细胞数无明显增减。

②白细胞分类中嗜酸粒细胞增多见于各种嗜酸细胞增多症、变态反应性疾病、寄生虫病;嗜酸性粒细胞减少见于伤寒、副伤寒和应激状态。

③淋巴细胞增多见于病毒感染。

④单核细胞增多见于某些细菌感染,如活动性结核病、亚急性感染性心内膜炎、布氏杆菌病等。

(2)尿常规:尿液离心后每高倍视野白细胞数超过 5 个,则表示有泌尿道化脓性感染,如肾盂肾炎、膀胱炎或肾结核等,尿液离心后每高倍视野红细胞数超过 2 个,常见于急慢性肾炎、肾结核、泌尿系结石、急性膀胱炎以及出血性疾病、感染性心内膜炎、流行性出血热等。

(3)大便常规、X 线检查以及超声心动图等亦有一定的参考价值。如有必要,可进行 CT 或 MRI 等检查。

(4)血清学检查:对发热诊断有一定价值,如肥大氏反应、外斐反应,钩端螺旋体病的凝集试验,乙脑补体试验,风湿病的抗链球菌溶血素"0"试验、系统性红斑狼疮的抗核抗体试验等都对确诊有帮助。

(5)细菌培养:血、尿、粪、痰、脓、引流物、脑脊液、骨髓培养都对病因诊断有帮助。

(6)X 线及其他检查:胸部 X 线检查有助于肺与胸部疾病的诊断。其他可根据情况选择 CT、B 超、纤维内窥镜等。

(五)急诊处理

1.病因治疗

针对病因是治疗发热的关键。对中低度发热,不要急于降温。因解热本身不能促进疾病的康复。但有下列情况者,应及时采取降温措施:①体温超过 40℃。②高热伴惊厥或谵妄。③高热伴休克。④高温中暑。⑤有严重心、脑、肝、肾疾病的高热患者。

2.退热治疗

需明确诊断后,方可开始退热治疗。首选物理降温,如酒精、温水擦浴。若病情严重或者对于患者存在威胁,应及时给予药物退热,一般可选阿司匹林 0.3～1g 口服,每2～3 小时 1 次。对于持续高温不退者,可适当实用糖皮质激素治疗。

3.对症支持治疗

发热患者应注意补液,若补液不足,可引起循环血量不足、低血容量性休克。同时。要补充足量的维生素、微量元素以及高蛋白饮食等,提高患者的抵抗力。

对于存在心血管疾病、肺部疾病、肾病等基础疾病的患者,在进行治疗时,应考虑治疗对于原有疾病的影响。必要时,可进行器官保护。

(六)护理措施

1.卧床休息

传染病患者在症状明显期多表现为高热,故应严格卧床休息,注意变换体位,使患者有舒适感。

2.对患者做好解释指导

讲解发热的相关知识,指导患者合理休息、合理饮食;介绍发热的处理方法和注意事项,如体温计的使用及注意事项,冰袋冷敷的部位,如何观察体温的变化及局部皮肤颜色有无改变,温水擦浴时,水的温度、擦浴的方法等。鼓励患者参与自我护理并提出问题,耐心给予解答,以消除顾虑。

3.监测体温变化

根据病种和病情决定测量体温的时间间隔。注意热型、发热持续时间、伴随症状、身心反应,结合实验室检查,以综合评估病情。

4.病室环境

清洁、温度适宜保持环境清洁,空气清新,室温维持在 20℃～22℃,湿度 55%～60%为宜,经常通风换气。患者宜穿透气、棉质衣服,避免衣物过厚而阻碍散热,有寒战应保暖。

5.补充营养及液体

患者应摄取足够的液体与热量,如无心肾功能损害,每天至少摄入足量的水分以防脱水。能进食者,给予高热量、高维生素、营养丰富流质或半流饮食,维持水和电解质平衡,必要时遵医嘱静脉输液。

6.注意观察病情变化

应注意观察生命体征、意识状态、出入量、体重、发热引起的身心反应、治疗及护理效果等。

二、急性头痛

头痛是一种主观感受,通常指额、顶、颞及枕部的疼痛。头痛多无特异性,可见于多种疾病。

(一)病因

(1)原发性颅内疾病如感染、脑血管病、颅脑外伤、肿瘤等。

(2)颅外病变如颅骨疾病、头颈部疾病或全身性疾病的表现等。

(二)分类

国际头痛分类委员会发布的第二版"头痛疾病的国际分类",将头痛分为"原发性头痛、继发性头痛和颅神经痛、中枢性和原发性面痛"三大类。

(三)诊断和鉴别诊断

头痛的诊断往往存在诸多的疑点,这些多是由于患者的主诉不清所致,因此在采集病史时要做到去伪存真,抓住主要矛盾。当获得可靠的病史后首先结合患者的体征采用排除法进行诊断,因此要求对头痛的各种类型都要全面的了解,因此将各个类型的头痛的诊断分类描述,以此才能对接诊患者进行有目的的诊断与治疗。

1.第一步:判断头痛是否颅内病变引起

颅内病变引起的头痛通常分为颅内肿瘤性头痛、颅内高压性头痛、颅内血管性头痛、颅内感染性头痛、颅内低压性头痛和丘脑性疼痛。

(1)颅内肿瘤性头痛:早期症状较轻,呈间歇性,后逐渐加重,多为钝性疼痛,伴有或不伴有颅内高压症状及局灶性体征。反复发作及渐进性加剧的头痛无法以偏头痛或全身情况解释,并且服用相关止痛药物无效时,应考虑颅内占位病变的可能性。

(2)颅内高压性头痛:缓慢起病逐渐加重,伴有恶性、呕吐的症状,高度怀疑颅内高压性头痛,此时常规进行眼底检查,如果发现视神经盘水肿,则可以肯定为颅内高压,进一步选择进行CT、MRI检查。

(3)颅内血管性头痛

①非偏头痛型血管性头痛:多见于高血压动脉粥样硬化患者,通过其病史中明确的高血压疾患、眼底血管改变及高血胆固醇水平可高度怀疑本病的存在。

②偏头痛型血管性头痛:头痛呈反复发作及发作前有预兆如幻视、偏盲、肢体感觉或运动障碍,发作时伴有恶心、呕吐,间歇期正常,常有家族史。

③脑血管畸形和脑动脉瘤引起的头痛:发病急骤,头痛剧烈,脑膜刺激征明显,有时出现神经系统阳性体征如上睑下垂等,此时患者往往急诊入院,CT可以作为初步筛查手段首先使用,进而进行CTA或DSA检查,往往可明确诊断,有时可能出现CTA或DSA阴性结果,需要定期随访复诊,以免遗漏。根据这一类疾病的发病特点,年轻患者多以血管畸形为主,而老年患者以动脉瘤为主。

(4)颅内感染性头痛:患者的头痛多为慢性起病,伴有或不伴有发热,头痛呈渐进性加重、逐渐出现脑膜刺激征或明显的颅脑高压症状,病史采集时应详细询问是否有发热史、外耳道有无分泌物、痔疮是否存在、是否有皮肤脓肿、是否有拔牙史,甚至是否有过器官移植病史及服用抑制免疫反应药物史。上述病史中任意一种均需要怀疑颅内感染。血常规是必检项目之一,白细胞计数明显增高的情况下可选择CT或MRI,腰穿是最为可靠的检查,但是如果患者存在颅内高压当谨慎处置以免诱发脑疝。

(5)颅内低压性头痛:患者可能进行过腰穿大量释放脑脊液,或颅脑手术后脑脊液引流过量而致,常表现为剧烈头痛,直立时明显加重,平卧位缓解。这一类的头痛常通过患者所接受过的治疗和检查而得到明确诊断。

2.第二步:判断头痛是否由颅脑外伤引起

颅脑外伤性头痛呈现阵发性发作,情绪变化及气候变化时可诱发,常伴有神经官能症,病史中有明确的外伤史或颅脑手术史。

3.第三步:头痛型癫痫是临床少见的疾病,应引起重视

头痛型癫痫以发作性前额、双侧颞部及眶周剧烈跳动为主要表现,持续数十秒或数分钟,伴有或不伴有意识障碍,当无法明确诊断其他类型的头痛时,可考虑辅检脑电图。

4.第四步:非头颅疾病导致的头痛临床常见,应予鉴别

非头颅疾病导致的头痛往往由颜面部感觉器官疾病或相关附属器官疾病引起。

(1)眼部疾病:起病可能缓慢,伴有视力障碍,多因视觉疲劳所致,休息后缓解。疼痛集中于眶部、前额。眼科检查有明确的体征,治疗眼疾后头痛可能缓解。

(2)鼻窦炎症:患者常有晨起加重的现象,鼻窦区有明显压痛。体检可发现明确鼻窦炎体征。

（3）口腔疾病：患者的患齿常有明显的叩痛，头痛呈放射性，根据口腔的检查不难诊断。

5.第五步：神经性头痛应在诊断程序中重点鉴别

（1）三叉神经痛：患者头痛常有明确诱发因素，如刷牙、冷热刺激，存在"扳机点"之说，患侧的颞肌可能有萎缩。总之，三叉神经痛一般能够通过上述特点明确诊断。

（2）舌咽神经痛：与三叉神经痛类似，发病突然，常被误认为牙痛，但是详细的体检发现疼痛以咽后壁为甚。诊断需与三叉神经痛鉴别。

（3）丘脑性疼痛：患者常有严格中线之分的躯体与头部疼痛，而且多伴有半切身体感觉异常。

（四）辅助检查

1.颅脑 CT

适用于病史和查体诊断仍未明确；新发头痛或复发头痛的性质、强度有变化的患者；颅内压增高患者：创伤有关疼痛等。

2.MRI

适用于怀疑脑干病变这。

3.腰椎穿刺

适用于怀疑颅内感染者等。

4.其他检查

有必要可进行血管造影、静脉窦造影等。

（五）急诊处理

首要任务是排除引起头痛的严重病因：脑肿瘤、脑脓肿、蛛网膜下腔出血、脑内出血、硬膜外血肿、高血压急症、青光眼等。

（1）止痛药轻度患者可用非成瘾性止痛药，如阿司匹林（0.3～0.6g）。对严重、持续疼痛用非麻醉性止痛镇静药，如可卡因（0.03g）。必要时，可两者合用，能提高痛阈，并减轻焦虑和对疼痛的反应。

（2）手术治疗如脊神经根切断术。

（3）病因治疗若良性脑肿瘤可考虑切除。

三、昏迷

昏迷是指对外界环境和自身状态无反应，并伴有运动、感觉、反射功能障碍及大、小便失禁等，而生命体征如呼吸、脉搏和血压等存在。昏迷是一种常见的临床症状，可见于多种疾病。

（一）病因

昏迷病因复杂，目前临床尚无统一的分类方法，本节就颅内外病变分类法进行简单介绍。

1.颅内疾病

（1）颅内幕上病变脑内出血、硬膜下血肿、脑梗死、脑肿瘤、闭合性颅脑损伤等。

(2)颅内幕下病变脑干出血、脑干梗死、脑干肿瘤、脑干脓肿、小脑肿瘤等。

(3)颅内弥漫性病变乙型脑炎、其他病毒性脑炎、细菌性脑膜炎、脑型疟疾、高血压脑病、蛛网膜下腔出血、癫痫、脑挫伤等。

2.颅外疾病

重症急性感染性疾病,如病毒性心肌炎、肺炎、斑疹伤寒、败血症、泌尿系统感染等;内分泌及代谢障碍性疾病;水及电解质平衡紊乱;心血管疾病等。

(二)昏迷程度

1.轻度昏迷

意识大部分丧失,自主运动消失,对外界的各种刺激及内在的需要完全无知觉和反应。但强烈的疼痛刺激可见患者有痛苦表情、呻吟或肢体的防御反射和呼吸加快。吞咽反射、角膜反射、瞳孔对光反射等仍存在。

2.中度昏迷

对外界各种刺激均无反应,对强烈的疼痛刺激或可出现防御反射。

3.重度昏迷

全身肌肉松弛,对各种刺激全无反应。深、浅反射均消失。

(三)诊断和鉴别诊断

1.诊断要点

(1)发病季节:流脑以冬、春多见,乙脑以夏秋多见,大多数地区集中在7、8、9三个月份.肠道病毒引起的脑膜炎亦多在夏秋季。

(2)发病年龄:新生儿常发生大肠杆菌脑膜炎,6个月至2岁小儿多为肺炎球菌和流感杆菌脑膜炎,流脑多见于15岁以下儿童。

(3)流行地区:如乙脑仅见于日本、中国及东南亚,森林脑炎见于俄罗斯西伯利亚及我国东北某些森林地带,而各种马脑炎仅见于美洲。

(4)症状表现:每一种疾病既有共同症状,也有特殊表现,由于病原和主要病变的部位不同或损害程度不一,症状有轻有重或各不相同,如流脑和乙脑起病突然,来势凶猛,而结脑、真菌性脑膜炎则缓慢起病,症状逐渐加重,一般脑炎表现以脑实质损害症状为主,而脑膜炎则以脑膜刺激征最突出。脊髓灰质炎常出现某些部位瘫痪等,某些脑炎、脑膜炎尚可有与其相关的原发疾病的特殊症状。

(5)体征变化:脑膜炎的突出体征是脑膜刺激征,表现为颈项有抵抗或强直,克氏征、布氏征阳性,有的脑炎病例主要病变虽在脑实质,由于其炎症常可波及邻近脑膜,故亦有不同程度的脑膜刺激征。脑实质损害的体征与病变部位有关,一般病变广泛者常有明显意识障碍、持续性抽搐,如病变损及延脑常有呼吸或循环衰竭表现,损及脑神经核或压迫脑神经则可有不同的脑神经受损体征,损害运动中枢或锥体系则出现瘫痪、肌张力增加等。

(6)辅助检查:主要是脑脊液检查,尤其是对疑诊病例可根据脑脊液(CSF)压力、外观、细胞计数和分类以及糖、蛋白、氯化物定量以确定是否是中枢神经系统感染,无论是脑炎或脑膜炎,脑脊液细胞计数及蛋白含量均应有改变,部分病毒性脑炎患者脑脊液改变可不明显。常规检查血常规、尿常规。

2.鉴别诊断

过病史询问和体格检查,判断患者是否有昏迷,一般不会很困难,但一些精神病理状态和闭锁综合征,也可对刺激无反应,貌似昏迷,需加以鉴别。

(1)醒状昏迷:患者表现为双目睁开,眼睑开闭自如,眼球可以无目的的活动,似乎意识清醒,但其知觉、思维、语言、记忆、情感、意识等活动均完全丧失,呼之不应,而觉醒——睡眠周期保存,临床上包括:

①去皮质综合征:多见于缺氧性脑病和脑外伤等,在疾病的恢复过程中皮质下中枢及脑干因受损较轻而先恢复,皮层广泛损害重而仍处于抑制状态。

②无动性缄默症:病变位于脑干上部和丘脑的网状激活系统,大脑半球及其传出通路则无病变。

(2)持久植物状态:是指大脑损害后仅保存间脑和脑干功能的意识障碍,多见于脑外伤患者,足经去大脑皮质状态而得以长期生存。

(3)假性昏迷:意识并非真正消失,但不能表达和无反应的一种精神状态,维持正常意识的神经结构并无受损,心理活动和觉醒状态保存,临床上貌似昏迷。

(4)心因性不反应状态:见于癔症和强烈的精神创伤之后,患者看似无反应,生理上觉醒状态保存,神经系统其他检查正常。在检查者试图令患者睁开双眼时,会有主动的抵抗,脑电图检查正常。

(5)木僵状态:常见于精神分裂症,患者不言、不动、不食,甚至对强烈的刺激亦无反应。常伴有蜡样弯曲、违拗症等,并伴有发绀、流涎、体温过低、尿潴留等自主神经功能紊乱,缓解后患者可清晰回忆起发病时的情况。

(6)意志缺乏症:是一种严重的淡漠,行为上表现为不讲话,无自主运动,严重的病例类似无动性缄默症,但患者能保持警觉并意识到自己的处境。

(7)癫痫伴发精神障碍:可出现在癫痫发作前、发作时和发作后,也可以单独发生,表现有精神错乱、意识模糊、定向障碍、反应迟钝、幻觉等。癫痫性精神障碍仍具有癫痫的一般特征:①精神障碍呈发作性;②突发突止,少数患者可持续数小时甚至数日;③精神障碍出现的前后或发病期内可有全身强直-阵挛发作;④每次精神症状雷同。脑电图可发现癫痫活动波。

(8)闭锁综合征:见于脑桥基底部病变,患者四肢及脑桥以下颅神经均瘫痪,仅能以眼球运动示意。因大脑半球及脑干背盖部网状激活系统无损,故意识保持清醒,因患者不动不语而易被误诊为昏迷。

(四)急诊处理

1.急诊处理

保持呼吸道通畅,必要时进行气管插管;补液以维持有效循环血量,防休克。

2.对症治疗

预防或者抗感染治疗;控制血压和体温;对于颅内压增高患者给予降颅内压药物;必要时可进行外科手术治疗。

3.病因治疗

昏迷患者的重要治疗是找出导致昏迷的原因,针对主要疾病进行病因治疗。感染性疾病所致昏迷须及时有效地给予抗感染治疗;内分泌和代谢性障碍所致昏迷须针对其特殊病因进行治疗;外源性中毒所致昏迷须采取特殊的解救措施。

4.其他治疗

注意口腔、呼吸道、泌尿道等的清洁,防感染;给予促醒药物,如醒脑静;纠正水及电解质紊乱等。

(五)护理措施

1.保持呼吸道通畅

(1)舌后坠影响呼吸时,可用舌钳将其牵出或置入咽导管。

(2)应采取侧卧位或侧俯卧位,头偏向一侧,以利于呼吸道分泌物的引流,也可防止分泌物或呕吐物吸入肺内,预防肺部并发症的发生。

(3)患者分泌物多时,应迅速吸痰以保持呼吸道通畅,一般每15~30分钟吸痰一次,吸痰器要严格消毒。如痰液多,黏稠而深在,不易吸引,严重影响通气功能时,可行气管内插管或气管切开术。

2.给氧

给氧的目的在于纠正缺氧及保持组织细胞内的氧张力,根据缺氧的严重程度具体给予氧气量。

3.安全护理措施

患者意识不清,易发生坠床、烫伤、碰伤等情况,应及时采取保护性措施。如加用床档去除假牙、发卡、剪短指甲,以免抓伤。为防止患者舌咬伤,应准备开口器、舌钳子和纱布等,有抽搐时,上下白齿之间放置牙垫,以防舌咬伤。

4.密切观察生命体征的变化

注意观察患者昏迷程度是否加重,记录昏迷患者的瞳孔、体温、脉搏呼吸、血压及抽搐等情况。如昏迷双侧瞳孔大小不等,一般病灶侧瞳孔散大,对病情危重的昏迷患者病伴有血压下降时,应每15~30分钟观察,测量血压一次并记录,同时测定尿量,及时安放休克卧位,并配合医生积极抢救。

5.对症护理

(1)口腔护理:昏迷患者一般机体抵抗力减弱,口腔内细菌极易繁殖,而造成口腔炎和吸入性肺炎,故昏迷患者口腔护理十分重要。每天用生理盐水清洁口腔2~3次,不能张口者,可在压舌板或开口器的协助下进行口腔护理。护理时严防棉球遗留在口腔内。

(2)皮肤护理:昏迷患者大都大小便失禁,出汗多,护理人员应随时给患者擦洗更换床单及衣服。经常保持皮肤清洁和干燥,以减少局部皮肤的受压和尿液的浸泡,故一般每 2～3 小时翻身一次,必要时每小时翻身一次,建立床头翻身记录卡片。协助患者翻身时应避免拖、拉、推的动作,以防擦破皮肤,经常保持床铺干燥清洁和平整,衣物要柔软。对易发生褥疮的部位可采用气圈、海绵垫、软枕等以减轻压力;对于水肿及肥胖者不宜用橡胶气圈,因局部压力重,反而影响血液循环,妨碍汗液蒸发而刺激皮肤。可根据不同部位制作柔软及大小合适的海绵垫或棉圈,使受压部位能悬空。还要经常检查受压部位,定时用 50% 酒精按摩背部及受压处。每天用温水擦洗受压部位,除保持局部清洁外,并可促进血液循环,改善局部营养状况。

(3)眼的护理:昏迷的患者眼睛常不能闭合或闭合不全,而易发生角膜炎、角膜溃疡。在护理上,宜用生理盐水纱布或油纱布盖眼进行保护。如眼有分泌物则宜专用生理盐水冲洗干净,应注意防止异物对角膜的损伤和感染的发生。

(4)预防消化道出血:神经内科急症尤其是脑出血、脑梗死、蛛网膜下腔出血等所致昏迷患者,常易出现胃肠道的应急性溃疡和出血,因此,每次鼻饲前应检查有无腹胀,有无咖啡色液体。如出现消化道出血,除给予全身用药外,还应加强局部用药或鼻饲冰水或冰奶,严重者应暂停鼻饲,密切观察出血量及血压情况,必要时行胃肠减压,做好抢救工作。

(5)大小便的护理:昏迷患者常因意识不清而发生尿潴留时,可采取导尿术,操作时要严格无菌,防止尿路感染。少尿、无尿应严格记录尿量,每天尿量不应少于 1000mL。长期留置导尿管者,应每天给予抗生素冲洗膀胱 1～2 次,昏迷患者易发生便秘,如三天无大便,可给予番泻叶冲服,必要时进行灌肠(对脑出血急性昏迷及有颅内压增高的患者不宜灌肠)。准确记录排便次数及量。

四、咯血

咯血是指喉及喉部以下的呼吸道任何部位(包括气管、支气管、肺)的出血、并经口腔咳出者。咯血可表现为痰中带血、满口鲜血到致命性的大咯血。大咯血可引起窒息、失血性休克等严重并发症。

(一)病因

咯血原因很多,主要见于呼吸系统和心血管系统疾病。

1.呼吸系统疾病

常见有支气管疾病,如支气管扩张、支气管肺癌、支气管结核等;肺部疾病,如肺结核、肺炎、肺脓肿等。

2.心血管疾病

常见的有二尖瓣狭窄、先天性心脏病所致肺动脉高压、高血压、肺栓塞等。

3.其他疾病

如血液病、风湿性疾病等。

（二）程度分级

1.小量

指 24 小时咯血量不足 100mL 者,包括痰中带血丝者。

2.中量

指 24 小时咯血量在 100~500mL 者。

3.大量

指 24 小时咯血超过 500mL 或一次咯血量超过 300mL 者。

（三）诊断和鉴别诊断

1.病史

咯血量、性状、发生和持续时间及痰的性状对咯血病因的鉴别诊断有重要价值。脓性痰伴咯血多见于支气管炎、支气管扩张症或肺脓肿。肺水肿多见为粉红泡沫痰。长期卧床、有骨折、外伤及心脏病、口服避孕药者,咯血伴胸痛、晕厥应考虑肺栓塞。40 岁以上吸烟男性者要警惕肺癌的可能。女性患者于月经周期或流产葡萄胎后咯血,需要警惕子宫内膜异位或绒癌肺转移。对年轻女性反复慢性咯血且不伴其他症状,需考虑排除支气管腺瘤。

2.咯血与呕血的鉴别

（1）呕血:呕血患者通常有胃、肠、胆管疾患或肝硬化门脉高压等疾病病史;呕血之前可先有上腹部不适、恶心呕吐等先兆症状;呕血时可伴有头晕、心慌、面色苍白、出汗症状以及血压和脉搏改变。一般来说,呕血患者的出血量相对较多,方式也较急。呕出的血液颜色多为暗红或棕褐色,这是血液受胃酸作用的结果,但呕血不止的患者的血液颜色也可呈鲜红色;呕吐的血液内常混有未消化食物及食物残渣和胃液;患者常在呕血后不久有黑便。

（2）咯血:咯血患者可有支气管、肺脏、心血管系统疾病;咯血前患者常先有喉痒、咳嗽症状;咯血时可有胸痛、心悸、发绀等伴随症状;咯血量与呕血量相比相对要少,血液的颜色多呈鲜红色;咯血之后患者常无黑便症状,除非经咽下,否则粪便无改变,咯血后继有少量血痰数天。

对咯血患者虽然应用了各种检查方法,仍有 5%~15% 患者的咯血原因不明,称隐匿性咯血。部分隐匿性咯血可能由于气管、支气管非特异性溃疡、静脉曲张、早期腺瘤、支气管小结石及轻微支气管扩张等病变引起。

3.辅助检查

主要有血常规、痰液检查 X 线、CT 等,必要时可进行纤维支气管镜和肺血管造影检查。

4.鉴别诊断

支气管肺癌都发生于 40 岁以上的男性,多为长久的血痰或小量咯血,痰细胞学检查阳性等;支气管扩张主要以咳嗽和咳大量脓性痰液为主,见后少量咯血或血痰,以反复间断性大咯血为主。肺结核多始于青年,有小量咯血或者痰中带血,持续时间较长;肺炎起病急、高热、胸痛、咳嗽,可伴有小量的咯血或血痰等。二尖瓣狭窄可见大量咯血。

（四）急诊处理

1.一般处理

大咯血患者要求绝对卧床休息；同时，还应鼓励患者咳出滞留在呼吸道的陈血，以免造成呼吸道阻塞和肺不张，对频发或剧烈咳嗽者，可给予镇咳药，如喷托维林 25mg，口服，3 次/d；或依普拉酮 40mg，口服，3 次/d，必要时可给予可待因 15～30mg，口服，3 次/d。

2.止血治疗

（1）药物止血

①垂体后叶素：垂体后叶素 5～10U 25％葡萄糖液 20～40mL，缓慢静注 10～15min；或垂体后叶素 10～20U 5％葡萄糖液 250～500mL，静滴，必要时 6～8h 重复 1 次，对患有高血压、冠心病、动脉硬化、肺源性心脏病、心力衰竭以及妊娠患者，均应慎用或不用。

②血管扩张剂：如酚妥拉明（用量为 10～20mg 5％葡萄糖液 250～500mL，静滴，1 次/d，连用 5～7 天）；阿托品，山莨菪碱（阿托品 1mg 或山莨菪碱 10mg，肌注或皮下注射），氨基己酸（6.0g 5％葡萄糖液 250mL，静滴，2 次/d）；巴曲酶（用量 1.0～2.0KU，儿童 0.3～1.0KU）等。

（2）支气管镜在大咯血治疗中的应用

①支气管灌洗：采用 4℃冰生理盐水 50mL，通过纤维支气管镜注入出血的肺段，留置 1min 后吸出，连续数次，一般每个患者所需的灌洗液总量以 500mL 为宜。

②局部用药：通过纤维支气管镜将（1∶20000）肾上腺素溶液 1～2mL，（40U/mL）凝血酶溶液 5～10mL 滴注到出血部位，可起到收缩血管和促进凝血的作用，止血效果肯定。

③气囊填塞：经纤维支气管镜将 Fogarty 气囊导管送至出血部位的肺段或亚段支气管后，通过导管向气囊内充气或充水，致使出血部位的支气管填塞，达到止血的目的，同时还可防止因出血过多导致的血液溢入健肺，从而有效地保护了健侧肺的气体交换功能，一般气囊留置 24～48h 以后，放松气囊，观察几小时后未见进一步出血即可拔管。

3.手术治疗

若上述措施无法有效止血时，可考虑手术治疗。

4.并发症的处理

（1）窒息

①尽快清除堵塞气道的积血，保持气道通畅：迅速将患者抱起，使其头朝下，上身与床沿成 45°～90°角，助手轻托患者的头中使其向背部屈曲，以减少气道的弯曲，并拍击患者背部，尽可能倒出滞留在气道内的积血，同时将口撬开，清理口咽部的积血，然后用粗导管经鼻插入气管内吸出积血。

②吸氧：立即给予高流量氧气。

③迅速建立静脉通道：最好建立两条静脉通道并根据需要给予呼吸兴奋剂、止血药物及补充血容量。

④绝对卧床：待窒息解除后，保持患者于头低足高位。

⑤加强生命体征监测，防止再度窒息发生：注意血压、心率、心电、呼吸及血氧饱和度等的

监测,准备好气管插管及呼吸机等设施,以防再窒息。

(2)失血性休克:应按照失血性休克的救治原则进行抢救。

(3)吸入性肺炎:应给予充分的抗生素或抗结核药物治疗。

(五)护理措施

(1)严密观察咯血的先兆症状如胸闷、胸前区灼热感、心悸头晕、喉部发痒、口有腥味或痰中带血丝,出现上述症状要通知医生。注意观察,及时处理,防止大咯血。

(2)病室保持安静,卧床休息,并给予患者精神安慰,消除恐惧与顾虑,防止因情绪波动而再度引起咯血。

(3)让患者尽量将痰或血块咯出,轻轻呼吸,不可屏气。保持呼吸道通畅,防止窒息。

(4)做好Ⅰ级护理及护理记录。安静平卧或卧向患侧,平卧时头宜偏向一侧,冰袋置患侧。

(5)备好抢救药品、氧气、气管切开包、纤维支气管镜、吸引器、输血用物及备血。

(6)遵医嘱使用止血药物。静脉点滴垂体后叶素时,要注意滴速,静注时须缓慢注入(10U溶于10~20mL的生理盐水),至少10min推完,观察有无恶心、便意、腹痛及血压升高等副作用,心绞痛、高血压及妊娠者禁用。

(7)注意观察意识状态、血压、脉搏、呼吸、体温。密切注意失血性休克的出现,及时通知医生,并按休克护理。

(8)若突然出现胸闷、躁动、呼吸困难、咯血不畅时,应立即将患者臀部垫高,头低位,轻拍健侧背部,使血块排出,保持呼吸道通畅。

(9)适当给予镇静剂。慎用镇咳药。禁用吗啡及可待因,以免抑制呼吸中枢和咳嗽反射,使血块不易排出,引起窒息。

(10)饮食,出血期应给予高热量、易消化食物。禁食刺激性食物。减少用力,保持大便通畅,避免剧烈咳嗽。

五、呼吸困难

呼吸困难是指当患者主观上感觉空气不足,呼吸费力,客观上患者呼吸有力,呼吸肌和辅助呼吸肌均参与呼吸运动,通气增加,呼吸频率、深度与节律都发生改变。呼吸困难是呼吸功能不全的一个重要症状。

(一)病因

1.呼吸系统疾病

(1)上呼吸道疾病:扁桃体肿大、喉水肿、喉癌等。

(2)支气管疾病:支气管炎、支气管哮喘、支气管扩张、支气管异物和肿瘤等。

(3)肺部疾病:慢性阻塞性肺病(COPD)、各型肺炎、肺结核、肺水肿、肺癌、肺纤维化、急性呼吸窘迫综合征(ARDS)等。

(4)胸膜疾病:自发性气胸、大量胸腔积液、严重胸膜粘连增厚等。

(5)胸壁疾病:胸廓畸形、胸壁炎症、结核、外伤、胸壁呼吸肌麻痹、硬皮病、重症肌无力、过度肥胖症等。

(6)纵隔疾病:纵隔炎症、气肿、疝、主动脉瘤、淋巴瘤、畸胎瘤、胸内甲状腺瘤、胸腺瘤等。

2.循环系统疾病

主要有心力衰竭、心包压塞等。

3.中毒

如糖尿病酮症酸中毒、药物中毒。

4.血液病

常见于中毒贫血、高铁血红蛋白血症。

5.精神神经性急性

如脑外伤、脑出血、脑炎等。

(二)分型

根据发病机制,可分为两种类型:

1.肺源性呼吸困难

主要有以下三种形式

(1)吸气性呼吸困难表现为喘鸣、吸气时胸骨、锁骨上窝及肋间隙凹陷——三凹征。常见于喉、气管狭窄,如炎症、水肿、异物和肿瘤等。

(2)呼气性呼吸困难:呼气相延长,伴有哮鸣音,见于支气管哮喘和阻塞性肺病。

(3)混合性呼吸困难:见于肺炎、肺纤维化、大量胸腔积液、气胸等。

2.血源性呼吸困难

重症贫血可因红细胞减少,血氧不足而致气促,尤以活动后明显加剧;大出血或休克时因缺血及血压下降,刺激呼吸中枢而引起呼吸困难。

(三)诊断和鉴别诊断

1.病史

详细询问有无引起呼吸困难的基础病因的直接诱因;起病的缓急、时间;呼吸困难与活动、体位的关系以及有无伴随症状。

2.临床表现

吸气性呼吸困难特点为吸气费力,出现三凹征,伴有干咳及高调吸气性喉鸣。呼气性呼吸困难特点为呼气费力,呼气相延长,常伴有啰音或哮鸣音。混合性呼吸困难特点为吸气呼气均费力,呼吸浅快,伴有呼吸音异常(减弱或消失),可出现病理呼吸音。

心源性呼吸困难临床特点为劳力性呼吸困难(活动时出现或加重,休息时减轻或消失,仰卧位加重,坐位减轻)。重者出现强迫半卧位或端坐位呼吸。以及阵发性夜间呼吸困难(多在急性左心衰竭出现,临床表现为睡眠中突然呼吸困难而惊醒,被迫坐起,高度气喘,咳嗽,轻者数十分钟后症状缓解,重者伴大汗、呼吸伴哮鸣音、咳浆液性粉红色泡沫痰,称为心源性哮喘)。

急慢性肾功能衰竭、糖尿病酮症酸中毒、肾小管性酸中毒等,表现为慢而深长规则的呼吸,可伴有鼾声,称为 Kussmaul 呼吸。药物或某些化学物质抑制呼吸中枢可出现变慢、变浅、间停的呼吸,称为 Cheyne-Stokes 呼吸。

血液病临床有气短的感觉。

重度颅脑损伤、脑出血、脑炎、脑膜炎、颅内肿瘤等因颅压增高,使呼吸变慢变深,并伴呼吸节律变化。癔病患者的呼吸困难常表现为叹息样,可因过渡通气而出现呼吸性碱中毒。

3.辅助检查

(1)血常规。

(2)痰培养。

(3)X 线、CT 检查。

(4)脉氧饱和度监测、动脉血气分析。

(5)心电图、心脏彩超、下肢静脉彩超等。

(6)必要时,可进行支气管造影、纤维支气管镜检查等。

(四)急诊处理

1.病因治疗

确定病因后采取相应治疗。

2.对症治疗

包括保持气道通畅、纠正缺氧及二氧化碳潴留、控制感染、纠正酸碱及电解质失衡。

(1)保持呼吸道通畅

①清除痰液、痰黏稠者可用祛痰剂、超声雾化吸入或适当补充液体,使痰稀释,便于咳出。

②咳痰无力者,可采用翻身、拍背、体位引流等措施协助排痰。

③糖皮质激素兼有解痉、消炎、抗过敏作用,可短期应用氢化可的松或地塞米松静脉滴注。

④供氧可避免组织产生难以恢复的损害,常用鼻导管低流量(1～2L/min)持续供给。

(2)呼吸兴奋剂应用:可刺激呼吸中枢或主动脉体、颈动脉化学感受器,在气道通畅时可提高通气量,以纠正缺氧及促进二氧化碳排出。①尼克刹米皮下、肌内或静脉注射,成人 0.25～0.5g/次,极量 1.25g/次。②洛贝林静脉注射,成人 3mg/次,极量 6mg/次;皮下或肌内注射,成人 10mg/次,极量 20mg/次。

(3)控制感染:严重呼吸道感染常诱发呼吸困难,故控制感染十分重要,应选择适当抗生素,足量、联合应用。

(4)纠正电解质及酸碱失衡。

(五)护理措施

(1)吸氧中、重度呼吸困难者,可根据不同病因采取不同吸氧浓度,如慢性支气管炎、阻塞性肺气肿、肺心病者,用低浓度(20%～28%)、低流量(1～2L/min)氧气吸入。否则浓度过高,可加重病情,甚至可发生肺性脑病。急性左心衰竭时应高流量(4～6L/min)鼻导管给氧或以面罩加压给氧。其他疾病可用中、高浓度氧吸入,但时间不宜过长。

(2)调整体位宜采取半卧位或坐位,尤其是对已有心功能不全的呼吸困难患者。一旦患者发生极度呼吸困难,应迅速给予两腿下垂坐位及其他必要措施。注意体位的舒适与安全,用软垫支托臂、肩、骶、膝部以防受压或滑坡。

(3)保持呼吸道通畅指导患者做深缓呼吸,协助其咳嗽、排痰,必要时吸痰,保持呼吸道通畅。保持室内空气新鲜,衣服、被褥轻软,以减轻憋闷感。按医嘱行动脉血气分析,生命体征发生变化时,及时通知医生,备气管插管及呼吸机等,配合抢救。

(4)心理护理多与患者沟通,了解患者的心理状态,及时解释呼吸困难的原因,稳定患者的情绪,解释紧张、焦虑可兴奋呼吸中枢而加重呼吸困难。病室保持安静、清洁,为患者创造一个舒适的环境。

六、心悸

心悸指患者自觉心脏跳动的不适感或心慌感。发生时,患者自觉心跳快而强并伴有心前区不适感。本病症可见于多种疾病过程中,多与失眠、健忘、眩晕、耳鸣等并存,凡各种原因引起心脏搏动频率、节律发生异常,均可导致心悸。

(一)病因

引起心悸的原因众多,大致可分为:

(1)心血管疾病常见于心室肥大、心律失常、心肌炎、心肌病及高血压等。

(2)非心血管疾病常见于甲状腺功能亢进症、贫血、低血糖、大量失血等疾病;还可见于应用肾上腺素、异丙肾上腺素、氨茶碱、阿托品等药物后出现的心悸。

(3)自主神经功能紊乱最为常见,如神经衰弱、更年期综合征、惊恐或过度兴奋、剧烈运动后均可出现心悸。

(二)诊断和鉴别诊断

1.诊断步骤

第一步:通过病史分析区别是心律失常还是非心律失常引起的心悸。

通常,心律失常引起的心悸多呈发作性,非心律失常心悸通常呈持续性,也可呈发作性,且有心搏强烈的感觉。后者可因心脏扩大、肥大引起的心肌收缩力增强引起,也可能是其他疾病引起心动过速或心肌收缩力增强的结果。

对于发作性心悸,应了解起始与终止是突然性还是逐渐发生。前者提示各种类型的阵发性心动过速、期前收缩或间歇性交界性节律,后者提示窦性心动过速。发作持续时间对判断心律失常类型有意义。若患者诉说心悸转瞬即逝或者感到心脏突然"蹦"一下,提示期前收缩是其原因,如突然心悸发作持续一段时间后骤然停止,提示阵发性心动过速。

第二步:对非心律失常性心悸,明确有无躯体性疾病及其严重程度。

通过仔细体格检查、心电图、胸部 X 线、超声心动图及必要的实验室检查,可以明确有无器质性心脏病或其他躯体疾病及严重程度。各种心脏病,当引起心脏增大后因心缩力增强可引起心悸感觉,具体的心脏病的诊断标准参见有关专业书籍。非心脏性躯体疾病,如甲状腺功能亢进(甲亢)、贫血、发热、缺氧、类癌及嗜铬细胞瘤等,均可引起持续性心悸,诊断一般不难。有时,甲亢患者只表现为持续性窦性心动过速或心房颤动,而其他症状不明显,临床医师应时刻想到这一可能性。对不明原因阵发性或持续性心房颤动或窦性心动过速患者,甲状腺功能检查应列为常规。嗜铬细胞瘤患者表现为阵发性或持续性血压升高,血、尿儿茶酚胺及其代谢产物测定有助于诊断。许多药物,如麻黄碱、异丙肾上腺素等 β_2 受体激动剂喷雾剂,甲状腺制剂,二氢吡啶类钙拮抗剂及某些兴奋剂等,均可引起心悸。饮用咖啡或乙醇后也可发生心悸,询问病史便可明确原因。

排除了器质性疾病及药物因素(询问服药史)引起心悸的原因后,结合其他症状如头昏、失眠、焦虑等,可考虑精神因素引起的心悸。精神因素引起心悸的患者也可出现期前收缩等心律失常,但症状发生与心律失常不相关。

第三步:通过动态心电图等检查进一步明确心律失常性心悸的原因。

心律失常可由心脏病引起,也可在无器质性心脏病基础上发生。可以每日发生,也可数日、数周,甚至数月、数年发生 1 次。不管有无心脏病,若心悸发作频度很高,普通心电图捕捉不到心律失常时,可做动态心电图检查。若发作次数少或不可预测其何时发生,即使动态心电图检查,明确诊断的机会也很小,对这类患者可分成下列两种情况分别处理:

(1)瞬间心悸:多提示期前收缩或短阵心动过速。缓慢心律失常,如窦性静止、窦房阻滞,极少引起心悸感觉。窦性静止时间较长常引起头昏、晕厥的症状,但心动过缓促使异位搏动产生时,也可有心悸感。另外,间歇发生的交界性节律由于房室几乎同步收缩也可引起心悸感觉。对发作次数少、心悸时间极短的患者,佩带患者自己启动、记忆储存式心电装置较合适,患者觉得心悸时立即启动按钮,事后可将记录的心电信号回放出来。

(2)阵发性心悸:每次发作持续时间较长,多提示阵发性心动过速,如室上性心动过速、室性心动过速或阵发性心房颤动。多数情况下,因为持续时间较长,在条件许可的地方(如城市)应有足够时间到达医院做急诊心电图检查明确诊断,对不能及时确诊的患者,可佩带记忆储存式心电装置及(或)做心脏电生理检查。

①严重器质性心脏病、心功能严重受损的患者,持久性心动过速常引起头昏、胸痛,甚至晕厥等症状,也有以心悸为主诉来就诊的。如怀疑是阵发性室性心动过速,发作时有血流动力学影响,则对生命具有较大威胁,故不宜等待其下次复发时进行诊断,应首选心脏电生理检查尽早明确诊断。

②无器质性心脏病或心功能良好的器质性心脏病患者,持久性心动过速以室上性心动过速多见,也可能是室性心动过速,一般预后较好,可根据医院条件及患者经济条件等情况决定选择佩带记忆储存式心电装置或心脏电生理检查以明确诊断。少数心动过速发作时对血流动力学有影响,如预激综合征并发心房颤动,应首选电生理检查。

当病史提示心悸症状与运动密切相关时,应做运动试验,观察有无运动诱发的心律失常。

2.临床表现

发作性心慌不安，心跳剧烈，不能自主，一过性、阵发性，持续时间较长，一日数次发作，数日一次发作。常兼见胸闷气短，神疲乏力，头晕喘促，甚至不能平卧，以至出现晕厥。

3.辅助检查

(1)血常规：怀疑贫血时，需要进行血常规检查；必要时，可进行骨髓穿刺。

(2)甲状腺功能检查：若怀疑患者有甲状腺功能亢进疾病时可血清 T_3、T_4 甲状腺吸碘率。

(3)心电图检查：可发现有无心律失常还可以发现心律失常的性质。

4.鉴别诊断

(1)过早期前收缩：分为房性、交界性和室性早搏三种，是临床上引起心悸最常见的原因。常在情绪激动、劳累、消化不良、过度吸烟、饮酒及饮用大量刺激性饮料后诱发，常因心悸而就诊。器质性心脏病患者较易出现期前收缩，多发生于运动后且较多表现为频发期前收缩。期前收缩发生时患者常感觉突然心跳增强或心跳暂停。听诊发现心律不规则，第一心音多增强期前收缩之后有长的间歇。

(2)心动过速：心动过速中常见的为阵发性心动过速，其特点为突然发作、突然中止，可持续数秒至数天不等，心律一般为规则的、快速的、心率常在 160～220 次/min 之间。

窦性心动过速，心跳快而规则，成人超过 100 次/分钟，儿童超过 120 次/分钟，婴儿超过 150 次/分钟，多见于发热时、甲状腺功能亢进、贫血等，运动后或情绪激动时亦可发生。

阵发性心动过速为突然发作、心跳很快且心律规则，每分钟达 160～220 次，可发生于正常人的心脏或有器质性心脏病者。

窦性心律不齐为心跳之快慢随呼吸而改变，吸气时加快，呼气时减慢，如暂停呼吸憋一口气，即自然会消失。多见于儿童及青年，正常是生理现象，不需治疗。

快速型心房颤动也较为常见，多发生于器质性心脏病的基础上。患者主要表现为明显的心悸，可发生心力衰竭，听诊心律极不规则，第一心音强弱不一，脉搏短绌，心电图表现为窦性 P 波消失，代之以形态不一、频率不等的细小的锯齿波。

5.急诊处理

(1)完善检查：完善血常规、血糖、血电解质、心电图、胸片等相关检查。

(2)对症处理：嘱患者合理安排生活及工作，避免劳累、精神紧张和情绪激动。停用引起心悸的食物、药物，如无呼吸抑制，可适当予以镇静安眠药，但不宜过多、过滥。

(三)护理措施

(1)有心悸的患者多认为自己已有心脏病，心悸越明显精神越紧张，怕突然死去。对待此类患者一定要沉着冷静，给予精神安慰。

(2)对已确诊为室上性阵发性心动过速者，可压迫其颈动脉窦，或让患者深吸气然后憋气。这些方法有时有效，可与医生共同进行，并做心电监护。

(3)嘱患者保持安静，衣服要宽松。让患者取舒适的体位或取半卧位。避免取左侧卧位，因左侧卧位能感觉出心脏的搏动，心音也容易传入患者耳内。

(4)长时间的心律失常易导致心力衰竭,应及时和医师取得联系给患者以抗心律失常的药或强心药。要密切观察疗效,防止副作用的发生。

七、急性腹痛

急性腹痛是指患者自觉腹部突发性疼痛,常由腹腔内或腹腔外器官疾病所引起,前者称为内脏性腹痛,常为阵发性并伴有恶心、呕吐及出汗等一系列相关症状,腹痛由内脏神经传导;而后者腹痛是由躯体神经传导,故称躯体性腹痛,常为持续性,多不伴有恶心、呕吐症状。

(一)病因

1.腹膜炎症

最常由胃、肠穿孔所引起,腹痛有下列特点:①疼痛定位明显,一般位于炎症所在部位,可有牵涉痛;②呈持续性锐痛;③腹痛常因加压、改变体位、咳嗽或喷嚏而加剧;④病变部位压痛、反跳痛与肌紧张;⑤肠鸣音消失。

2.腹腔器官急性炎症

如急性胃炎、急性肠炎、急性胰腺炎。

3.脏器扭转或破裂

腹内有缔器官(卵巢、胆囊、肠系膜、大网膜等)急性扭转时可引起强烈的绞痛或持续性痛。急性内脏破裂如肝破裂、脾破裂、异位妊娠破裂,疼痛急剧并有内出血病征。

4.空腔脏器梗阻或扩张

腹痛常为阵发性与绞痛性,可甚剧烈,如肠梗阻、胆道蛔虫病、泌尿道结石梗阻、胆石绞痛发作。

5.腹腔内血管梗阻

甚少见,腹痛相当剧烈,主要发生于心脏病、高血压动脉硬化的基础上如肠系膜上动脉栓塞、夹层主动脉瘤等。

6.腹壁疾病

如腹壁挫伤、脓肿等。

7.胸腔疾病的牵涉痛

肺炎、肺梗死、急性心肌梗死、急性心包炎、食管裂孔疝等,疼痛可向腹部放射,类似"急腹症"。

8.神经官能性腹痛

(二)诊断和鉴别诊断

1.病史

考虑腹痛与年龄、性别、职业等的关系,如幼儿常见有先天畸形、蛔虫病等,青年人常见于急性阑尾炎、腹膜炎等,老年人常见于胆囊炎、胆石症等。同时详细询问腹痛的起病情况、腹痛的部位以及腹痛的性质和严重程度等。

2.临床表现

(1)疼痛的部位:根据腹痛的部位可初步推断可能的病因。胃痛位于中上腹部。肝胆疾患疼痛位于右上腹。急性阑尾炎疼痛常位于 Mc Burney 点。小肠绞痛位于脐周。结肠绞痛常位于下腹部。膀胱痛位于耻骨上部。急性下腹部痛也见于急性盆腔炎症。

(2)疼痛的性质与程度:突发剧烈疼痛,多为胆道蛔虫症、胆道或泌尿道结石嵌顿、疝嵌顿、消化道急性穿孔等;持续性广泛性剧烈腹痛见于急性弥漫性腹膜炎、胆囊炎等。

(3)诱发加剧或缓解疼痛的因素:急性腹膜炎腹痛在静卧时减轻,腹壁加压或改变体位时加重。胆绞痛可因脂肪餐而诱发。暴食是急性胃扩张的诱因。暴力作用常是肝、脾破裂的原因。

(4)绞痛及放射痛

①胆绞痛:右上腹痛向右肩胛及右背部放射。

②胰腺绞痛:上腹或中上腹部向左侧腰背部放射。

③小肠绞痛:脐周剧痛。

④肾绞痛:肾区痛沿腹直肌外缘向大腿内侧或会阴部放射。

⑤子宫或直肠病变绞痛:腰骶部或下腹部剧痛或坠痛。

(5)伴随症状

①伴黄疸:可见于急性肝胆疾病、胰腺疾病、急性溶血等。

②伴腹水:可见于血性腹水,脓性腹水等。

③伴血尿:常是泌尿系统病。

④伴休克:常见于急性腹腔内出血、急性梗阻性化脓性胆道炎症、绞窄性肠梗阻、消化性溃疡急性穿孔、急性胰腺炎等。

⑤伴寒战、高热:可见于急性化脓性胆道炎症、腹腔脏器脓肿、大叶性肺炎、化脓性心包炎等。

⑥伴包块:应考虑相应部位的急性炎症、肿瘤、肠套叠或扭转。

3.辅助检查

(1)血常规:白细胞计数提示有无感染,红细胞、血细胞比容判断有无腹腔内出血。

(2)尿液检查:尿 pH 值、蛋白、红细胞、管型、细菌、真菌等。

(3)X 线检查:膈下游离气体提示空腔脏器破裂,多个液气平面或较大液气平面提示肠梗阻。

(4)B 超:对实质脏器的损伤、破裂、占位可诊断。

(5)CT。

(6)内镜检查:对上、下消化道出血可判断出血部位、病变性质,还可内镜下止血治疗。

(7)诊断必须时可行腹腔穿刺。

(三)急诊处理

(1)如有休克出现,积极抗休克治疗。

（2）禁食、输液、纠正水及电解质和酸碱平衡紊乱。

（3）卧床休息，取俯卧位可使腹痛缓解，也可双手适当压迫腹部可使腹痛缓解。

（4）适当给予解痉药物如阿托品、654-2 或维生素 K_3 可暂时缓解腹痛。

（5）若是暴饮暴食所致腹痛、腹泻者，可试用桐油按摩腹部，往往可起到一定止痛效果。

（四）护理措施

（1）取舒适、科学卧位根据不同的原发病采取不同的卧位，以减轻疼痛，如胰腺炎取弯腰抱膝位。肝癌患者应卧于健侧。

（2）非药物性缓解疼痛的方法

①心理暗示：利用一个人对某特定事物的想象而达到特定良好效果，如回忆一些有趣的往事可转移对疼痛的注意。

②行为疗法：如放松技术、音乐疗法等。

③分散注意力：如数数、谈话、深呼吸等。

④针灸止痛：根据不同疾病和疼痛部位选择针疗穴位。

八、呕血

呕血是指由于上消化道疾病（指屈氏韧带以上的消化道，包括食管、胃、十二指肠、肝、胆、胰疾病）或全身性疾病所致的消化道出血，血液由口腔呕出。常伴有黑便，严重时可有急性周围循环衰竭的表现。

（一）病因

1.食管癌

食管癌的晚期表现为呕血和持续性胸痛、恶心、呕吐、血痰、发热、黑便等。

2.食管破裂

呕血严重程度取决于破裂的原因。当器械损伤食管时，呕血通常是轻微的。因 Boerhaavc 综合征可引起严重的呕血。

3.食管静脉曲张破裂

可引起呕吐物呈咖啡渣样或大量鲜红色血样。在呕血后或如果呕血之前胃内充满血液可出现心动过速和低血压等休克表现。伴有腹胀、黑便或无痛性便血。

4.胃癌

该病晚期可有呕吐，呕吐物呈鲜红或暗红色。

5.急性胃炎

急性胃炎最常见的表现为呕血和黑便。大量血液丢失可引起休克。典型的患者有酗酒史、应用阿司匹林或其他非甾体类药物史。

6.凝血系统疾病

表现为中到重度呕血。出血也可发生在其他系统如鼻血和黏膜出血。伴随症状因特定的凝血系统疾病而不同。

7.子宫肌瘤

该肿瘤累及消化道,可侵蚀胃黏膜或血管导致呕血,其他表现可因肿瘤大小及部位不同而不同。例如,食管受累可引起吞咽困难和体重降低。

8.Mallory-Weiss 综合征

该病特征是胃和食管连接部黏膜撕裂,可导致呕血和黑便。通常因严重的呕吐、干呕或是咳嗽加重,尤其在酗酒者或幽门梗阻的患者中易发生。

9.急性憩室炎及继发性梅毒

当急性憩室炎累及十二指肠、消化道出血和反复的呕血,便有腹痛和发热可以发生。继发性梅毒累及消化道也可引起呕血,常见的表现有原发性软下疳、皮疹、发热、厌食、体重降低和头痛。

(二)诊断和鉴别诊断

1.病史

确定是否为呕血应注意排除口腔、鼻咽部出血和咯血。

呕血的诱因:是否饮食不节、大量饮酒、毒物或特殊药物摄入史。

呕血的颜色可帮助推测出血的部位和速度,如食管病变出血或出血摄大出血速度快者多为鲜红或暗红色;胃内病变或出血量小、出血速度慢者多呈咖啡色样。

呕血量可作为估计出出血量的参考,但由于部分血液可较长时间滞留在胃肠道,故应结合全身表现估计出血量。

患者的一般情况如有否口渴、头晕、立位时有否心悸、心率变化,有否晕厥或昏倒等。

过去是否有慢性上腹部疼痛、反酸、胃灼热、和长期药物摄入史,并注意药名、剂量及反应等。心悸、出汗等症状以及卧位变坐位、暖气等消化不良病史,应询问是否有肝病。

2.临床表现

(1)呕血和黑便:呕血前常有上腹部不适及恶心,随之出现呕血。呕血的颜色和量及其他伴随症状取决于病变性质、出血部位、出血量及出血速度。出血急、量大并在胃内停留时间较短者,血色鲜红或暗红,常混有血块;当出血量少或在胃内停留时间较长时,由于血红蛋白与胃酸作用,呕吐物可成咖啡渣样。幽门以上的出血常有呕血,幽门以下的部位的出血如果量大并且速度快则可反流入胃并呕出。呕血的同时因部分血液经肠道排出,故一般伴有黑便。

(2)体温:体温也有轻度的升高,但一般不超过 37.5℃。

(3)全身性出凝血疾病有胃肠道外出血的表现,如皮肤、皮下的出血点瘀斑等,出、凝血象检查有异常改变。新生儿期,最常见的此类疾病是新生儿出血症。新生儿出血症多在生后2~6天出现呕血出血量多时,呕吐物多为鲜血可不混杂其他成分。

(4)全身性症状除呕血与便血等上述表现,还可由大量失血而引起一系列的全身性症状。失血量超过全身血容量的1/5以上时,即可表现失血性贫血和,或失血性休克。临床出现心率增快、四肢端发绀、发凉,血压下降眼睛发花、精神萎靡和烦躁交替出现等等。

3.辅助检查

(1)常规检查

①血常规:出血3～4小时后可出现血红蛋白、红细胞的降低和血细胞比容的下降。患者同时可有白细胞的轻度上升。

②出、凝血时间,凝血酶原时间等一般性检查。

(2)粪便检查:发现红细胞,潜血试验强阳性急性胃肠炎患儿可有黏液血便,鲜血便等。

(3)Apt试验:可用于鉴别血液为母血还是新生儿自身的血。

(4)内镜

①纤维食管镜胃镜、十二指肠镜检查可观察出血来源(阳性率为77%)及具体出血情况;能在直视下进行活检和止血;并能观察到X线检查不易发现的浅表、微小病变;在急性出血时亦可进行检查。

②纤维直肠镜、结肠镜检查

(5)X线检查腹部平片和钡剂造影

4.鉴别诊断

排除假性呕血判断出血部位是否位于上消化道,位于口、鼻、咽喉部的出血吞咽后再次吐出易被误认为呕血。

排除呼吸道出血。

黑便与假性黑便进食含铁的食物(血液、猪肝等)、口服某些药物(如活性炭、铋剂、铁剂等)情况可出现便呈黑色,但无光泽,便潜血试验阴性。

鼻咽部出血或咯血时咽下较多可出现黑便。

(三)急诊处理

消化道假性出血,大多无须处理。消化道真性出血采取以下治疗措施:

(1)禁食,保持安静及呼吸道通畅。

(2)有关检查急查血常规,出凝血时间,肝功能,血型等,并备血。

(3)建立静脉通道并保证通畅。

(4)置鼻饲管如抽出液有血用冰冷生理盐水洗胃,至洗出液转清亮为止。

(5)输血新鲜同型血10～20mL/kg,必要时可增加。输血前应迅速正确地判断出血量。

(6)抗酸药高效抗酸液每次0.5～1.0mL/kg,每1～2小时1次,维持胃酸pH≥5.0即可使胃及食管止血,但要注意钠负荷过重及腹泻、便秘等副作用。

(四)护理措施

1.促进止血

(1)卧床休息,呕血时采取半卧位或去枕平卧位,头偏向一侧。安慰患者,说明情绪安定有助于止血,环境安静,避免噪音和强光刺激。

(2)按医嘱迅速采取各种止血措施,如使用止血剂;胃溃疡出血用冰盐水洗胃;对食管、胃底静脉曲张者应用双气囊三腔管压迫止血,急性胃出血需协助进行纤维胃镜直视下止血。

(3)密切观察呕血、黑便的量及性状、次数、伴随症状、体温、脉搏、呼吸、血压、意识状态、诱发因素等,及时做好记录。

(4)饮食,严重呕吐或呕血伴有剧烈呕吐者应暂时禁食8～24小时。消化性溃疡伴小量出血,一般不需禁食,可摄入少量流质如牛奶,以中和胃酸,待病情稳定后过渡到软饭。

(5)呕血时因混有胃液,所以呕出物看起来较实际出血为多,应尽量不让患者见到,污染衣被要及时撤换,以免加重患者不安、忧虑。

(6)呕吐停止后帮助漱口,清洁口腔。

2.维持有效血容量,预防或纠正失血性休克

(1)迅速建立静脉通路,保证输液通畅。

(2)失血量多时应以粗针头,快速输液。先用生理盐水或林格液,然后输中分子右旋糖酐或其他血浆代用品,必要时输全血,并抽血交叉做配血试验。

(3)应避免因输血、输液过多过快而引起急性肺水肿,对老年人和有心血管疾病的患者尤应注意。

(4)一次大量快速的呕血和便血可导致失血性休克,应指导患者如何早期发现呕血和便血的先兆,以便早期处理。

九、急性腹泻

腹泻是指排便次数增多,粪质稀薄,或带有黏液、脓血或未消化的食物。如解液状便,每日三次以上,或每天粪便总量大于200g,其中含水量大于80%,即可认为腹泻。时间少于两个月成为急性腹泻。

(一)病因

1.急性肠疾病

(1)急性肠感染:病毒性、细菌性、真菌性、阿米巴性、血吸虫性等。

(2)细菌性食物中毒:由沙门菌、嗜盐菌、变形杆菌、金黄色葡萄球菌等引起。

2.急性中毒

(1)植物性:如毒蕈、桐油。

(2)动物性:如河豚、鱼胆。

(3)化学毒物:如有机磷、砷等。

3.急性全身感染

如败血症、伤寒或副伤寒、霍乱与副霍乱、流行性感冒、麻疹等。

4.其他

(1)变态反应性疾病:如过敏性紫癜、变态反应性肠病。

(2)内分泌疾病:如甲状腺危象、慢性肾上腺皮质功能减退性危象。

(3)药物副作用:如利舍平、5-氟尿嘧啶、胍乙啶、新斯的明等。

（二）分型

1.轻型

无全身中毒症状，无脱水、水电解质紊乱及酸碱平衡紊乱。

2.重型

中毒症状、神智改变、消化道症状重，脱水、休克症状、电解质、酸碱平衡紊乱。

（三）诊断和鉴别诊断

1.病史

考虑年龄、接触史、起病缓急、病程长短、腹泻频次、服药史、饮食等问题。

在肠道感染性腹泻中，若患者有食用不洁食物的病史，且同食者有多数人发病，即可初步判断为食物中毒。

年龄和性别：细菌性痢疾以儿童及青壮年多见，轮状病毒性胃肠炎和致病性大肠杆菌肠炎则多见于婴幼儿，肠结核、肠道寄生虫病、克罗恩病和溃疡性结肠炎多见于青壮年，结肠癌和胰头癌则主要见于中老年。

起病和病程：急性腹泻以感染性占大多数，需询问流行病史。急性菌痢常有和痢疾患者接触史或不洁饮食史。急性细菌性食物中毒常于进食后 2～24 小时内发病，常有同餐者先后发病。中毒者有毒物摄入史。

急性起病、病程较短，腹泻呈持续性而非间歇性，夜间腹泻，伴体重下降、贫血，血沉增快者，多为器质性腹泻。相反，以肠功能性腹泻可能性较大，如肠易激综合征。

粪便性状：小肠源性腹泻大便量多，次数较少，大肠源性腹泻则次数频繁，大便量少，常伴黏液或血液。粪便稀薄如水，伴明显恶臭、呕吐者，多见于食物中毒性感染，食后 2～5 小时发生者，多为金黄色葡萄球菌、蜡样芽孢杆菌食物中毒；食后 6～24 小时发病，则以沙门菌、变形杆菌、A 型产气荚膜梭状芽孢杆菌引起者可能性大。急性出血坏死性肠炎的大便带有恶臭，呈紫红色血便。尿毒症时亦可有血便发生。腹泻以便血为主者应考虑小肠淋巴瘤、肠结核、结肠癌、恶性组织细胞病和缺血性肠病。糖吸收不良者常有肠鸣、腹胀、大便有泡沫及酸臭味，除见于脂肪泻外，大便恶臭者，尚提示未吸收的氨基酸由细菌腐败分解，见于小肠淋巴管扩张所致的蛋白丢失性胃肠疾病。

2.症状

主要表现为恶心、呕吐、腹痛、腹泻、发热等，严重者可致脱水、电解质紊乱、休克等。患者多表现为恶心、呕吐在先；继以腹泻，每日 3～5 次甚至数十日不等，大便多呈水样，深黄色或带绿色，恶臭，可伴有腹部绞痛、发热、全身酸痛等症状。

3.辅助检查

大便常规检查及粪便培养。

（四）急诊处理

1.一般治疗

尽量卧床休息，口服葡萄糖-电解质液以补充体液的丢失。如果持续呕吐或明显脱水，则需静脉补充 5%～10% 葡萄糖盐水及其他相关电解质。鼓励摄入清淡流质或半流质食品,以防止脱水或治疗轻微的脱水。

2.对症治疗

必要时可注射止吐药:例如肌肉注射氯丙嗪。解痉药:如颠茄。止泻药:如十六角蒙脱石。

3.抗菌治疗

对于感染性腹泻,可适当选用有针对性的抗生素,如黄连素口服或庆大霉素口服等。但应防止抗生素滥用。

(五)护理措施

(1)腹泻时进食和吸收减少,而营养需要量增加是导致营养不良的重要原因。所以,在腹泻期间和恢复期,适宜的营养供应对促进疾病恢复,缩短腹泻后的康复时间,预防营养不良都是很重要的。

(2)对感染性腹泻应注意消毒隔离,注意呕吐、排便和排尿情况。按时喂水或口服补液用的含盐溶液,掌握静脉补液的速度。加强眼部护理,防止呕吐物误吸。勤翻身,预防继发肺炎等。

第七章　手术室护理

第一节　手术室基础护理

一、手术室的消毒灭菌

（一）消毒灭菌的发展简史

19 世纪以前，认为创伤后发生化脓性感染是不可避免的，不知道化脓感染、败血症都是由于在自然界中存在致病的微生物引起的，更不知道如何去杀死它们，那时的外科手术感染死亡率达 70%。19 世纪，法国化学家、微生物学家巴斯德花费了很多时间进行研究，于 1856 年证明，微生物是引起发酵和变质腐败的原因，并发明了"巴氏消毒法"，为现代消毒灭菌打下了基础。英国外科医师李斯德认识到要防止空气中微生物侵入人体，就要把消毒范围扩大，包括空气、医师的手、手术器械、敷料等。李斯德的消毒法在当时大大降低了切口的感染率，但因使用的消毒剂是腐蚀性化学药物石炭酸等，对患者的肌肉组织和皮肤有腐蚀作用，影响切口愈合，引起不良后果。此后，经过许多科学家的努力，在实践中不断积累经验，经过一百多年，才逐渐发展演变成现代科学的消毒灭菌法。特别是近年来，由于微生物学、流行病学、生物化学等科学的迅速发展，为消毒灭菌工作提供了理论基础，对手术的消毒灭菌工作提出了新的要求，促进了消毒学的发展。消毒学的发展不仅在卫生防病工作方面具有重要意义，而且对手术后预防感染以及消毒灭菌技术操作等方面起到极大的促进作用。

（二）消毒及其有关的基本概念

1.消毒

在消毒学中，消毒就是用物理或化学的方法，杀灭或清除传播物体上的病原微生物，达到无害化目的，即要求将有害微生物的数量减少到无害的程度，而非全部杀灭。在日常运用时，要注意将消毒、灭菌、无菌和清洁几个词的概念区别清楚。

2.灭菌

是指将传播物体上的一切微生物全部杀灭。灭菌是最彻底的消毒。

3.无菌

是指使传播物体不存在任何微生物的状态，是用灭菌方法处理的结果。无菌条件也好，无菌操作也好，必须在灭菌的基础上才能实现。无菌是绝对的，不存在灭菌是否彻底。

4.清洁

是指将污染物体上的微生物的数量降到安全水平以下的一种方法,如清洗及洗刷等,它达不到消毒要求。

二、手术野皮肤消毒

(一)皮肤消毒的原则

1.皮肤消毒的目的

杀灭切口处及周围皮肤上的微生物。消毒前需检查消毒区是否清洁,如皮肤上有胶布粘贴的残迹,则用汽油拭去。皮肤有破口或疖肿者,应停止手术。

2.消毒范围

包括切口四周15～20cm 的区域,一般皮肤消毒应由手术切口开始向四周涂擦。

(二)皮肤消毒方法

(1)消毒擦皮钳 2 把、治疗碗 2 个,一个治疗碗内放 1 块碘酒小纱布用于皮肤消毒,另一治疗碗内放 2 块乙醇小纱布用于皮肤脱碘。

(2)自手术切口处向外消毒至切口周围 15～20cm 或以上,碘酒消毒后需要等待1～2 分钟,再用 75%乙醇脱碘。消毒中碘酒不要过多,以免烧伤皮肤。

(3)面部、口腔及小儿皮肤,用 75%乙醇消毒,也可用 0.5%碘伏消毒,内耳手术用1%碘酒和 75%乙醇消毒。

(4)消毒过程中若有污染,必须听从手术室护士的安排重新消毒。

(5)消毒后用过的擦皮钳交巡回护士收取。

(三)手术野皮肤消毒范围

1.头部手术皮肤消毒范围

头及前额。

2.口唇部手术皮肤消毒范围

面唇、颈及上胸部。

3.颈部手术皮肤消毒范围

上至下唇,下至乳头,两侧至斜方肌前缘。

4.锁骨部手术皮肤消毒范围

上至颈部上缘,下至上臂上 1/3 处和乳头上缘,两侧过腋中线。

5.胸部手术皮肤消毒范围

(侧卧位)前后过中线,上至锁骨及上臂上 1/3 处,下过肋缘。

6.乳腺手术皮肤消毒范围

前至对侧锁骨中线,后至腋后线,上过锁骨及上臂,下过肚脐平行线。

7.上腹部手术皮肤消毒范围

上至乳头,下至耻骨联合,两侧至腋中线。

8.下腹部手术皮肤消毒范围

上至剑突,下至大腿上 1/3 处,两侧至腋中线。

9.腹股沟及阴囊部手术皮肤消毒范围

上平脐,下至大腿上 1/3 处,两侧至腋中线。

10.颈椎后路手术皮肤消毒范围

上至颅顶,下至两腋窝连线。

11.胸椎手术皮肤消毒范围

上至肩,下至髂嵴连线,两侧至腋中线。

12.腰椎手术皮肤消毒范围

上至两腋窝连线,下过臀区,两侧至腋中线。

13.肾脏手术皮肤消毒范围

前后过中线,上至腋窝,下至腹股沟。

14.会阴部手术皮肤消毒范围

耻骨联合、肛门周围及臀、大腿上 1/3 内侧。

15.四肢手术皮肤消毒范围

周围消毒,上下各超过 1 个关节。

三、铺无菌巾

手术野铺无菌巾的目的是防止细菌进入切口。因此,应保持无菌巾干燥。

(一)铺巾原则

(1)铺无菌巾由器械护士和手术医生共同完成。

(2)铺巾前,器械护士应穿手术衣、戴手套。

手术医生操作分两步:①未穿手术衣、未戴手套,直接铺第 1 层治疗巾。②穿好手术衣、戴手套,方可铺其他层单。

(3)铺无菌单时,距离切口 2~3cm,悬垂至床缘 30cm 以上,至少 4 层。

(4)无菌巾一旦放下,不要移动。必须移动时,只能由内向外移动,不得由外向内移动。

(5)严格遵循铺巾顺序:方法视手术切口而定,原则上第 1 层治疗巾是从相对干净到较干净、先远侧后近侧的方向进行铺置。如腹部治疗巾的铺巾顺序为:先下方,再对侧,后头侧,最后同侧。

(二)常见手术铺巾

1.腹部手术无菌单的铺置

(1)器械护士递治疗巾,第 1 块对折,第 2 块折边朝向助手,第 3 块对折,第 4 块折边朝向自己。依次铺盖切口的下方、对侧、上方和己侧。

(2)贴手术膜覆盖。

(3)铺大单 2 块,于切口处向上外翻遮盖上身及头架、向下外翻遮盖下身及托盘,保护双手不被污染。

(4)两侧铺置中单,艾利斯钳固定。

(5)托盘上铺置 1 个大单。或者(3)(4)合去,铺置腹口单,托盘上铺置 1 个大单。

2.甲状腺手术无菌单的铺置

(1)将治疗巾 2 块揉成球形,填塞颈部两侧空隙。

(2)铺治疗巾 3 块及切口上方铺中单 1 块。

(3)铺置甲状腺单,托盘上再铺置一盖单。

3.胸部(侧卧位)、脊椎(胸段以下)、腰部手术无菌单的铺置

(1)对折中单 2 块,分别铺盖切口两侧身体下方。

(2)中单 4 块铺盖胸部切口周围,贴术前膜。

(3)铺胸单,遮盖全身、头架及托盘,托盘上铺大单 1 块。若为脊椎(胸段以下)、腰部手术,2 把布巾钳分别将胸单近端固定于手术床左右两侧输液架上,形成无菌障帘。

4.冠状动脉旁路移植手术无菌单的铺置

(1)双腿下铺对折中单及大单 1 块。

(2)于患者左右足部各递一全打开双层治疗巾包足,袜套固定。

(3)会阴部遮盖 1 块 4 折治疗巾。

(4)递 2 个球状治疗巾塞于颈部左右两侧。

(5)递对折中单分别铺于切口的左右两侧。

(6)递 2 块大单分别铺于切口的左右两侧,递给巡回护士 1 把艾利斯钳,固定双侧大单于患者头侧,远端大单置于患者腿下。

(7)递对折中单及大单铺于切口上方。

(8)递对折中单铺于切口下方,覆盖至大腿上 1/3。

(9)贴术前膜。

(10)递 2 块全打开的单层中单分别置于切口上方头架两侧,递巡回护士 2 把布巾钳,分别将中单尾端固定于手术床左右两侧输液架上,形成无菌障帘。

5.直肠癌根治手术无菌单的铺置(截石位)

(1)递对折中单垫于患者臀下。

(2)递 2 条长条对折中单分别铺置于切口左右两侧。

(3)递 1 块对折治疗巾齐切口上铺置。

(4)递 1 块对折治疗巾铺置于耻骨联合处。

(5)贴术前膜。

(6)递 2 块大单分别铺置于切口左右两侧,覆盖患者的双腿。

(7)递 1 块大单铺置于切口上侧。

(8)递 1 块双折中单铺置于切口下方,用 4 把艾利斯钳固定。

（9）请巡回护士协助于托盘上套盘套,再覆盖对折中单1块。

6.头部(额、颞、顶)手术无菌单的铺置

（1）递对折中单1块铺于头、颈下方。

（2）顺序递横折1/3朝自己、横折1/3朝助手、竖折1/3朝助手的治疗巾3块,铺盖于切口周围。

（3）递全打开的治疗巾1块,请巡回护士放托盘在托盘架上压住治疗巾,将剩余的2/3布单外翻盖住托盘。

（4）递对折治疗巾1块,布巾钳4把。

（5）铺甲状腺单,铺盖头部、胸前托盘及上身,贴60cm×45cm手术膜。

（6）托盘铺大单。

（7）递治疗巾1块,艾利斯钳2把固定于托盘下方与切口之间布单上,形成器械袋。

7.眼部手术无菌单的铺置

（1）双层治疗巾铺于头下,巡回护士协助患者抬头。

（2）上层治疗巾包裹头部及健眼,1把布巾钳固定。

（3）铺眼部孔巾,盖住头部、胸部及托盘。

（4）托盘上铺对折中单1块。

8.耳部手术无菌单的铺置

（1）治疗巾3块,前2块折边朝向助手、第3块朝向自己,3把布巾钳固定。

（2）治疗巾1块,1/3搭于托盘架上、巡回护士放回托盘压住,2/3布单外翻铺盖托盘,托盘置于面部、平行于下颌角。

（3）铺耳孔单,铺盖头部、托盘及上身。

（4）托盘上铺大单1块。

9.乳腺癌根治术无菌单的铺置

（1）递对折中单1块,横铺于患侧腋下及上肢。

（2）递大单1块,铺于患侧胸部下方及身侧。

（3）递双折中单1块,包裹前臂,绷带包扎固定。

（4）递1个球状治疗巾塞在颈部。

（5）递对折治疗巾4块,交叉铺盖切口周围,4把布巾钳固定。

（6）递大单2块,分别向上铺盖身体上部、头架,向下铺盖肋缘以下、托盘及下肢。

（7）递对折中单2块,铺于切口左右侧。

（8）托盘上铺大单1块。

10.会阴部手术无菌单的铺置

（1）递对折中单1块,铺于臀下,巡回护士协助抬高患者臀部。

（2）递对折治疗巾4块,铺盖切口周围。

（3）双下肢各铺置1个大单,身体铺置1个耻单或腹口单。

(4)请巡回护士协助托盘套盘套,托盘置于患者右膝上方,托盘上铺置对折中单1块。

11.四肢手术无菌单的铺置

(1)递对折中单1块,铺于术侧肢体下方(覆盖健侧肢体)。

(2)递大单1块,铺盖于中单上。

(3)递双折治疗巾1块,由下至上覆盖上臂或大腿根部包住止血带,递1把布巾钳固定。

(4)递对折中单1块,包裹术侧肢体末端,无菌绷带包扎固定。

(5)递大单1块,铺盖上身及头架,递袜套1个,包裹术侧肢体,2块大单及袜套连接处递2把艾利斯钳固定。

12.髋关节手术无菌单的铺置

(1)递对折中单2块,分别铺于术侧髋部两侧。

(2)递对折中单1块铺于术侧下肢下方。

(3)递对折中单3块,第1块铺于切口上方,第2块铺于切口对侧,第3块铺于同侧,递3把布巾钳固定。

(4)铺中单,包裹术侧肢体末端,无菌绷带包扎固定,递袜套一个,包裹术侧肢体,铺腹口单,同"下肢手术"无菌单铺置方法。

13.肩部手术无菌单的铺置

(1)对折中单1块,铺于患者术侧肩下方。

(2)大单1块,横铺于胸前。

(3)大单1块,铺盖中单上。

(4)对折治疗巾2块,一块由腋下向上绕至肩,另一块由肩向下与之汇合并交叉,2把布巾钳固定。

(5)折合中单1块包裹上肢,绷带包扎固定。

(6)套托盘套。

(7)大单1块,铺盖头部及托盘。

(8)铺孔巾,术侧肢体从孔中穿出。

四、无菌桌的铺置方法

(一)穿手术衣铺置无菌桌法

(1)选择范围较宽敞的区域铺置无菌桌。

(2)检查无菌敷料、器械、物品有效期及包布有无破损、潮湿。

(3)将大敷料包、器械包、手术衣分别打开2层包布,并将无菌手套搭在无菌台上。

(4)穿手术衣、戴手套后,洗手护士将主包桌巾打开,先近侧后对侧,检查指示卡是否符合标准。

(5)将敷料移至无菌台的右角上,手术衣放于无菌桌右上角,器械放于无菌桌的右下角。

(6)将所有一次性用品等放于敷料桌左侧,无菌桌的铺置完成。

(二)持无菌钳铺置无菌桌法

(1)选择范围较宽敞的区域铺置无菌桌。

(2)检查无菌敷料、器械、物品有效期及包布有无破损、潮湿。

(3)将大敷料包放于器械桌上并打开第1层包布。

(4)用2把无菌持物钳打开第2层包布,检查指示卡是否符合标准。

(5)将敷料移至无菌台的右角上,手术衣放于无菌桌右上角,器械放于无菌桌的右下角。

(6)将所有一次性用品放在无菌桌上,并置于敷料桌左侧;无菌桌的铺置完成。

五、常用小敷料的制作及其用途

(一)纱垫

1.规格

45cm×45cm,由4层纱布制成,其中一角有1条长约30cm的蓝色布带,并有1条蓝色显影线,4块为1包,便于清点。

2.用途

用于胸腹部等大手术,可保护切口、深部拭血及保护术中显露的内脏,防止损伤和干燥;也可作纱布卷填塞阻挡术野周围组织,充分暴露手术野。

(二)小纱布

1.规格

用纱布折叠成6cm×4cm大小。

2.用途

用于导尿消毒皮肤及覆盖穿刺针眼。

(三)纱条

1.规格

用长40cm宽6cm的纱布折成4折卷成条而成。

2.用途

用于五官科手术拭血。

(四)脑棉片

1.规格

用特级棉,顺棉纤维剪成长7cm宽2cm的棉片,穿以20cm长的蓝色显影线。

2.用途

用于脑外科、脊柱手术拭血、保护脑组织及脊髓。

(五)大棉球

1.规格

直径为 3cm 的棉花球。

2.用途

用于扁桃体手术拭血。

(六)棉签

1.规格

将 5cm 长的木棍、竹签缠好棉花而成。

2.用途

用于输液消毒、眼科手术消毒及拭血。

六、手术室护士基本技术操作

手术室护士的基本技术操作是手术配合的基础,是质量与效率的基本保证。常用的基本技术操作有穿针引线、器械传递、敷料传递、无菌器械台的准备等。

(一)安、取刀片法

刀片安装宜采用持针器夹持,避免割伤手指。安装时,用持针器夹持刀片前端背侧,将刀片与刀柄槽对合,向下嵌入;取下时,再以持针器夹持刀片尾端背侧,稍稍提起刀片,向上顺势推下。

(二)穿针引线法

术中对血管破裂出血或预防性止血常常需要进行组织结扎或缝扎。按不同部位的血管大小,可采用不同的缝针、缝线,但穿针引线的技巧是相同的。常用的穿针引线法有 3 种:穿针带线法、血管钳带线法、徒手递线法。

1.穿针带线法

(1)标准:穿针带线过程中要求做到 3 个 1/3,即缝线的返回线占有总线长的 1/3;持针器夹持缝针在针尾的后 1/3 处,并稍向外上;持针器开口前端的 1/3 夹持缝针。这样,术者在缝扎时有利进针、不易掉线。传递时,将缝线绕到手背或用环指、小指将缝线夹住,使术者接钳时不至抓住缝线影响操作。常用于血管组织结扎。

(2)方法:①右手拿持针器,用持针器开口端的前 1/3 夹住缝针的后 1/3 处。②左手接过持针器,握住中部,右手拇指、食指或中指捏住缝线前端穿入针孔。③线头穿过针孔后,右手拇指顶住针尾孔,食指顺势将线头拉出针孔。④拉线过针孔 1/3 后,右手拇指、食指将线反折,合并缝线后卡入持针器的头部。

2.血管钳带线法

(1)标准:血管钳尖端夹持缝线要紧,以结扎时不滑脱、不移位为准。一般以钳尖端夹持缝线 2mm 为宜,过多则较易造成钳端的线移位,缝线挂不住组织而失去带线作用。传递方法同穿针带线法。常用于深部组织的结扎。

(2)方法:①右手握 18cm 血管钳,左手拇指、食指持缝线一端。②张开钳端,夹住线头约 2mm。

3.徒手递线法

(1)标准:术者接线的手持缝线的中后 1/3 交界处,轻甩线尾后恰好留出线的前端给对侧手握持。尽量避免术者在线的中前部位接线,否则结扎时前端的缝线不够长,术者需倒手一次,增加操作步骤。

(2)方法:①拉出缝线,护士右手握住线的前 1/3 处,左手持线中后 1/3 处。②术者的手在中后 1/3 交界处接线。③当术者接线时,双手稍用力绷线,以增加术者的手感。

(三)器械传递法

1.器械传递的原则

(1)速度快、方法准、器械对,术者接过后无须调整方向即可使用。

(2)力度适当,以达到提醒术者的注意力为宜。

(3)根据手术部位,及时调整手术器械(一般而言,切皮前、缝合皮下时递乙醇小纱布消毒皮肤;切开、提夹皮肤,切除瘢痕、粘连组织时递有齿镊,其他情况均递无齿镊;提夹血管壁、神经递无损伤镊;手术部位浅递短器械、徒手递结扎线,反之递长器械、血管钳带线结扎;夹持牵引线递小直钳)。

(4)及时收回切口周围的器械,避免堆积,防止掉地。

(5)把持器械时,有弧度的弯侧向上;有手柄的朝向术者;单面器械垂直递;锐利器械的刃口向下水平递。

(6)切开或切除腔道组织前,递长镊、湿纱垫数块保护周围组织,切口下方铺治疗巾一块放置污染器械;切除后,递酒精棉球或碘伏棉球消毒创面,接触创缘的器械视为污染,放入指定盛器;残端缝合完毕,递长镊撤除切口周围保护纱垫,不宜徒手拿取,否则应更换手套;处理阑尾、窦道创缘或残端时,应依次递石炭酸、酒精、盐水棉签消毒。

2.传递方法

(1)手术刀传递法:注意勿伤及自己或术者,递刀方法有两种,同侧、对侧传递法。传递时手持刀背,刀刃面向下、尖端向后呈水平传递。

现在要求手术刀放置在弯盘中传递。

(2)镊子的传递法:①手握镊尖端、闭合开口,直立式传递。②术中紧急时,可用拇指、食指、中指握镊尾部,以三指的合力关闭镊开口端,让术者持住镊的中部。

(3)弯剪刀、血管钳传递法:传递器械常用拇指和四指的合力来完成,若为小器械,也可以通过拇指、食指和中指的合力来传递。传递过程应灵活应用,以快、准为前提。常用的传递法有 3 种。

①对侧传递法:右手拇指握凸侧上 1/3 处,四指握凹侧中部,通过腕部的适力运动,将器械

柄环部拍打在术者掌心上。

②同侧传递法:右手拇指、环指握凹侧,食指、中指握凸侧上 1/3 处,通过腕下传递。左手则相反。

③交叉传递法:同时递两把器械时,递对侧器械的手在上,同侧的手在下,不可从术者肩或背后传递。

(4)持针器传递法:传递时要避免术者同时将持针器和缝线握住。缝针的尖端朝向手心、针弧朝手背、缝线搭在手背或用手夹持。

(5)拉钩传递法:递拉钩前应用盐水浸湿。握住拉钩前端,将柄端平行传递。

(6)咬骨钳传递法:枪状咬骨钳握轴部传递,手接柄;双关节咬骨钳传递,握头端,手接柄。

(7)锤、凿传递法:左手握凿端,柄递给术者左手;右手握锤,手柄水平递术者右手。

(四)敷料传递法

1.敷料传递的原则

(1)速度快、方法准、物品对,不带碎屑、杂物。

(2)及时更换切口敷料,避免堆积。

(3)纱布类敷料应打开、浸湿、成角传递,固定带或纱布应留有一端在切口处,不可全部塞入体腔,以免遗留在组织中。

2.传递方法

(1)纱布传递:打开纱布,成角传递。由于纱布被血迹浸湿后体积小而不易发现,不主张在切口深、视野窄、体腔或深部手术时拭血。若必须使用时,应特别注意进出的数目,做到心中有数。目前有用致密纱编织的显影纱布,可透过 X 线,增加了体腔手术敷料使用的安全性。

(2)纱垫传递:成角传递。纱垫要求缝有 20cm 长的布带,使用时将其留在切口外,防止误入体腔。有条件时应使用显影纱垫。

(3)其他敷料传递法:用前必须浸湿。

①带子传递:传递同"血管钳带线法"。常用于结扎残端组织或对组织进行悬吊、牵引。

②引流管传递:常用于组织保护性牵引。弯血管钳夹住头端递给术者,反折引流管后,用小直钳固定。

③橡皮筋传递:手指撑开胶圈,套在术者右手上。用于多把血管钳的集束固定或组织牵引。

④KD 粒("花生米")传递:常用于深部组织的钝性分离。用弯血管钳夹持递给术者。

⑤脑棉片传递:多用于开颅手术时,将棉片贴放于组织表面进行保护性吸引。脑棉片一端要求带有显影线,以免遗留。稍用力拉,检查脑棉片质量。浸湿后以食指依托、术者用枪状镊夹持棉片的一端。

七、手术体位

手术体位是指术中患者的位式,由患者的卧姿、体位垫的使用、手术床的操纵三部分组成。

正确的手术体位,可获得良好的术野显露(尤其是深部手术),防止神经、肢体等意外损伤的发生,缩短手术时间;反之,则可造成手术操作困难,可能导致重要器官的损伤、大出血或严重后果。手术体位摆放的关键是设法减轻或消除机体各着力点在体位变化后所承受的异常压力,以及体位垫、约束带等对大血管、神经等组织可能造成的压迫。安全合理的手术体位是手术成功和患者安全的基本保证。手术体位具有不易更改、持续时间长的特点,这就要求手术护士在护理中,根据患者手术的需要及其个体差异(年龄、性别、身体况状等),给患者安置一个较为舒适的体位,为患者营造一个安全舒适的环境、让患者平安地度过手术期。因此,必须熟练掌握手术体位的摆放。

手术体位的安置要以既符合手术操作需要,又不过分妨碍患者生理功能为原则。安置体位的操作务必做到轻柔缓慢、协调一致,切实注意负重点和支点是否正确合理,已安置的体位是否能保持固定不移位,安置体位务必讲究各种垫物或支撑物的安放位置、着力点和固定点,使之既不妨碍呼吸动作,也不影响静脉回流,更无软组织受异常压迫或牵拉。

(一)体位变化对机体的影响

1.体位变化对心血管系统的影响

体位变化对心血管系统的影响取决于平均动脉压和脑血管阻力的变化。使颅内压升高的体位:除仰卧位以外的其他任何体位头低30°并向左向右转、仰卧头屈时。正常脑组织血流量的维持主要依靠平均动脉压和脑血管阻力等两项因素。脑血管阻力在直立位时最小,在水平仰卧位时有所增高,头低位时则显著增高,不利于脑血流灌注。

患者在麻醉后循环系统代偿能力减弱,肌肉松弛,外周血管扩张,心血管系统自身调节能力明显下降。保护性反射作用已大部分消失或减弱,患者已基本失去自身调节能力,因此改变体位所产生的各种生理功能变化较明显。如果突然改变体位或搬动患者,可诱发急性循环功能不全和一过性低血压,严重时会出现猝死。截石位时,双腿抬高,回心血量会显著增加,心肺功能不佳的患者可能因心脏负荷过重而引起急性心力衰竭或肺水肿;反之,下肢复位时,有效循环血量减少,进而出现低血压;俯卧位时因患者胸部及腹部受压易引起通气不足,特别是腹腔内容物对横膈膜的挤压,可进一步加重呼吸困难。腹部受压还可致下腔静脉回流受阻,出现血压下降及脊髓手术区域失血增多。上肢过度外展可使锁骨下血管和腋部血管牵拉受压,进一步致回流受阻而造成肢体肿胀;腹腔巨大肿瘤的患者,仰卧位时可能因肿物压迫腹主动脉而引起血压急剧升高;妊娠末期者仰卧位时,子宫压迫下腔静脉致回心血量不足,引起血压下降。

2.体位变化对呼吸系统的影响

手术体位对呼吸系统的影响主要来自地心引力和机械性干涉两方面因素。某些外界干扰,如胸腹腔的脏器或巨大肿物可随体位改变而产生相应的引力作用、对胸腹腔或膈肌施加额外的压力或者腹腔深部牵开器压迫肝区或脾区、胸腹腔内填塞纱布等均可导致胸廓或膈肌的活动受到限制、胸廓容积减少、肺内血容量改变,进一步导致肺通气和灌流比例变化。俯卧位时患者胸部及腹部受压易引起通气不足、膈肌上升、胸廓容积缩小、肺泡受压萎缩,导致肺顺应性下降,加重呼吸做功,同时可压迫下腔静脉导致手术渗血增多、血压下降。摆置侧卧位手术体位,如各种头低位时,由于腹腔脏器压迫膈肌使其下移受阻或在安置侧卧位时,卡板位置过高、过紧,安置俯卧位时,胸部受压,腹部未悬空等,这些均可致呼吸减弱而引起呼吸困难。在侧卧、仰卧或坐位姿势中,如果头颈前屈过深,容易导致上呼吸道梗阻。气管内插管全身麻醉的患者,也有导管折屈梗阻的可能。一些肺部疾病,如痰多、咯血或肺部其他分泌物较多的患者,当取健侧卧位时,这些液体会浸入健侧而引起疾病播散,甚至会阻塞气道而致急性窒息。

3.体位变化对神经系统的影响

手术中外周神经损伤的主要原因是牵拉、压迫、缺血、机体代谢功能紊乱及外科手术损伤。

当压力和压迫时间达到一定阈值时有可能导致神经损伤并伴有临床症状。在全身麻醉后,患者的肌肉松弛、生理反应减弱,组织、神经、血管所受的压力和牵张力超过其代偿程度易造成损伤,也可因神经生理位置表浅、手术床的边缘、不平整的敷料直接压迫或因手术操作、麻醉过浅而使术中体位改变等诸多因素,造成神经损伤。

4.常见体位并发症及预防

常见的体位并发症为压疮。

(1)压疮的定义:压疮曾经被称为压疮、压力性坏死和缺血性溃疡,2007 年美国国家压疮咨询委员会(NPUAP)将压疮定义更新为:由于压力、剪切力和(或)摩擦力而导致皮肤、皮下组织和肌肉及骨骼的局限性损伤,常发生在骨隆突处。由于持续长时间的手术固定体位和组织压迫,压疮成为一个主要的风险因素。压力的增加和软组织压迫引起血管闭塞,同时微循环减少,导致压疮形成。其结果是,组织不能代谢移除受压部位产生的任何多余液体或毒素物质。在组织内部和压力扭曲受影响区域的微小变化,可在几个小时内发生坏死。

(2)压疮的分期

Ⅰ期——完整的皮肤存在着和邻近组织不同的与压力有关的变化。皮肤组织可变热或变冷,在组织的一致性上也存在硬或软的变化和(或)痛感。对浅肤色的人,在完整的皮肤上会出现明显的不可变白的红斑区域;然而,对于深色皮肤的人,检视可能难以察觉。

Ⅱ期——部分厚度的组织缺损并涉及真皮,表现为一个浅表开放的溃疡或为一个完整的或破裂的充满浆液的水疱。

Ⅲ期——全层组级缺损并损伤皮下组织。可能有暴露的皮下脂肪或坏死组织;然而,肌肉、肌腱和骨骼尚不可见。压疮可表现为一个深火山口状;压疮深度基于解剖位置而有所不同。

Ⅳ期——全层组织缺损伴发广泛破坏,组织坏死或损伤肌肉、骨骼或支撑结构。经常出现窦道,并且可见肌肉、肌腱或骨骼。压疮深度基于解剖位置而不同。

不明确分期——全层皮肤缺损表现为伤口底部被腐肉或焦痂覆盖。深度不能确定。

疑似深层组织损伤——完整的皮肤局部出现一个紫色或栗色的区域或由于下层软组织损伤出现血疱。这些变化可能会由于剪切力或压力相关的皮肤完整性与邻近组织的不同而改变。皮肤温度有可能会变热或变冷,组织性状变硬或变泥沼样或有痛感。

(3)压疮易发因素:①压力未被分散开。②压力持续时间长。③患者个体对手术应激的耐受性。

(4)压疮好发高风险患者：①年龄大于 70 周岁者。②进行血管或耗时＞4 小时的手术者。③体型瘦小或术前营养状况不良者。④糖尿病或血管病变者。⑤术前 Braden 评分＜20 分者。⑥脊髓损伤患者。

(5)压疮好发部位：头部、骶尾部、上臀部、肘部、足跟部、下臀部、膝部、踝部、耳部、脊椎、肩部等突出的部位。

(6)压疮的预防措施：①选择合适的体位装置，护士应当核实使用的体位装置是为外科手术体位特定设计的。使用特定设计体位装置的目的是重新分配压力并且减少体位性损伤的风险。②注意床单位保持平整、无碎屑。在手术中使用多个垫子、毯子和具有加温作用的毯子，这些装置共同形成的皱褶已经成为压疮发生的风险因素。③分散手术体位带来的重力，减轻接触面压力。泡沫垫子是无效的，因为当患者身体较重时会很快把泡沫垫子压扁，无法有效起到保护作用。④旋转叠加型泡沫床垫(如鸡蛋箱内垫)，如果材料厚而且密集不被压缩则可能有较好分散压力的效果。这类垫子的效果取决于患者的体重，对肥胖患者不能实现减压。⑤枕头、毯子和塑形泡沫装置可以分散很小的压力，对时间长的手术效果不好。毛巾和卷起来的手术巾不能减少压力，反而可能会增加摩擦性损伤。⑥保持血液的正常循环，应当选择能够减少骨隆突部位过度压力的表面支撑体。⑦保持受压部位干燥，避免潮湿。⑧安置手术体位时避免拖、拉、推，动作要轻柔。

(二)神经损伤

1.周围神经损伤的定义

由于牵拉、切割、摩擦、火器伤等机械性原因或缺血造成的脑神经、脊神经和自主神经系统的神经传导功能障碍、神经轴突断裂和神经断裂。

2.原因

(1)全身麻醉的患者会由于患者的体位而增加神经损伤的危险。

(2)创伤会导致神经的压迫或拉伸，较多出现在尺神经和臂丛神经的损伤。

(3)大隐静脉、坐骨神经和腓总神经在患者安置截石位时易受损伤。腓总神经在侧卧位时也存在危险。

(4)使用骨折牵引手术台时，柱垫的不正确放置会造成会阴部神经的损伤。

3.神经损伤的预防措施

(1)患者肩部的外展和外旋应保持最小限度，仰卧位时上臂垫板附加在手术台上，外展角度应＜90°。

(2)患者的手臂放在臂板上时手掌及掌心向上，臂板远端应适当抬高并且手指应伸展。

(3)当患者的手臂放在身体侧面，手臂应是自然位置(如肘微曲、腕自然位置、掌心向内侧)。

(4)要防止患者的四肢垂落于手术台水平之下。

(5)如果没有手术操作的禁忌或患者身体限制，患者的头部应自然摆放。

(6)大隐静脉、坐骨和腓总神经要有足够的护垫,特别是截石位或侧卧位时。

(7)当患者在骨折牵引手术台上时应放置一个好的会阴部柱垫以保护外生殖器。

(8)每一次体位改变后,均应检查评估患者,以维护患者处于安全的体位状态。

4.手臂的安全放置措施

除非必要的手术理由,患者的手臂在仰卧体位时不应放于身体两侧。如果是手术理由,应在患者的手臂侧使用中单固定,中单应长过肘并卷好放在身体和手术台床垫之间。当患者的手臂被卷紧放在身体侧边时,可能会在手臂上增加不必要的压力而导致组织损伤或局部缺血;也可能影响生理监护仪(如血压监测仪、动脉导管监测仪)的监测,被卷住的手臂可能会出现静脉穿刺渗出而导致在急救时复苏失败;也会增加上肢筋膜室综合征发生的风险。

5.眼部损伤的预防措施

安置手术体位时应避免直接作用于眼部的压力,以减少视网膜中心动脉闭塞和其他眼睛损伤,包括角膜上皮擦伤。对于手术时间延长(如>6.5小时),严重失血(如大于估计血容量的44.7％)或是俯卧体位的患者,有增加发展为手术后视力丧失的危险。如有可能,存在眼损伤的患者摆放体位时,头部平于或高于心脏水平位置。同时头部应是中前位置,而不要有明显的颈部屈曲、伸展、侧曲或旋转。使用马蹄形头架会增加眼睛压迫的危险。患者的眼睛在俯卧位时应定期做评估。

(三)手术体位的安置

1.手术体位的组成

(1)患者的卧势。

(2)体位垫的使用。

(3)手术床的操作。

2.手术体位安置原则

(1)体位装置应用于保护、支撑和维持患者的体位;保证患者舒适、安全。

(2)在尽量减少对患者生理功能影响的前提下,充分暴露手术野,便于医生操作。

(3)尽量保持人体正常的生理弯曲及生理轴线,不影响患者呼吸、不影响患者血液循环。

(4)患者的任何身体部位均应安置妥当,避免与手术台金属部分、床的连接处或其他危险位置接触。

(5)维持人体各肢体、各关节的生理功能体位,避免压迫患者外周神经,避免过度牵拉、扭曲;保护及避免神经挤压性损伤和血供不良。

(6)正确约束,保证体位稳定;如果患者带有假体,在移动患者或假体前要十分注意。

(7)尽量注意分散压力,防止局部长时间受压,避免发生体位并发症。

(8)如果患者处于妊娠期,将一楔形物插入患者右侧身下,把子宫推向左方,可防止由妊娠子宫压迫动静脉所致的仰卧低血压综合征。

3.标准体位的定义及安置意义

(1)标准体位定义:根据生理学和解剖学知识,以确保患者安全与舒适为原则,选择正确的体位附件,满足手术野显露所安置的体位。标准手术体位包括仰卧位、侧卧位、俯卧位,其他手术体位都在标准体位基础上演变而来。

(2)标准体位的安置意义:①标准体位为正常手术提供保障。②在摆体位时,标准体位更安全。③培训新人,标准体位更加容易学习和接受。④在摆相同体位时,标准体位更容易。⑤在变换体位时,标准体位会更快实现。

4.常见手术体位安置方法

(1)仰卧位:是最常见的手术体位,包括水平仰卧位、垂头仰卧位、斜仰卧位、侧头仰卧位、上肢外展仰卧位等。适用于头部手术、颈部手术、胸部手术、腹部手术、四肢手术、食管中段癌切除手术等体位的安置。

①水平仰卧位:适用于胸腹部、下肢等手术。

a.物品准备:软垫 1 个、约束带 1 条、头圈、中单、托手板。

b.摆置方法及步骤:患者仰卧于手术床上;双上肢自然放于身体两侧,中单固定肘关节部位;或外展于托手板上,外展角度应<90°;双下肢伸直,双膝下放一软垫,以免双下肢伸直时间过长引起神经损伤,双足垫足跟垫;约束带轻轻固定膝部。

c.注意事项:肝、胆、脾手术,术侧垫一小软垫,摇手术床使患侧抬高 15°,使术野显露更充分;前列腺摘除术,在骶尾部下面垫一软垫,将臀部稍抬高,利于手术操作;子宫癌广泛切除术,臀下垫一软垫,摇低手术床头背板 20°、腿部下垂 30°,肩部置托并用软垫垫好,防止滑动,充分显露术野。

②垂头仰卧位:适用于甲状腺、颈前路、腭裂修补、全麻扁桃体摘除、气管异物取出、食管异物取出等手术。

a.物品准备:肩垫 1 个、圆枕 1 个、小沙袋 2 个或头圈 1 个、约束带 1 条。

b.摆置方法及步骤:双肩下垫一肩垫(平肩峰),抬高肩部 20°,头后仰;颈下垫 1 个圆枕,防止颈部悬空;头两侧置小沙袋或头圈,固定头部,避免晃动,术中保持头颈部正中过伸位,利用手术操作;放置器械升降托盘(代替头架),其余同"水平仰卧位"。

c.注意事项:颈椎前路手术,头稍偏向手术对侧,以便手术操作;全麻扁桃体摘除,手术床头摇低 5°~10°。

③斜仰卧位(45°):适用于前外侧入路、侧胸前壁、腋窝等部位手术。

a.物品准备:小软垫 1 个、棉垫 2 个、托手板 1 个、束臂带 1 条、绷带 1 卷、约束带 1 条。

b.摆置方法及步骤:手术部位下垫一软垫,抬高患侧胸部,利于术野显露;患侧手臂自然屈肘、上举,棉垫包好,用绷带将患侧上肢悬吊固定在麻醉头架上(注意绷带不要缠绕过紧,不要将肢体裸露在麻醉头架上,以免在使用电刀时灼伤皮肤);健侧根据手术需要手臂外展或内收,其余同"水平仰卧位"。

④侧头仰卧位:适用于耳部、颌面部、侧颈部、头部等手术。

a.物品准备:软垫 1 个、头圈 1 个或头架 1 个、约束带 1 条。

b.摆置方法及步骤:患者仰卧,患侧在上,健侧头下垫 1 个头圈,避免压伤耳郭;肩下垫一软垫,头转向对侧(侧偏程度视手术部位而定),其余同"水平仰卧位"。

颅脑翼点入路、凸面肿瘤摘除术上头架,将头架各螺丝旋紧,防止头架零件滑脱、影响固定效果。同时,抬高手术床头10°～15°。

⑤上肢外展仰卧位:适用于上肢、乳房手术。

a.物品准备:托手器械台1个或托手板,并调整其高度与手术床高度一致。

b.摆置方法及步骤:患侧上肢外展置于托手器械台上,外展不得超过90°,以免拉伤臂丛神经,其余同"水平仰卧位"。

⑥骨科牵引床的应用:适用于股骨粗隆间骨折、对位困难的股骨干骨折、髋关节镜手术等。

a.物品准备:棉垫4块,布套1个,牵引床有关配件(会阴柱、牵引臂、延长臂或缩短臂、牵引架、腿架、双侧足托架等)。

b.摆置方法及步骤:将患者向床尾方向移动至会阴柱(柱上包裹一棉垫);将附着于骨科床两侧的牵引臂拉出,分开约45°;根据患者身高安装长或短可活动的牵引臂,必要时可装延长或缩短臂;在术侧牵引臂上装牵引架,对侧安装足托架;将患者双足用棉垫包裹后置于足托架上,妥善固定;卸去手术床腿板,调整患者双足及牵引架位置,保持踝关节(又称距小腿关节)的自然生理位置,不过于跖屈或背屈;手术侧上肢用棉垫包裹后固定于头架上,绷带固定,不宜过紧,皮肤避免与头架金属部位接触。

c.注意事项:此操作须待患者麻醉完全后方可进行。应注意保护患者会阴部。会阴柱上加棉垫进行保护,与患者会阴部皮肤隔开,同时会阴部与会阴柱之间需留少许间隙,以免过度牵引时压伤患者会阴部。保护足跟及踝关节,于患者足跟部垫足跟垫,足背、踝关节与足托之间垫棉垫,防止压伤皮肤。熟悉牵引架的紧与松的调节方向,避免弄错,影响手术进行。牵引床各个关节要牢靠固定,避免手术过程中松动造成不良后果。

(2)侧卧位:适用于肺、食管、侧胸壁、侧腰部(肾及输尿管中、上段)手术等。

①胸科手术侧卧位

a.物品准备:大体位垫2个,小体位垫2个,大约束带1个,束臂带2个,托手架2个,头圈1个,尼龙搭扣约束带1对,头架1个,床锁3个,手术床接按头板。

b.摆置方法及步骤:患者健侧卧90°。两手臂向前伸展于双层托手架上;腋下垫一软垫,距腋窝约10cm,防止手臂、腋神经、血管受压;束臂带固定双上肢,保持患侧上肢功能位,下肢健侧外展小于90°。头下枕一25cm高的枕垫,使下臂三角肌群下留有空隙,防止三角肌受压引起挤压综合征。两侧各垫一个进口挡板或沙袋固定,挡板与患者之间各置一个小软垫,缓冲挡板对患者身体的压力,女性患者应考虑勿压伤乳房。下侧下肢屈曲、上侧下肢伸直,有利于固定和放松腹部。两腿之间夹一大软垫,保护膝部骨隆突处。约束带固定髋部。

②肾及输尿管中上段手术侧卧位

a.物品准备:大体位垫2个,小体位垫2个,大约束带1个,束臂带2个,手架2个,头圈1个,尼龙搭扣约束带1对,头架1个,床锁3个,手术床按头板。

b.摆置方法及步骤:将患者健侧卧90°于手术床上,患者肾区(肋缘下3cm)对准腰桥关节。

腋下垫大体位垫,距腋窝约 10cm,以腋窝不受压为宜,防止上臂受压损伤腋神经。双臂置于双层手托架上,下臂伸直,上臂功能位。垫中单,以束臂带固定。尼龙搭扣固定于髋关节部,前后各放小体位垫一个,固定牢靠。下腿弯曲,上腿伸直,使腰部平直舒展,充分显露术野。两腿之间垫大体位垫,保护膝部骨隆突处,避免下腿踝关节受压和上侧足着床。大腿上 3~5cm 以大约束带固定。头下垫头圈或头下枕一 25cm 高的枕垫,使下臂三角肌群下留有空隙,防止三角肌受压引起挤压综合征。

③髋部手术侧卧位:适用于髋臼骨折合并髋关节后脱位、人工髋关节置换术、股方肌骨瓣转位治疗股骨头无菌性坏死,股骨干骨折切开复位内固定、股骨肿瘤切除、股骨颈骨折或股骨粗隆间骨折固定和股骨上端截骨术等。

a.物品准备:腋垫 1 个,方垫 2 个,头圈 1 个,挡板(肩板)2 个,骨盆挡板 2 个,侧卧位托手架或截石位腿架 1 个,约束带 1 条,束臂带 2 条。

b.摆置方法及步骤:侧卧 90°,患侧向上;腋下垫一腋垫;束臂带固定双上肢于托手架上;骨盆两侧上骨盆挡板或各垫一长沙袋,固定牢靠,以免术中体位变动,影响复位效果;头下垫一软枕;两腿之间夹一大软垫,约束带将大软垫与下侧下肢一并固定(切口在髋部,上侧下肢不约束)。

(3)俯卧位:适用于颅后窝、颈椎后路、脊柱后入路、骶尾部、背部、痔等手术。

a.物品准备:大软垫 2 个、方垫 2 个、小软圈 2 个、约束带 1 条、束臂带 2 条。

b.摆置方法及步骤:患者俯卧,头转向一侧或支撑于头架上(颅后窝、颈椎后路手术);胸部垫 1 个大软垫、尽量靠上,髂嵴两侧各垫 1 个方垫,使胸腹部呈悬空状,保持胸腹部呼吸运动不受限制,同时避免因压迫下腔静脉致回流不畅而引起低血压;双上肢平放;置于身体两侧,中单固定或自然弯曲置于头两侧,用束臂带固定;双足部垫 1 个大软垫,使踝关节自然弯曲下垂,防止足背过伸,引起足背神经拉伤;较瘦弱的患者,双膝下各垫 1 小软圈,防止压伤膝关节部皮肤;骶尾部手术,痔手术,摇低手术床尾约 60°,分开两腿,以便充分显露术野;男性患者,防止阴茎、阴囊受压。

c.注意事项:双髋双膝关节屈曲 20°。双上肢远端关节低于近端关节。膝关节及小腿下垫软垫。头部置于有槽啫喱头垫上,踝部背曲,足趾悬空。女性患者将双侧乳房护送至体位垫中空处,并展平胸下中单,使双侧乳房不受任何挤压;男性患者要注意外生殖器的保护,使其不与体位垫接触,避免阴茎受压发生水肿。

(4)截石位:适用于肛门、尿道会阴部、经腹会阴联合切口、阴道手术、经阴道子宫切除、膀胱镜检查、经尿道前列腺电切割手术等。

①物品准备:腿架 2 个,棉垫 2 块,固定带 2 个,小软垫 2 个,托手板 1 个,床锁 3 个。

②摆置方法及步骤:a.患者仰卧,一侧手臂置于身旁,中单固定于床垫下,另一侧手臂可固定于托手板上供静脉输液。b.将长腿板卸下,臀部与床边缘平齐。c.腿架固定于床两侧,将双腿架于腿架上,在摆置截石卧位时,支腿架外侧要垫上软垫,支腿架不宜过高,应与大腿在仰卧屈髋时的高度相等,大腿与躯干纵轴成 90°~100°。腿托应托在小腿肌肉丰满的部位,与小腿

平行,膝关节弯曲90°～100°。双下肢分开80°～90°,可避免对腘窝的直接压迫,从而防止血管内皮损伤导致血栓形成和小腿筋膜高压综合征的发生,同时避开了对腓骨头的挤压,有利于避免腓总神经及肌肉韧带的损伤。d.两腿屈髋、膝放于腿架上,腿与腿之间垫1块棉垫,防止皮肤压伤,固定带固定,不宜过紧(以双腿不下滑为度)。e.两腿高度以患者腘窝的自然弯曲下垂为准,两腿宽度为生理跨度(45°),大于生理跨度时,可引起大腿内收肌拉伤。f.将膝关节摆正,不要压迫腓骨小头,以免引起腓骨神经损伤,致足下垂。g.腰臀下垫1个小软垫或将手术床后仰15°,以利于手术操作。

(5)坐位

①局部麻醉坐位手术:适用于鼻中隔矫正、鼻息肉摘除、局麻扁桃体手术等。

a.物品准备:手术座椅或使用手术床的座位功能、立式手术灯。

b.方法及步骤

方法一:患者坐在手术椅上;调整好头架位置,头置于头架上,保持固定;两手扶住手术椅把手。

方法二:患者坐在手术床上;将手术床头端摇高75°,床尾摇低45°,整个手术床后仰15°,使患者屈膝半坐在手术床上;双上肢自然下垂,中单固定。

②全身麻醉坐位手术:适用于肩关节手术。

a.物品准备:骨科专用手术床及专用头架或手术床专用头盔,弹性绷带2卷、绷带2卷、棉垫数个、腹带1条(宽20cm,长200cm,腹带正中内置一条宽18cm、长45cm、厚3cm的海绵)。膝下软垫、托手架。

b.方法及步骤:于患者上肢建立静脉通道,连接延长管。于肋缘下方缚腹带,并缚于手术床背板上,松紧以勉强伸进4个手指为宜,可防止摆放体位时左右摇动、减少内脏血液流动,保证患者坐起后回心血量的供应。弹性绷带缠绕双下肢或穿弹力袜,以减少双下肢血流,防止因回流不畅致肿胀;同时增加回心血量,维持患者的血压。双耳塞棉花,双眼涂眼药膏,并用纱布遮盖。缓慢升起手术床背板70°～80°。肩关节手术患者使用手术床专用头盔固定头部,并使用肩关节专用手术床背板,以更好暴露手术野,便于术者操作。双上肢向前自然弯曲,用棉垫、绷带固定或放于托手架上固定。

c.注意事项:升手术床背板,每升起15°要注意监护生命体征变化,随时调整手术床角度;安装头架,注意避免气管、颈部血管受压或扭曲,头部前屈及旋转程度根据具体部位而定。

第二节　胸科手术的护理

一、单肺移植

(一)适应证

主要是经内科治疗无效的终末期肺疾病。

(1)末期肺纤维化(功能Ⅲ级或Ⅳ级)是单肺移植最理想的适应证。因为保留的自体肺顺应性差、血管阻力高,这就促使通气和灌注都更多地转向移植肺。而且纤维化患者无慢性肺部感染,保留一侧自体肺也就无内在感染的风险。

(2)随着肺移植的发展,目前慢性阻塞性肺疾病(包括特发性肺气肿和继发于 α_1-抗胰蛋白酶缺乏的肺气肿等)已成为单肺移植的主要适应证。尤其在年龄较大(>60 岁)者,若接受双肺移植则风险较大。

(3)对原发性或继发性肺动脉高压者也有施行单肺移植的。这些患者的肺动脉$>8kPa$(60mmHg)。

(4)单肺移植的受者标准应该是无其他系统的严重疾病,无明显的社会心理紊乱,年龄最好在 65 岁以下,肺疾病进行性加重,估计寿命不超过 12~24 个月,无恶性肿瘤病史。

(二)禁忌证

(1)双侧肺化脓症、严重的冠心病、左心功能不全、不可逆的右心衰竭和肝肾衰竭等,是单肺移植的禁忌证。

(2)供者的标准是 ABO 血型相符,胸片清晰,吸入纯氧、呼末压 $0.49kPa/5cmH_2O$ 主要是经内科治疗无效的晚期特发性肺纤维化。

(3)药物/中毒性肺纤维化。动脉氧分压超过 $40kPa$(300mmHg),气管镜检查无脓性分泌物,供肺大小与受者胸腔相接近,年龄小于 55 岁,符合脑死亡标准;反之,则不适于用作供肺。

(三)肺移植受体选择标准

(1)单肺移植年龄≤65 岁,双肺移植年龄≤60 岁。

(2)戒烟超过 6 个月。

(3)无其他系统疾病或肝肾重要脏器损害。

(4)心理稳定,无免疫抑制剂禁忌等。

(四)麻醉方式

全身麻醉,气管内插入双腔气管导管,肺动脉内插入漂浮导管。

(五)手术体位

左肺移植时,使用左侧支气管堵塞导管和普通气管导管。

右肺移植时,使用左侧双腔管,全身麻醉。

(六)手术切口

(1)单肺移植取后外侧切口,限制性肺疾病患者经第 4 肋间。

(2)慢性阻塞性肺疾病患者经第 5 肋间进胸。

(3)近年来也有报道采用前腋下损伤肌肉少的切口,亦可获得良好的显露。

（七）手术步骤及手术配合

手术步骤	手术配合
1.手术野常规消毒皮肤、铺单	递消毒钳夹持蘸碘酒、酒精纱布消毒皮肤,铺中单、胸单,贴手术膜
2.切开皮肤、皮下组织、肌肉	递22#刀切开皮肤,递电刀切开皮下组织及肌肉、骨膜,电凝止血或结扎止血
3.经肋间进胸	
4.切开胸膜,探查胸腔	递电刀切开胸膜,2块湿纱垫保护切口创面。递大号肋骨牵开器牵开,递骨膜分离器剥离肋骨残端,甲状腺拉钩牵开,递咬骨钳咬平肋骨残端,递骨蜡止血。如肺与肋面粘连,递中弯血管钳、组织剪、钳夹"花生米"分离粘连,1#丝线结扎或电凝止血
5.游离肺动静脉	
(1)在右侧,切断奇静脉,于上腔静脉后解剖右肺动脉	递长无齿镊、长组织剪,围绕肺静脉剪开心包,游离肺静脉及肺动脉
(2)在左侧,切断动脉导管韧带,可使肺动脉显露较好	
6.试阻肺动脉,观察循环及呼吸指标	递米氏钳阻断肺动脉,观察肺动脉压、体动脉压、心率、动脉血氧饱和度的变化,判断是否需要体外循环
7.解剖主支气管	递2-0#涤纶线缝升主动脉插管荷包,3-0#涤纶线缝合右心房插管荷包,肝素化后,分别插管转流,建立体外循环
8.切取病肺	递米氏钳行心包外钳夹肺静脉、肺动脉,保留较长肺动脉,并切断,递米式钳或直角钳在上叶开口的近端钳夹支气管并切断,移出病肺
9.修整受体肺静脉	递大米氏钳或侧壁钳钳夹左心房壁,递组织剪修整吻合口大小
10.植入供肺	
(1)吻合支气管	递4-0涤纶线连续缝合软骨部,递半根4-0涤纶线在支气管膜部缝牵引线,递半根4-0涤纶线间断缝合膜部,缝合纵隔胸膜包绕吻合口
(2)吻合肺动脉	递半根4-0或5-0涤纶线在肺动脉缝牵引线,递4-0或5-0涤纶线连续吻合肺动脉,缝毕松开心耳钳,递肝素盐水排除吻合口气体,排除肺动脉气体后缝线打结
(3)吻合心房袖	递半根4-0涤纶线在肺静脉或心房袖缝牵引线,递4-0涤纶线连续吻合肺静脉或心房袖,缝毕松开心耳钳,递肝素盐水排除静脉吻合口气体后缝线打结
11.固定肺与胸壁,止血、放置引流管、关胸	递13×34圆针、10#丝线缝合胸膜,中弯血管钳固定或0#涤纶线缝合,缝毕递肋骨合拢器拉拢,缝线打结。递9×28圆针、7#丝线缝合肌层,4#丝线缝合皮下组织,递4-0#可吸收线连续皮内缝合

二、双肺移植

(一)适应证

(1)双侧肺化脓症,如囊性纤维化或支气管扩张。肺移植的指标是 $FEV_1 < 30\%$,$PaCO_2$ 升高,需要吸氧,经常住院来控制急性肺感染,不能维持体重。

(2)比较年轻的慢性阻塞性肺疾病患者(年龄<50 岁),特别是继发于 α_1-抗胰蛋白酶缺乏者。

(二)禁忌证

(1)晚期的右心室纤维化或顽固的右心功能不全是双肺移植的禁忌证。但是如果患者有储备的右心室收缩性,仅由于肺动脉高压引起右心室扩张、射血分数下降,则不是双肺移植的禁忌证。

(2)年龄超过 60 岁,施行双肺移植风险增大,属相对禁忌证。

(3)其他参照单肺移植禁忌证。

(三)麻醉方式

麻醉前将 Swan-Ganz 导管插入肺动脉。预置一根硬膜外导管,可用于术后镇痛。

使用左侧双腔气管导管,全身麻醉。

(四)手术体位

受者取仰卧位,双臂固定于头顶麻醉架上。

(五)手术切口选择

(1)两侧胸廓前外侧切口+/-胸骨横断。

(2)切口经两侧第 4 或第 5 肋间,从腋中线到胸骨缘,再横断胸骨。

(六)手术步骤及手术配合

手术步骤	手术配合
1.手术野常规消毒皮肤、铺单	递擦皮钳夹小纱布蘸碘酒、酒精消毒皮肤,常规铺巾
2.开胸	切开分离止血进入胸腔,干纱垫 2 块,胸科撑开器暴露术野,进入胸腔后电刀分离止血,解除粘连,避免需体外循环时严重出血
3.切除右肺	
(1)分离右肺与胸壁、纵隔和膈肌的粘连,游离肺动静脉	用 7# 丝线带线结扎,肺动脉主干用线绳试阻断,此时依靠对侧肺通气,观察数分钟,看在不用体外循环情况下可否耐受全肺切除和移植
(2)将 Swan-Ganz 导管推入左侧肺动脉,应用左侧单肺通气(左侧胸膜腔可先不打开,以利通气)如果患者不能耐受,则须建立部分体外循环,以维持肺动脉收缩压低于 4kPa(30mmHg)为度	递小直角,大弯血管钳解剖,结扎切断上肺动脉分支,肺动脉在第一分支近端用 TA30 夹闭合切断,远端动脉 7# 丝线结扎肺静脉在肺门处分别结扎切断,以增加心房袖口径。分离支气管周围淋巴组织,结扎支气管动脉,总支气管紧贴上叶开口近端切断,切除右肺

手术步骤	手术配合
(3)供肺到时,分别切断受者肺动脉的第一分支和降支,远心端切断肺静脉	切开肺静脉残端周围心包壁并扩大,使其残端于心包内近心房处处于游离状态
(4)上叶开口的近端切断主支气管,移除右肺	胸腔及纵隔彻底止血,肺动脉残端向纵隔分离,用肺叶钳夹住受体的肺动脉和静脉残端,用10#丝线或9×28圆针、7#丝线牵引至上方,为显露支气管提供视野
4.右肺植入	
(1)吻合支气管	胸腔垫2块湿纱布,铺无菌冰屑,供肺放入胸腔后部,供肺表面放无菌冰融。于支气管前方缝一中圆7#丝线为牵引线,用4-0#涤纶线,一根单针全线,一根单针半线(牵引),单针全线用于连续缝合主气管膜部,单针半线用于在气管前面软骨环处间断缝合,一般为5~6针,吻合口周围组织包盖
(2)吻合肺动脉	受体主、肺动脉于靠近纵隔处用心耳钳阻断,供肺肺动脉在第一分支和降支稍近端处切断,第一分支与受体肺动脉相对应的第一分支吻合,吻合用5-0涤纶线连续外翻端端缝合,缝线打结前,用肝素盐水冲洗动脉(先用单针半线做一牵引线,再用一根双针全线吻合)
(3)吻合肺静脉(心房袖)	在心包内上、下肺静脉人心房内侧处夹一心耳钳,切除上下肺静脉残端,剪开上下肺静脉间隔便于吻合,4-0涤纶线连续缝合(先用单针半线做一牵引线,再用一根双针全线吻合)
5.食管超声	术中定期行食管超声心动,了解血管吻合口是否通畅,有无扭曲,术中心脏功能
6.左肺的切除及植入	方法同右侧
(1)将Swan-Ganz导管退至总肺动脉	
(2)再置于右肺动脉内。用新移植的右肺通气	
(3)打开左侧胸膜腔,如同右肺和植入	
(4)科用网膜蒂包绕支气管吻合口	
7.关胸	开放后观察有无出血,备温盐水冲洗胸腔,备强生止血纱布。常规每侧胸腔放两根引流管(一根粗乳胶管、一根胸科引流管),分别置于胸顶及肋膈角,肋骨10#丝线间断"8"字缝合,肌肉、筋膜用0#涤纶线连续缝合,递9×28圆针、7#丝线缝合肌层,4#丝线缝合皮下,用皮肤缝合器或4-0可吸收线皮内缝合皮肤,无菌敷料覆盖切口手术结束,拔除双腔气管插管,重新插入大口径的单腔气管插管,经纤维支气管镜检查支气管吻合的情况

三、腔镜肺大疱切除术

(一)适应证

(1)首次发作的气胸,胸腔闭式引流后48小时仍有漏气或胸CT、X线胸正侧位像发现有肺大疱。

(2)双侧自发性气胸。

(3)血气胸。

(4)张力性气胸。

(5)自发性气胸反复发作。

(二)禁忌证

(1)严重心、肺等重要脏器功能不全,不能耐受麻醉或胸腔镜受术者。

(2)有同侧开胸手术史或同侧胸腔感染史估计胸腔粘连严重者。

(三)麻醉方式

全身麻醉,气管内插入双腔气管导管。

(四)手术体位

取健侧卧位。双侧肺大疱同时进行,一般先做病变重或已并发气胸的一侧。

(五)手术切口

腋中线第8或第9肋间,腋前线第3或第4肋间,肩胛骨前第6或第7肋间戳一小口。

(六)手术步骤及手术配合

手术步骤	手术配合
1.手术野常规皮肤消毒、铺单	递擦皮钳夹持小纱布蘸碘酒、酒精消毒皮肤,铺中单、胸单,贴手术膜
2.在腋中线第8或第9肋间切开约1cm的切口,分离或切开胸壁组织,置入穿刺针套管	递11#刀切开皮肤,递电刀或中弯血管钳分离肌层,递11mm穿刺套管针置入,拔出内芯,递胸腔镜放入胸腔探查
3.腋前线第3或第4肋间切口,置入穿刺针套管,拔出内芯,放入肺钳	递11#刀切开皮肤,递电刀或中弯血管钳分离肌层,递10.5mm穿刺套管针置入,拔出内芯,递肺钳经套管进入胸腔
4.肩胛骨前第6或第7肋间切口,置入穿刺针套管,放入胸腔镜操作器械	递11#刀切开皮肤,递电刀或中弯血管钳分离肌层,递10.5mm穿刺套管针置入,拔出内芯,递电灼剥离器经套管进入胸腔
5.分离胸内粘连	递电灼剥离器,腔镜剪分离粘连
6.切除肺大疱	递肺钳夹住肺大疱的根部,同时递胸腔镜专用缝合切割器,缝合切割一次完成或递直角钳钳夹肺大疱根部,钳夹4#或7#丝线,递推结器结扎

手术步骤	手术配合
7.检查手术野,冲洗胸腔	递生理盐水冲洗及检查有无漏气,电灼剥离器止血
8.放置胸腔引流管	递胸腔引流管,用大弯血管钳置入
9.缝合、覆盖切口	递中圆针、4#线缝合皮下各层,递皮肤消毒剂消毒皮肤,递4-0可吸收线缝合伤口

四、胸腔镜肺楔形切除术

(一)适应证

(1)性质不明的非中央型的肺部肿块的诊断。

(2)直径<3cm 的非中央型肺部良性肿块的治疗。

(3)孤立或多发的肺转移癌的定性和治疗。

(4)不能耐受开胸和根治手术的早期周围型肺癌患者。

(二)禁忌证

(1)中央型肺肿块。

(2)心肺功能差不能耐受单侧肺通气者。

(3)胸膜腔广泛致密粘连。

(三)麻醉方式

全身麻醉,气管内插入双腔气管导管。

(四)手术体位

侧卧位。

(五)手术切口

腋中线第 7 或第 8 肋间做第 1 切口,置入胸腔镜,于胸腔镜引导下根据肿块部位做另外 2 个切口。

(六)手术步骤及手术配合

手术步骤	手术配合
1.常规消毒铺单	递擦皮钳夹持小纱布蘸碘伏消毒皮肤,铺中单、胸单,贴手术膜
2.于腋中线第 7 肋间切小口,插入内镜套管和胸腔镜,经胸腔镜观察整个胸膜腔和肺表面,然后根据拟切除的病变部位选择其他 2 个器械操作孔,如上叶病变的 2 个器械操作孔建议在腋前线第 4 肋间和腋后线第 6 肋间	递手术刀、套管

手术步骤	手术配合
3.肿瘤定位	递肺抓钳,夹持肺组织或病灶,经另一个套管插入内镜缝合切割器
4.肿瘤切除	在病变下方正常肺组织处夹闭缝合器
5.取出肿瘤	标本装入标本袋内,经套管口取出
6.切口缝合	递 2-0$^{\#}$可吸收线缝合皮下各层,递酒精棉球消毒皮肤,递 4-0$^{\#}$可吸收线缝合伤口

五、胸腔镜肺叶切除术

(一)适应证

电视辅助胸腔镜手术已是以下疾病的首选治疗方法。

1.位于肺门区肺部良性肿瘤

如结核瘤、肺囊肿、炎性假瘤、硬化性血管瘤等肺良性肿瘤疾病。

2.良性疾病

如支气管扩张、肺囊肿、毁损肺、肺结核和肺血管瘤等。

3.非小细胞肺癌

Ⅰ期肺癌、部分ⅡA期肺癌、肿物直径<3cm、无纵隔淋巴结转移者。

4.肺转移癌

需要肺叶切除者等。

(二)禁忌证

1.胸腔粘连

胸腔内严重或致密粘连者。

2.晚期肺癌

ⅡB～ⅢB期肺癌,肺癌从腔内侵及主支气管或侵及肺动脉主干、肺门或纵隔淋巴结有明显肿大者。

3.肺裂发育不全

肺叶间裂分裂很差者。

4.全肺良性损害

一侧全肺良性损害而无法行局限肺叶切除者等。

5.全身情况极差

难以耐受单肺通气者。

6.其他

多发肿瘤跨叶、多发肿瘤。

（三）麻醉方式

全身麻醉，气管内插入双腔气管导管。

（四）手术体位

健侧卧位。具体摆放和固定的方法同侧卧位开胸手术。术者一般站在患者身后，也有人认为术者站在患者前面更便于分离和处理肺门血管。

（五）手术步骤及手术配合

手术步骤	手术配合
1.常规消毒铺单	递擦皮钳夹持小纱布蘸碘伏消毒皮肤，铺中单、胸单、贴手术膜
2.胸腔镜切口	在腋中线第8或第9肋间切开约1cm的切口，分离或切开胸壁组织，置入穿刺针套管递11#刀切开皮肤，递电刀或中弯血管钳分离肌层，递11mm穿刺套管针置入，拔出内芯，递胸腔镜放入胸腔探查
3.操作套管切口	牵引器操作孔一般选择在第7、8肋间腋后线附近递11#刀，穿刺套管针
4.胸壁小切口，在第5肋间腋前后线之间	一般应遵循距肺门近、胸壁损伤少、切口的瘢痕相对美观的原则递11#刀，穿刺套管针
5.肺血管的处理	
（1）分离叶间裂	递腔镜剪分离
（2）结扎血管	用腔镜血管闭合器或尼龙夹双重处理
6.支气管处理	经小切口用支气管残端闭合器钉合叶支气管，用电灼切断支气管旁的组织
7.肺标本取出	将标本放入无菌标本袋内，经小切口取出
8.淋巴清扫	递腔镜弯血管钳，腔镜剪
9.胸管放置与切口缝合	递胸腔引流管，用大弯血管钳置入递中圆针、4#线缝合皮下各层，递酒精棉球消毒皮肤，递4-0#可吸收线缝合伤口

六、全肺切除术

全肺切除术是切除一侧广泛性病变的肺。对侧肺功能应正常，因此必须采取慎重的态度，主要用于肺结核、肺肿瘤及支气管扩张症等。

（一）适应证

适用于肺功能良好、病变较为广泛的病例。包括肿瘤已侵犯肺叶支气管开口或肿瘤起源于或侵犯到一侧主支气管的病例。此外，如左侧原发癌已累及一叶以上，也适宜做全肺切除术。有的中心型肺癌虽局限于一叶，但病变较大，并向肺门突出，为了安全解剖，切断肺叶动脉极为困难，甚至不可能，不得已而做全肺切除。

（二）麻醉方式

采用气管内插管静脉复合麻醉。

（三）手术体位与切口

患者取侧卧位。行后外侧切口。

（四）手术物品准备

支气管残端缝合器，大直角钳，肺动脉钳，无损伤针线。

（五）手术步骤及配合

（1）经后外侧标准皮肤切口。

（2）经第 5 肋骨床切开胸膜，进入胸腔，用肋骨牵开器扩大胸腔，探查病灶情况。

（3）仔细分离肺病灶与胸膜间粘连，出血可用电凝器止血处理。

（4）剪开肺门周围的胸膜，仔细剥离右上肺静脉及肺动脉，出血点用血管钳夹住结扎止血，将血管剥离到最大的限度，切断肺韧带。

（5）用动脉钳分别夹住血管并剪断，心侧端必须有牢固的结扎及缝扎，预防术后出血。

（6）血管处理后，只留下支气管，用两把直角钳夹住支气管，两钳相距约 10mm，周围用纱布保护，以防支气管内分泌物溢出，感染胸腔。剪断支气管，远端可予结扎，近端则宜用黏膜外缝合法缝合，注意断端不宜过长，以免形成盲袋。胸腔内倒入 300mL 温生理盐水，观察是否有无气泡自支气管断端溢出，如有，应继续补充缝合，到不漏为止，取胸膜一块包埋残端，防止发生支气管胸膜瘘。

（7）关胸前应仔细检查胸壁、肺门、支气管残端等处有无渗血，如有渗血可用电凝或缝合结扎严密止血。

（8）用温生理盐水冲洗胸腔，无异物及出血后，安置胸腔引流管，将胸壁逐层缝合，并将引流管接于水封瓶上，用无菌敷料覆盖切口。

（六）手术护理要点

（1）由于手术创伤大，出血多，手术时间长，直接影响循环与呼吸系统，要求护理人员台上台下互相密切配合。

（2）胸腔内手术比较深，注意随时调节灯光。

（3）止血用的电刀、电凝器、吸引器、氧气等事先要检查好，利于手术顺利进行。

（4）注意电凝器电极板的安放，避免灼伤皮肤。

（5）术中详细测定出血量，保证输血输液通畅，随时予以调整。

（6）关胸后，胸腔引流管连接于消毒水封瓶，注意防止脱落及污染。

参考文献

[1]杨蓉,冯灵.神经内科护理手册[M].2版.北京:科学出版社,2019.

[2]刘梦清,佘金文.外科护理[M].2版.北京:科学出版社,2019.

[3]唐前.内科护理[M].重庆:重庆大学出版社,2016.

[4]夏海鸥.妇产科护理学[M].4版.北京:人民卫生出版社,2019.

[5]范玲,沙丽艳.儿科护理学[M].3版.北京:人民卫生出版社,2018.

[6]张玉兰,王玉香.儿科护理学[M].4版.北京:人民卫生出版社,2018.

[7]叶志霞,皮红英,周兰姝.外科护理[M].上海:复旦大学出版社,2016.

[8]席淑华,卢根娣.急危重症护理[M].上海:复旦大学出版社,2015.

[9]安力彬,陆虹.妇产科护理学[M].6版.北京:人民卫生出版社,2017.

[10]吴欣娟.外科护理学[M].6版.北京:人民卫生出版社,2017.

[11]赵凤霞,梅一宁.妇科护理[M].杭州:浙江大学出版社,2015.

[12]张铭光,杨小莉,唐承薇.消化内科护理手册[M].北京:科学出版社,2015.

[13]张荣,李钟锋.急危重症护理[M].北京:中国医药科技出版社,2015.

[14]张晓念,肖云武.内科护理[M].上海:第二军医大学出版社,2015.

[15]梁桂仙,宫叶琴.外科护理学[M].北京:中国医药科技出版社,2016.

[16]陶红,张玲娟,张静.妇产科护理查房[M].2版.上海:上海科学技术出版社,2016.

[17]郝群英,魏晓英.实用儿科护理手册[M].北京:化学工业出版社,2018.

[18]秦瑛,吴欣娟.妇产科护理工作指南[M].北京:人民卫生出版社,2016.

[19]陆静波,蔡恩丽.外科护理学[M].北京:中国中医药出版社,2016.

[20]游桂英,方进博.心血管内科护理手册[M].北京:科学出版社,2015.

[21]黄力毅,李砚池.儿科护理[M].北京:人民军医出版社,2015.

[22]张爱霞,王瑞春,赵华.消化内科临床护理[M].北京:军事医学科学出版社,2014.

[23]皮红英,王建荣,郭俊艳.临床护理管理手册[M].北京:科学出版社,2015.